健康经穴养

——人体穴位使用宝典

（视频版）

李志刚　主编

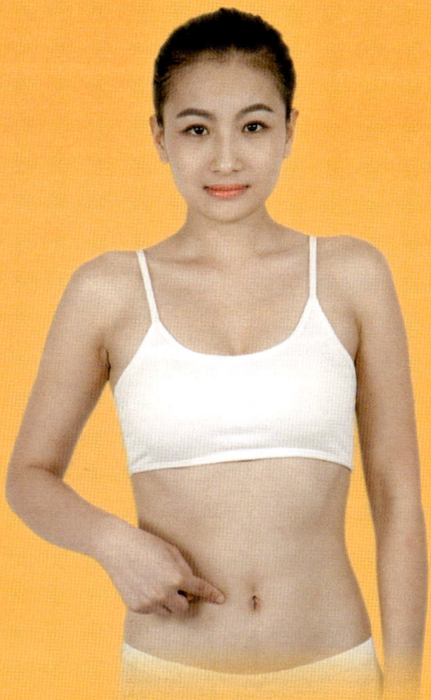

吉林科学技术出版社

图书在版编目（CIP）数据

健康经穴养——人体穴位使用宝典（视频版）/ 李志刚主编．—长春：吉林科学技术出版社，2015.2
ISBN 978-7-5384-8697-1

Ⅰ．①健… Ⅱ．①李… Ⅲ．①经络－图解 ②穴位－图解 Ⅳ．①R224.4

中国版本图书馆CIP数据核字（2014）第302217号

健康经穴养——人体穴位使用宝典（视频版）

Jiankang Jingxue Yang—Renti Xuewei Shiyong Baodian（Shipin Ban）

主　　编　李志刚
出 版 人　李　梁
责任编辑　孟　波　李红梅
策划编辑　江　娜
封面设计　吴展新
版式设计　谢丹丹
开　　本　720mm×1016mm　1/16
字　　数　200千字
印　　张　15
印　　数　10000册
版　　次　2015年2月第1版
印　　次　2015年2月第1次印刷

出　　版　吉林科学技术出版社
发　　行　吉林科学技术出版社
地　　址　长春市人民大街4646号
邮　　编　130021
发行部电话/传真　0431-85635177　85651759　85651628
85677817　85600611　85670016
储运部电话　0431-84612872
编辑部电话　0431-86037576
网　　址　www.jlstp.net
印　　刷　深圳市雅佳图印刷有限公司

书　　号　ISBN 978-7-5384-8697-1
定　　价　29.80元

PREFACE 前言

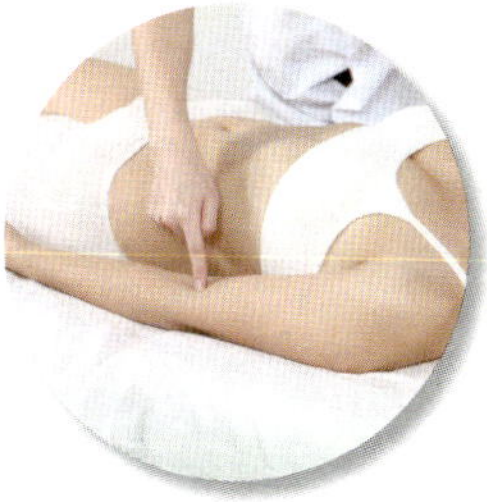
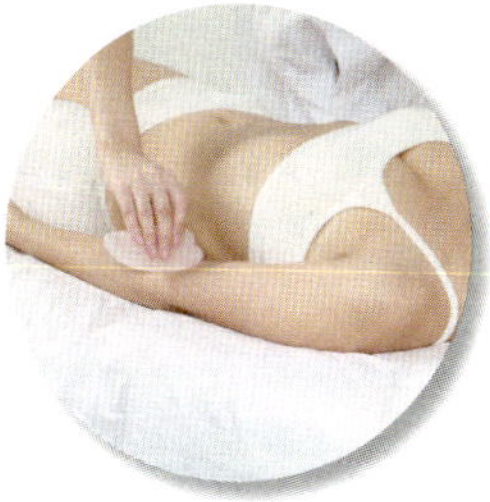
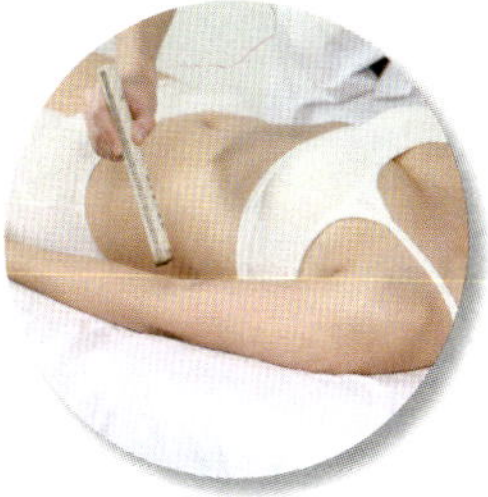

现代人终日忙忙碌碌，疲于追求更美好的生活，殊不知忽略了对自我身体的保健。在中医养生观念里，宜顺应四时变化——“春温、夏热、秋燥、冬寒”，借此配合人体变化，进行体质调养。古人也配合天地、阴阳等，搭配十二时辰的经络运行，借此孕育出以时养生的原则，并建议人们应依照各个时辰的经络走向，顺应其养生原则。例如丑时（凌晨1：00 ～ 3：00）是肝经造血的时间，不宜熬夜加班或酗酒，否则将容易发病，以此可见中国养生智慧的博大精深。

养生指保养、调养、颐养生命，即以调阴阳、和气血、保精神为原则，运用调神、导引吐纳、四时调摄、食养、药养、节欲、辟谷、按摩穴位等多种方法，以期达到健康、长寿的目的。养生，是中医“治未病”的高度体现；随着现代化程度的日益加深，生活节奏的不断加快，人们所面临的健康问题也日益严峻，养生也显得日益重要。在众多的养生方法里面，经穴疗法便是其他疗法所无法取代的一种，它以其经济、简便、安全、适用的特征为广大养生爱好者所接受。

在中医穴位中，“四总穴歌”非常有名。“肚腹三里留，腰背委中求，头项寻列缺，面口合谷收”，这四句话分别对应了人体四个部位、四个穴位，找准这四个穴位进行治疗都可以缓解相对应部位的疼痛。然而，大部分人即使听说过这句话，也找不准相应的穴位；至于人们常听到的气海、关元、膻中、百会等穴位，也仅仅是听说而已，它们在养生中的重要作用一般人知之甚少，以致刮痧、艾灸、按摩这些中医的常用手法，也在人们的眼前蒙上了一层神秘的面纱。而怎么运用一个穴位去缓解疼痛，保健养生，预防疾病，甚至治愈疾病，对于老百姓来说更是“虽不能至，心向往之”的事。

本书便是针对广大养生爱好者经常为无法准确定位穴位所困扰这一问题而编，内容涵盖了十二正经、任督二脉、经外奇穴，详细列出了人体百种穴位的不同功效，详细地分析了每个穴位的定位，如何对症治病，并列出了每种穴位的多种治疗手段，多种穴位的配合使用疗效，以及全方位地说明了按摩、艾灸、刮痧、拔罐的使用方法。为了让大家更精确地定位穴位，更给每个穴位配上了清晰的真人展示图，而且为方便大家快速找到穴位，本书配有各个穴位的笔画索引，让您操作起来更简单。本书内容充实，精彩实用，是您和家人不得不看的养生真经。

李志刚

CONTENTS 目录

十四经脉腧穴及经外奇穴笔画索引

七画

八画

九画

十画

十一画

Part 1
开门见山，读懂经络

在被誉为“医家之宗”的《黄帝内经》中，最重要的、贯穿全书的一个概念就是经络、穴位。经络总体上说就是一些纵贯全身的路线，而穴位则是路线上的小枢纽。尽管近代医学解剖从未发现任何经络穴位的蛛丝马迹，但通过经络穴位治疗却往往能收到神奇的效果，甚至比外科手术、内科服药更加有效，的确令人称奇。

通过刺激经络穴位进行治疗的方法，就是经穴疗法。根据刺激手段的不同，经穴疗法有按摩、艾灸、拔罐、刮痧等多种手法。本章对取穴方法、各种经穴理疗方法都进行了详细的图解，为你去掉了学习经穴疗法的专业门槛，帮助你轻松掌握穴位理疗的要点，为自己，也为家人的健康保驾护航。

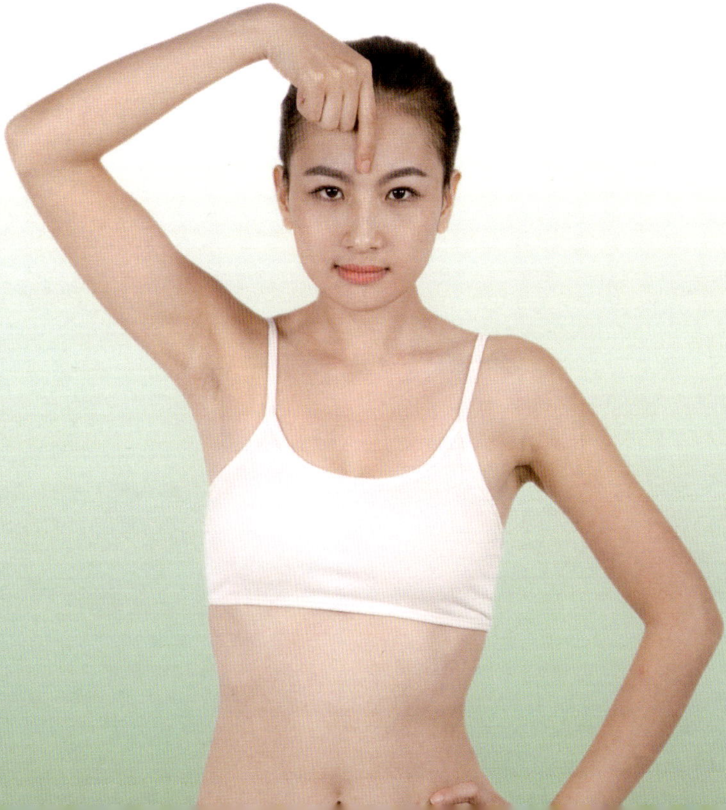

经络是一张网，覆盖全身

经络是由经脉和络脉组成的，在人体内共同构成一个环流网状系统，分布在人体的每一个角落，起着输送营养、调整人体各部分功能的作用，对于维护人体的健康有着非常重要的意义。

经络在中医上是指人体内气血运行通路的主干和分支，也就是人体运行气血的通道。经，有路径之意；络，有网络之意。经脉和络脉是两部分，其中纵行的干线称为经脉，经脉贯通上下，沟通内外，是经络系统的主干。络脉是经脉别出的分支，较经脉细小，纵横交错，遍布全身。《黄帝内经》的《灵枢·经脉》有云："经脉十二者，伏行分肉之间，深而不见；其常见者，足太阴过于外踝之上，无所隐故也。诸脉之浮而常见者，皆络脉也。"

经络内属于脏腑，外络于肢节，沟通于脏腑与体表之间，将人体脏腑、组织、器官联结成为一个有机的整体，并借此行气血、营阴阳，使人体各部的功能活动得以保持协调和相对平衡。

经络涵盖的内容

经络的主要内容有：十二经脉、十二经别、奇经八脉、十五络脉、十二经筋、十二皮部等。其中属于经脉方面的，以十二经脉为主；属于络脉方面的，以十五络脉为主。具体为手太阴肺经、手阳明大肠经、足阳明胃经、足太阴脾经、手少阴心经、手太阳小肠经、足太阳膀胱经、足少阴肾经、手厥阴心包经、手少阳三焦经、足少阳胆经、足厥阴肝经，合称"十二经脉"。其中，与五脏相连、循行于肢体内侧的经脉即为阴经；与六腑相系、循行于肢体外侧的经脉则为阳经。而与奇恒之腑关联紧密，不直接统属于脏腑的督脉、任脉、冲脉、带脉、阳跷脉、阴跷脉、阳维脉、阴维脉八条经脉则被合称为"奇经八脉"。它们纵横交贯，遍布全身，将人体内外、脏腑、肢节联结成为一个有机的整体。

经络对人体的重要作用

经络对人身的作用，简而言之，有以下几点：

①沟通表里上下，联络脏腑器官。人体中的经络系统是一个纵横交错、沟通内外、联系上下的有机整体，它沟通了人体中脏与脏、脏与腑、脏腑与五官之间的联系，从而使人体成为一个有机的整体。除此之外，人体各组织器官之所以能保持一种相对的平衡，完成正常的生理活动，也是依靠经络系统的联络沟通来完成的。

②通行全身气血，濡养脏腑组织。经络还是人体气血运行的通道，气血只有通过经络系统才能被输送到周身。气血是人体生命活动的物质基础，其作用是濡润全身脏腑组织器官，使人体完成正常的生理功能。由于经络系统的作用是运行气血，那么它就可以使营卫之气密布周身，尤其是随着散布于全身的络脉，而密布于皮部。卫气是一种具有保卫机体功能的物质，它能够抵御外邪的入侵。因为外邪侵犯往往从外部开始，由表及里。

③感应传导作用。例如，病人在针灸时，出现酸、胀、麻、痛等感觉称为“得气”。针刺感觉沿着经络循行部位而传导、放射，称为“行气”。得气和行气现象，就是经络感应和传导作用的具体表现。

④调节功能平衡。当人体发生疾病时，便会出现气血不和及阴阳偏盛偏衰的病理状态。用针灸、推拿、气功等治疗方法，在相关穴位上施以一定的刺激，即可激发和增强经络的自动调节和控制功能，纠正气血阴阳的失调状态。

腧穴和经络就是“点”和“线”

从经络理论上来分析，腧穴从属于经络，它通过经络系统与体内的脏腑和有关部位相联系。形式上，腧穴与经络是“点”与“线”的关系。这些“点”有的直接与经脉相通，有的与其“支而横者”的络脉相通，位置有深有浅，区域有大有小。如位于四肢末端的穴位较小较浅，位于大关节附近的穴位则较大较深。《黄帝内经》称腧穴为“脉气所发”和“神气之所游行出入”处，即指腧穴为经络气血集散之处，这是腧穴输注气血的特点。

寻穴定位速成指南——快速准确取穴的诀窍

在养生知识日益普及的今天，穴位疗法早已经融入了人们的日常生活中。使用经络穴位养生，是一项技术活，也可以说是一把双刃剑。如果找对了穴位，再加上适当的手法，便可以益寿延年，而如果在一窍不通或是一知半解的情况下胡乱摆弄，则往往会弄巧成拙。所以，在进行穴位疗法之前，一定要了解一些经穴治疗的注意事项。

首先，要学会如何找准穴位。

在进行穴位疗法的时候，找准穴位是最重要的一点。在这里，我们介绍一些任何人都能够使用的、最简单的寻找穴位的诀窍。

手指度量法

利用患者本人的手指作为测量的尺度来量取穴位的方法称为手指度量法，又称为“手指同身寸”，是临床上最常用的取穴找穴方法。

“同身寸”中的“寸”并没有具体数值。“同身寸”中的“1寸”在不同的人身体上长短是不同的；较高的人“1寸”要比较矮的人的“1寸”要长，这是由身体比例来决定的。所以，“同身寸”只适用于同一个人身上，不能用自己的手指去测量别人身上的穴位，这样做是找不准穴位的。

拇指同身寸：大拇指横宽为1寸。

中指同身寸：中指中节屈曲，手指内侧两端横纹头之间的距离为1寸。

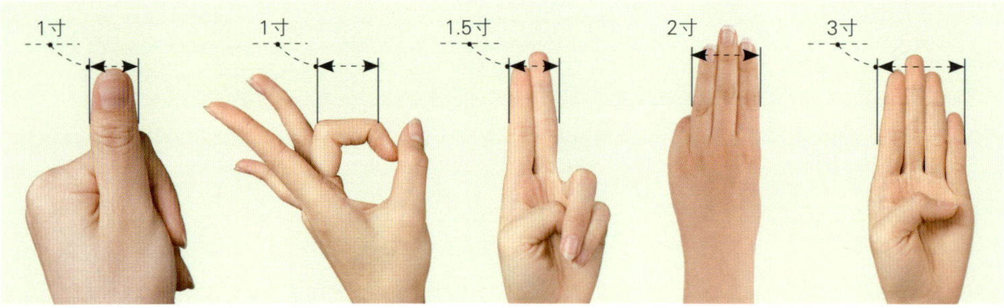

横指同身寸：又叫“一夫法”，食指、中指、无名指和小指四指并拢，以中指中节横纹处为准，食指与中指并拢横宽为1.5寸，食指、中指与无名指并拢横宽为2寸，食指、中指、无名指和小指四指指幅横宽为3寸。

身体度量法

利用身体及线条的部位作为简单的参考度量，如眉间（印堂穴）到前发际正中为3直寸。

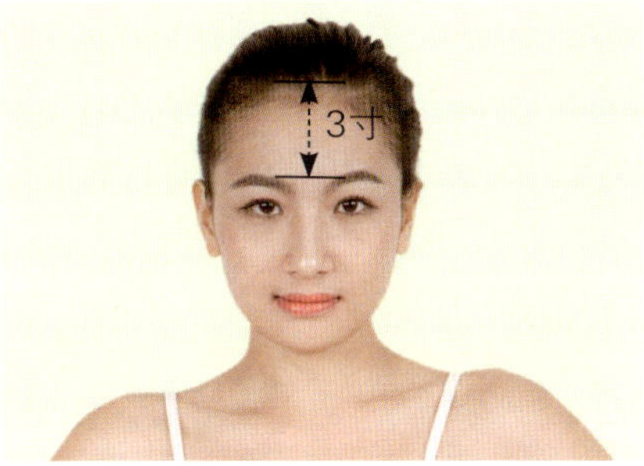

标志参照法

固定标志：常见判别穴位的标志有眉毛、乳头、肚脐、指甲、趾甲、脚踝等。如：神阙穴位于腹部脐中央；膻中穴位于两乳头中间。

动作标志：需要作出相应的动作姿势才能显现的标志，如张口取耳屏前凹陷处即为听宫穴。咀嚼时，咬肌的最高隆起处为颊车穴。

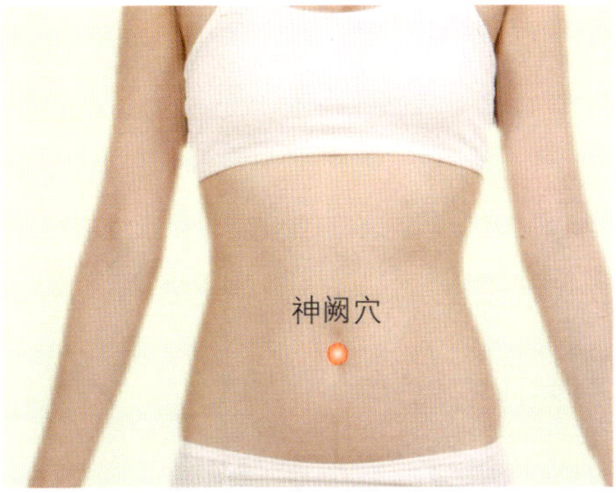

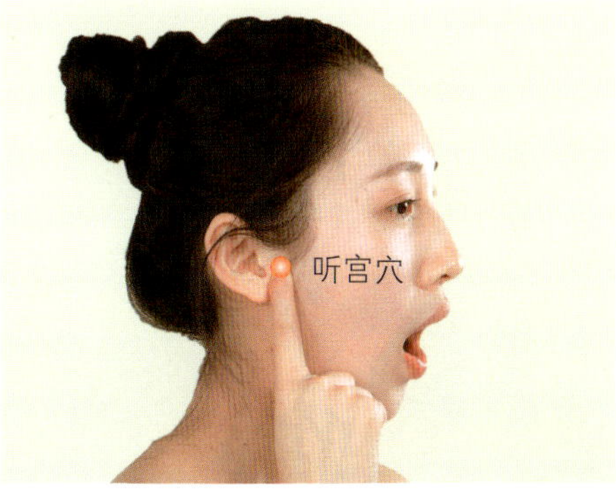

骨度分寸法

此法始见于《灵枢·骨度》篇，它是对人体的各部位分别规定其折算长度，作为量取腧穴的标准。如前后发际间为12寸；两乳头之间为8寸；胸骨体下缘至脐中为8寸；脐孔至耻骨联合上缘为5寸；肩胛骨内缘至背正中线为3寸；腋前（后）横纹至肘横纹为9寸；肘横纹至腕横纹为12寸；股骨大粗隆（大转子）至膝中为19寸；膝中至外踝尖为16寸；胫骨内侧髁下缘至内踝尖为13寸。

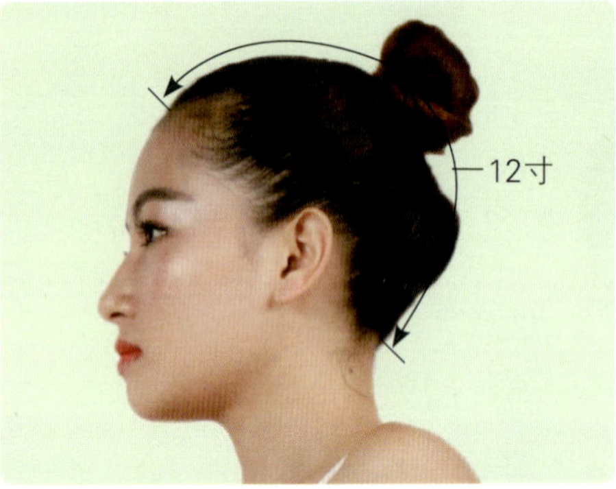

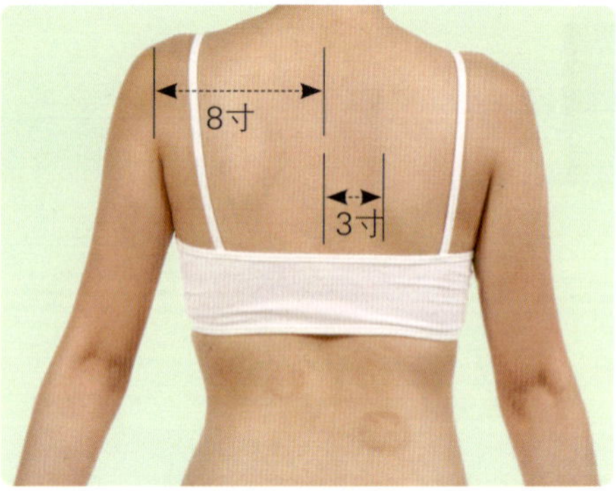

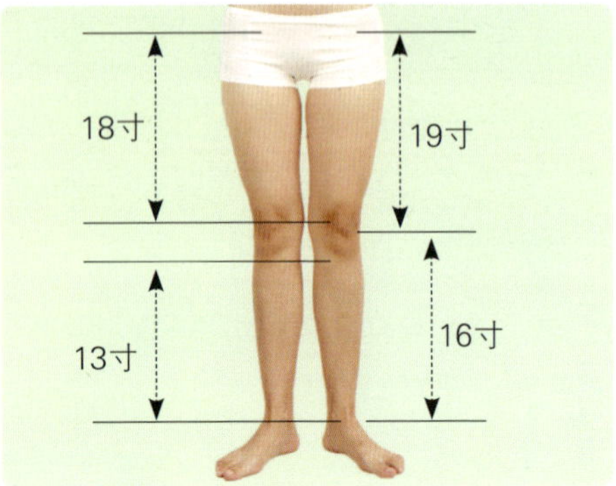

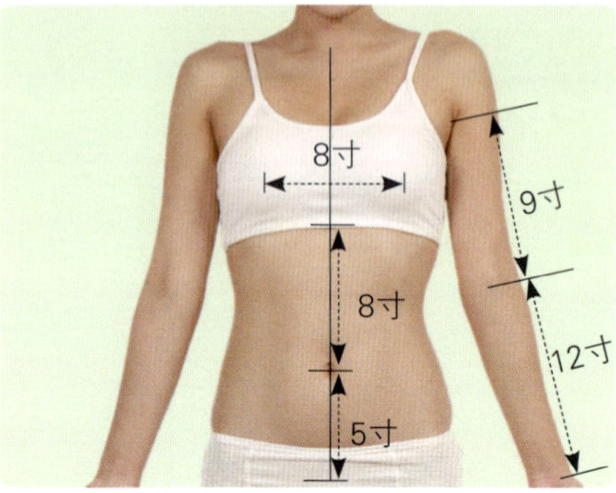

感知找穴法

身体感到异常，用手指压一压，捏一捏，如果有痛、痒等感觉，或周围皮肤有温度差如发凉发烫，或皮肤出现硬结、黑痣、斑点，那么该地方就是所要找的穴位。感觉疼痛的部位，或者按压时有酸、麻、胀、痛等感觉的部位，可以作为阿是穴治疗。阿是穴一般在病变部位附近，也可能在距离病变部位较远的地方。

穴位基础理疗手法

穴位疗法是中医治疗疾病的手段，也是老百姓日常保健的手法，理疗的方法不同，其效果也是不一样的。下面为大家详细介绍中医理疗的各种手法，让您一目了然！

按摩

经络按摩手法有文字记载的大约有110余种，流传至今，变化颇多。根据其在实际临床应用当中所属的流派不同，共有30余种会被经常用到。在实际应用当中，这些手法有着一定的规律，临床常用的手法一般被分为以下六大类：挤压类手法、振动类手法、摆动类手法、摩擦类手法、叩击类手法、复合类手法等。

◆压法

以肢体在施术部位压而抑之的方法被称为压法。压法具有疏通经络、活血止痛、镇惊安神、祛风散寒、舒展筋骨的作用，经常被用来进行胸背、腰臀以及四肢等部位的按摩。

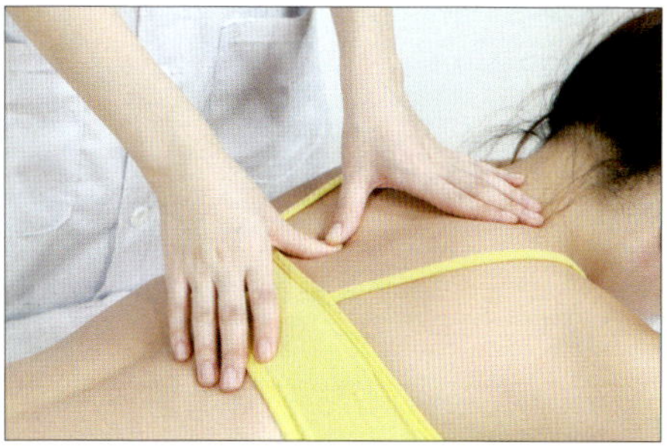

压法的动作要领

①力量由轻到重，切忌用暴力猛然下压。

②部位准确，压力深透。

③深压而抑之，缓慢移动，提则轻缓，一起一伏。

◆掐法

掐法指的是以拇指指甲，在一定的部位或穴位上用力按压的一种手法。掐法适用于面部及四肢部位的穴位，是一种强刺激的手法，具有开窍解痉的

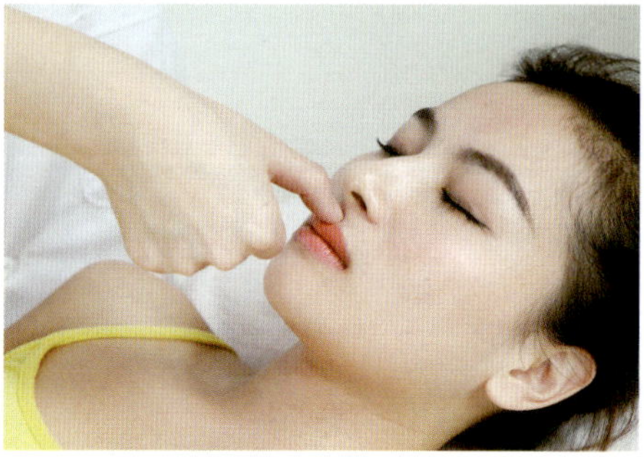

功效。掐人中穴位，可以解救中暑及晕厥。

掐法的动作要领

①在使用掐法进行按摩的时候，要注意令拇指微屈，以拇指指甲着力于体表穴位进行掐压。

② 掐压的时候要垂直用力，不能扣动，以免掐破皮肤。掐后常继续用揉法，以缓和刺激。

③ 掐法不适合被长时间使用。

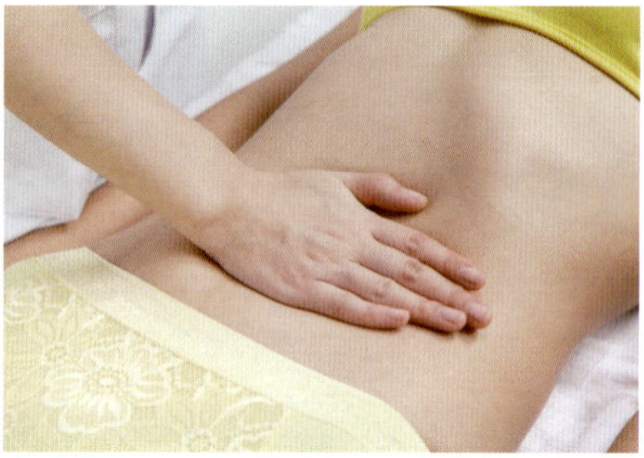

◆按法

用指、掌或肘深压于体表一定部位或穴位，称为按法。按法是一种较强刺激的手法，有镇静止痛、开通闭塞、放松肌肉的作用。指按法适用于全身各部位穴位；掌根按法常用于腰背、腹部及下肢部位穴位；肘按法压力最大，多用于腰背臀部和大腿部位穴位。

按法的动作要领

① 手腕微屈，着力部位要紧贴体表，不能移动。

② 按压的方向要垂直向下。按法操作时要紧贴体表，着力于一定的部位或穴位，做一掀一压的动作，不可移动。

③ 用力要由轻到重，稳而持续，使刺激充分达到肌体组织的深部。

④ 在按法结束时，不宜突然放松，应当慢慢减轻按压的力量。

◆揉法

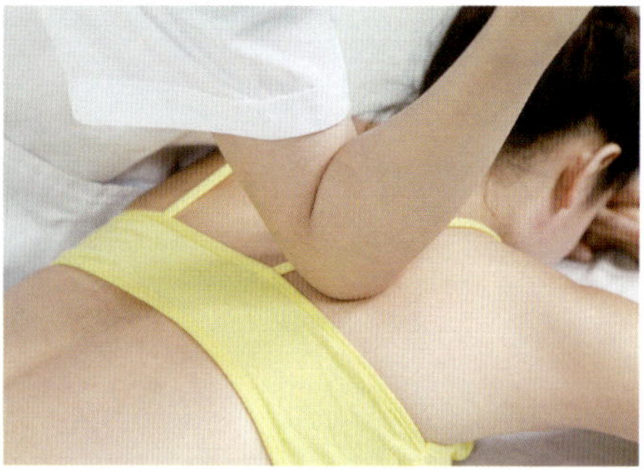

揉法指的是用指、掌、肘部吸附于肌体表面某些部位或穴位，或在反射区上做柔和缓慢的环旋转动或摆动，并带动皮下组织一起揉动的一类手法。揉法具有宽胸理气、消积导滞、祛风散寒、舒筋通络、活血化瘀、消肿止痛、缓解

肌肉痉挛、改善肌肉营养、强身健体等作用。

揉法的动作要领

①在使用揉法进行按摩的时候，手掌、腕部及前臂要自然放松，着力部位要吸附于操作部位，做缓慢柔和深透的回旋揉动，不得在皮肤表面进行摩擦与滑动。

②压力要轻柔，以轻而不浮、重而不滞为原则，动作灵活连续而又有节律性地带动皮下深层组织。

③揉动要圆滑，着力部位及力的转换点要自然过渡且均匀一致。

◆推法

用指、掌、肘后鹰嘴突起的部位着力于一定穴位或者是部位，缓缓地进行单方向的直线推动的一种手法。推法是临床常用的手法之一，它具有理顺经脉、舒筋活络、行气活血、消肿止痛、增强肌肉兴奋性、促进血液循环等作用，适用于全身的各个部位。

推法的动作要领

① 沉肩，垂肘，令肘关节微屈或是屈曲，腕部伸平或背伸。

②通过前臂或者上臂发力，用力要平稳，着力部位紧贴皮肤，做缓慢的直线推动。

推法的分类

①拇指推法：以拇指指腹为着力部，常用于头面、胸腹、腰背与四肢等部的按摩。操作过程中可逐渐加大力度，以患者能承受为度。

②食、中指推法：食、中两指并拢，以指腹为着力部，多用于特定穴位。在操作过程中动作宜轻柔平稳。

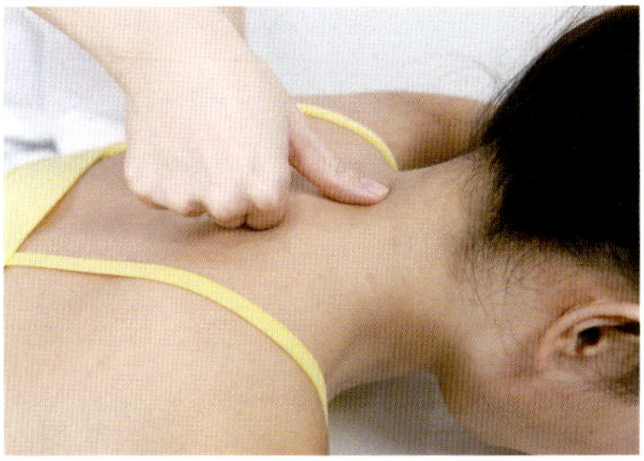

①拇指推法

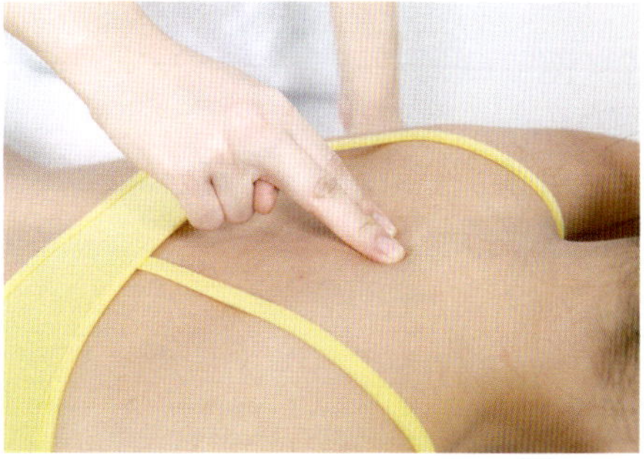

②食指、中指推法

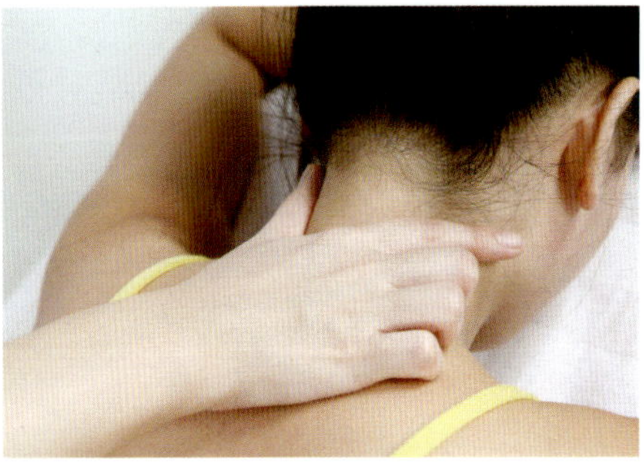

③八字推法

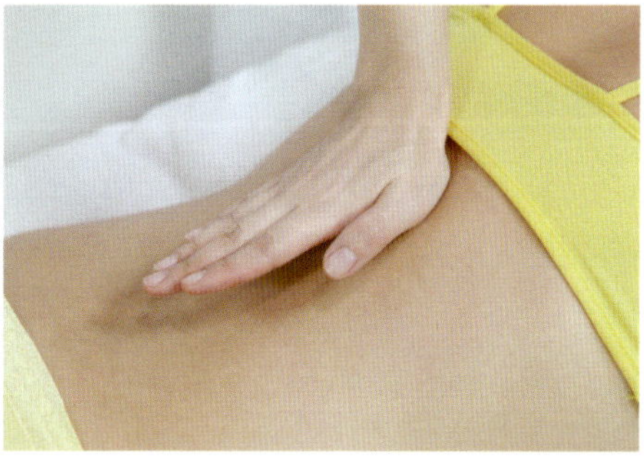

④掌推法

③八字推法：以拇指指腹与食指第1节指骨桡侧面为着力部，虎口并拢或张开，并以虎口张开的程度分为小、中、大八字推法。

④掌推法：以全掌为着力点，多用于肩背与腰骶部。在操作过程中，动作应平缓有力，可双手交替进行操作。

艾灸

目前现代人越来越注重保健、养生、防病了，不像以前有病才去医治，这是未病先防之法。但在我们保健养生的过程中，总有一些部位是药物达不到，针也不能企及的地方，那么人们就要寻求其他的方法。我们伟大的古人给我们留下了另一笔财宝，大家知道吗？那就是艾灸，艾灸疗效可以穿透机体任何部位，与现代的养生理念是非常契合的。

◆艾炷直接灸

即把艾炷直接放在皮肤上施灸，以达到防治疾病目的的方法。这是灸法中最基本、最主要且常用的一种灸法。古代医家均以此法为主，现代临床上也常用。施灸时多用中、小艾炷。可在施灸穴位的皮肤上涂少许石蜡油或其他油剂，使艾炷易于固定，然后将艾炷直接放在穴位上，用火点燃尖端。

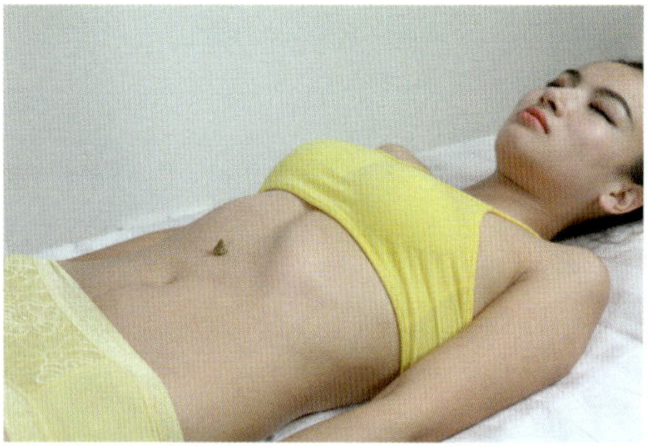

◆艾炷隔姜灸

用厚约0.3厘米的生姜一片，在中心处用针穿刺数孔，上置艾炷放在穴位上施灸，病人感觉灼热不可忍受时，可用镊子将姜片向上提起，衬一些纸片或干棉花，放下再灸，或用镊子将姜片提举稍离皮肤，灼热感缓解后重新放下再灸，直到局部皮肤潮红为止。此法简便，易于掌握，一般不会引起烫伤，可以根据病情反复施灸，对虚寒病症，如腹痛、泄泻、痛经、关节疼痛等，均有疗效。

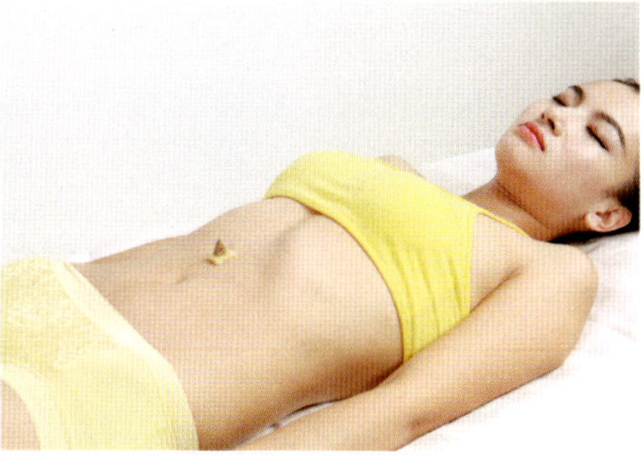

◆艾条温和灸

施灸者手持点燃的艾条，对准施灸部位，在距皮肤3厘米左右的高度进行固定熏灸，使施灸部位温热而不灼痛，一般每处需灸5分钟左右。温和灸时，在距离上要由远渐近，以患者自觉能够承受为度，而当对小儿施行温和灸时，则应以小儿不会因疼痛而哭叫为度。

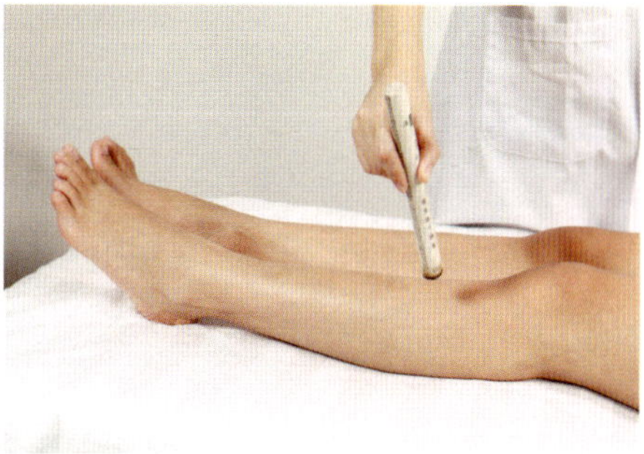

拔罐

拔罐法又称拔火罐，古称"角法"，是以罐子为工具，利用火燃烧排出罐内空气，造成相对负压，使罐子吸附于施术部位，产生温热刺激及局部皮肤充血或瘀血，以达到治疗疾病目的的一种方法。下面详细为大家介绍各种拔罐方法和操作手法以及它们的运用范围，让大家能够更清晰、更直观地了解和运用。

◆常规拔罐疗法

此疗法用于病变范围比较广泛的疾病。可按病变部位的解剖形态等情况，酌量吸拔数个乃至十几个罐子。如某一肌束劳损时可按肌束的位置成行排列吸拔多个火罐，称为"排罐法"。治疗某些内脏或器官的瘀血时，可按脏器的解剖部位的范围在相应的体表部位纵横并列吸拔几个罐子。

◆走罐法

走罐法又称行罐法、推罐法及滑罐法等。一般用于治疗病变部位较大、肌

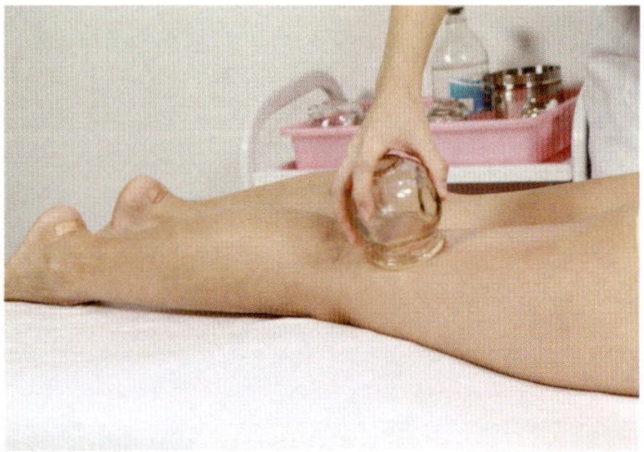

肉丰厚而平整，或者需要在一条或一段经脉上拔罐的情况。走罐法宜选用玻璃罐或陶瓷罐，罐口应平滑，以防划伤皮肤。具体操作方法是，先在将要施术部位涂适量的润滑液，然后用闪火法将罐吸拔于皮肤上，循着经络或需要拔罐的线路来回推罐，至皮肤出现瘀血为止。

对不同的部位走罐法应采用不同的行罐方法。如腰背部沿垂直方向上下推拉；胸胁部沿肋骨走向左右平行推拉；肩、腹部采用罐具自转或在应拔部位旋转移动的方法；四肢部沿长轴方向来回推拉等。

◆闪罐法

闪罐法是临床常用的一种拔罐手法，一般多用于皮肤不太平整、容易掉罐的部位。具体操作方法是用镊子或止血钳夹住蘸有适量酒精的棉球，点燃后送入罐底，立即抽出，将罐拔于施术部位，然后将罐立即起下，按上法再次吸拔于施术部位，如此反复拔起多次至皮肤潮红为止。通过反复的拔、起，使皮肤反复地紧、松，反复地充血、不充血、再充血形成物理刺激，对神经和血管有一定的兴奋作用，可增加细胞的通透性，改善局部血液循环及营养供应，适用于治疗肌萎缩、局部皮肤麻木酸痛或一些较虚弱的病症。采用闪火法注意操作时罐口应始终向下，棉球应送入罐底，棉球经过罐口时动作要快，避免罐口反复加热以致烫伤皮肤，操作者应随时掌握罐体温度，如感觉罐体过热，可更换另一个罐继续操作。

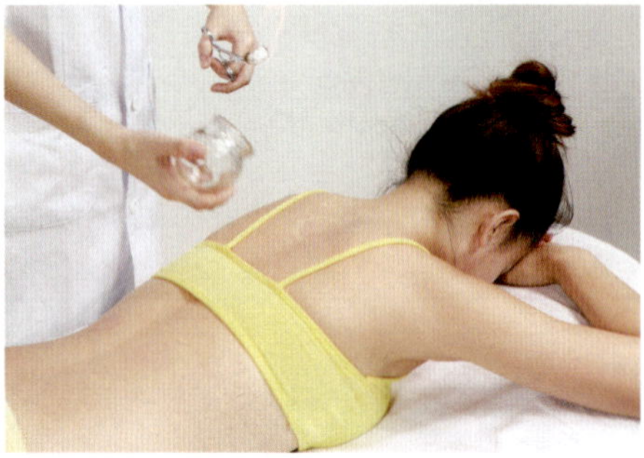

刮痧

刮痧疗法是中国传统医学的重要组成部分，它以中医的脏腑经络学说为理论基础，博采针灸、按摩、拔罐等中国传统非药物疗法之长，治疗方法极具特色而又自成体系，堪称中国传统医学的瑰宝。刮痧疗法独有的祛瘀生新、排毒养生功效能让人们轻松养出一副好身体。所以，为家人刮痧，让他们拥有健康幸福的生活是每个人的心愿。

◆角刮法

让单刮痧板的一个角，朝刮拭方向倾斜45度，在穴位处自上而下刮拭的方法叫单角刮法。双角刮法是以刮痧板凹槽处对准脊椎棘突，凹槽两侧的双角放在脊椎棘突和两侧横突之间的部位，刮痧板向下倾斜45度，自上而下刮拭的方法。角刮法多用于脊椎部的刮拭。

◆面刮法

将刮痧板的一半长边或整个长边接触皮肤，刮痧板向刮拭的方向倾斜30～60度，自上而下或从内到外均匀地向同一方向直线刮拭。

◆揉刮法

以刮痧板整个长边或一半长边接触皮肤，刮痧板与皮肤的夹角小于15度，均匀、缓慢、柔和地作弧形旋转刮拭。

◆立刮法

将刮痧板角度与穴位区呈90度垂直，刮痧板始终不离皮肤，并施以一定的压力做短距离前后或左右摩擦刮拭。

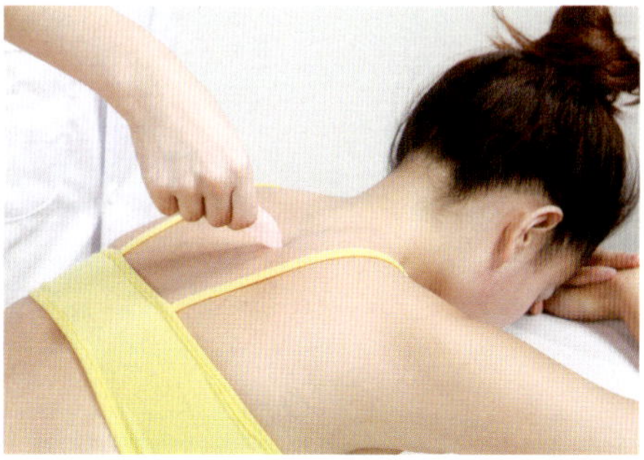

角刮法

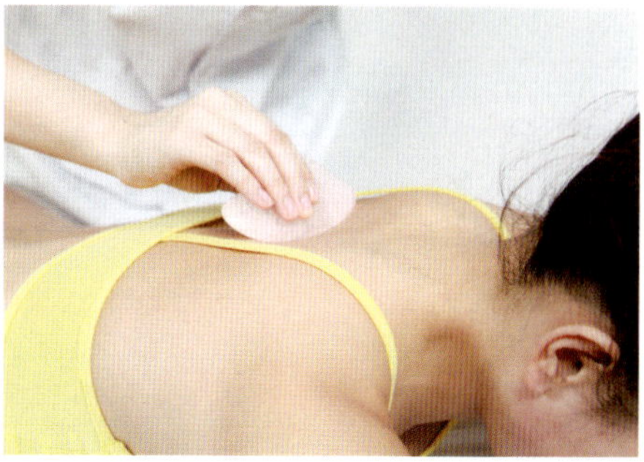

面刮法

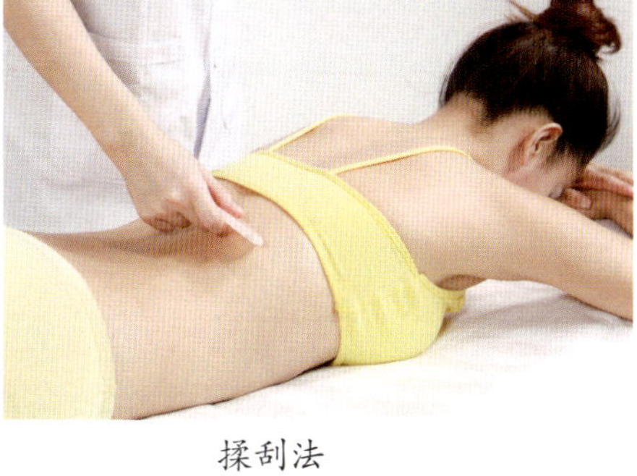

揉刮法

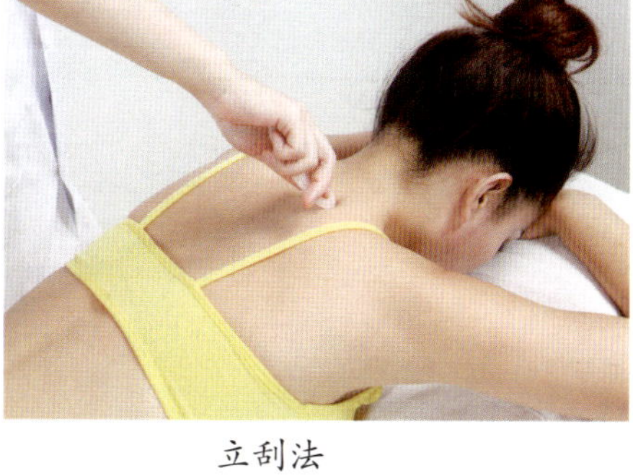

立刮法

手太阴肺经

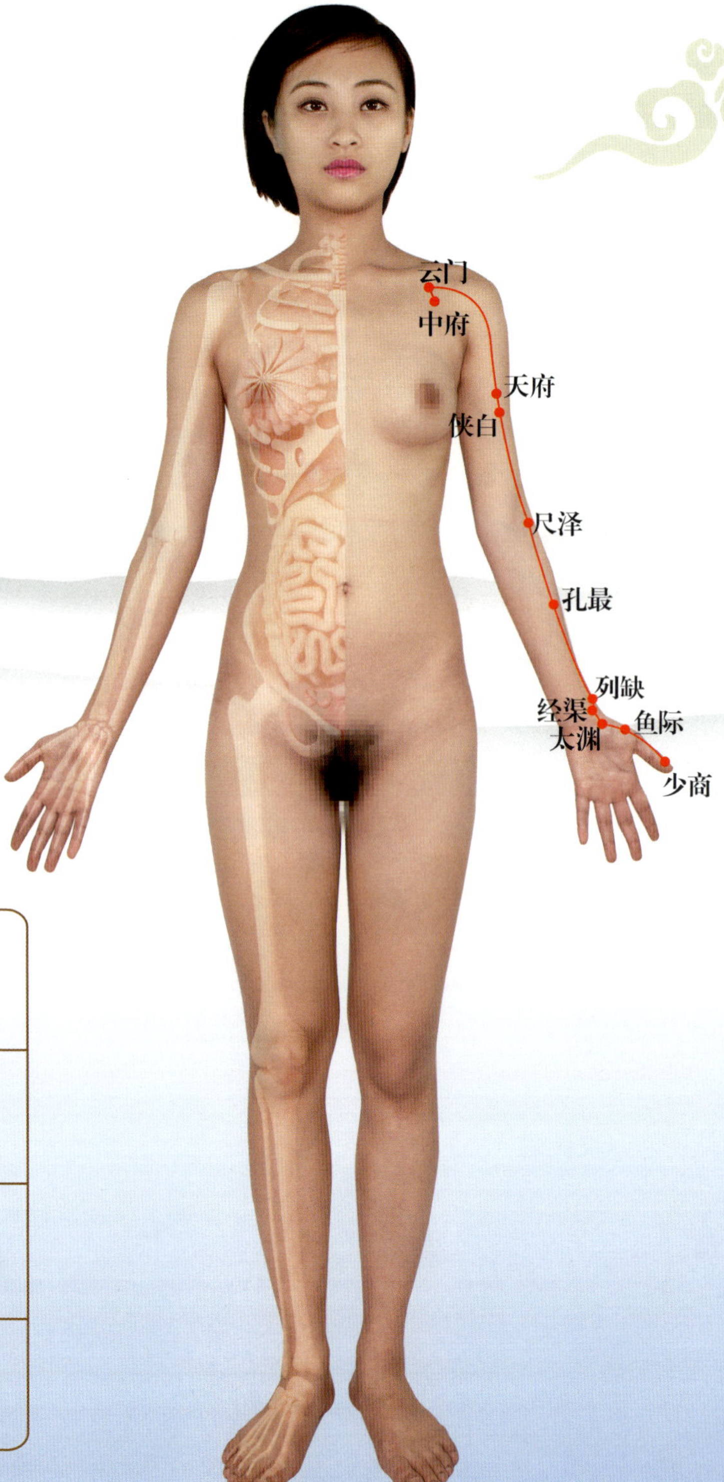

Part 2
手太阴肺经——呼吸系统的控制台

手太阴肺经起于中焦，向下联络大肠，回过来沿着胃上口穿过膈肌，入属肺，从肺系横行出于胸壁外上方，出腋下，沿上肢内侧前缘下行，过肘窝入寸口上鱼际，直出拇指桡侧端少商穴，其分支从前臂列缺穴处分出，沿掌背侧走向食指桡侧端，经气于商阳穴与手阳明大肠经相接。

肺经的主治疾患

当肺经发生病变不通畅时，沿肺经经过部位会有肿痛、麻木、发冷、酸胀等异常感觉；肺脏本身异常会有咳嗽、气喘、鼻塞、流涕、胸部胀痛等症状；肺经经气异常还易导致情绪异常，如伤心、自卑、自负、狂妄等；肺经经气异常亦可导致皮肤病变，如过敏、色斑等。

肺经的保养方法

《黄帝内经》中说手太阴肺经在寅时（即凌晨3：00~5：00）循行，这个时候是日夜交替之时，也是气血整装待发的时刻。一般肺经异常的人经常会在这个时段醒来，这是肺气不足、气血亏虚的表现。肺病患者也通常会在寅时加重咳嗽、气喘等病症。平常可以用手掌拍打该经循行部位，力度稍轻，每次轻轻拍打1~3分钟即可。但要注意，尽量不要选择在寅时拍打肺经，以免影响睡眠质量。

中府

诸类肺病按中府

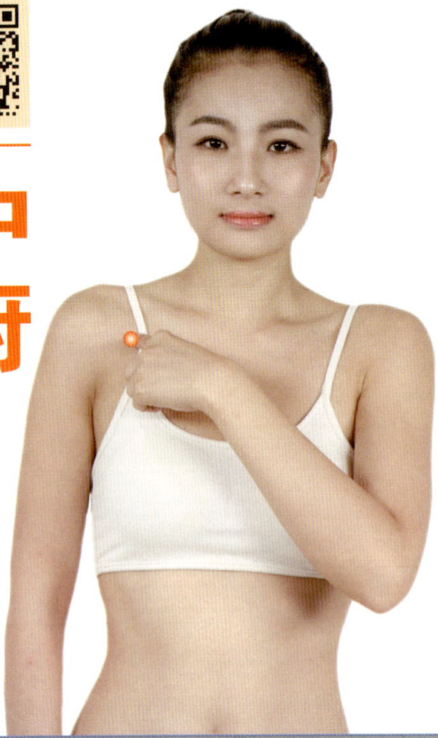

穴位定位

在胸前壁的外上方，云门下1寸，平第一肋间隙，距前正中线6寸。

功效主治

清泻肺热，止咳平喘。主治咳嗽、气喘、鼻炎、胸部胀满、肺炎、哮喘等肺系病症以及肩臂痛。

配伍治病

中府配复溜、合谷，主治肺热咳嗽。 中府配风门、合谷，可治风寒咳嗽、哮喘。中府配肺俞、云门、天府、华盖，可治外感咳嗽、哮喘。

穴位疗法

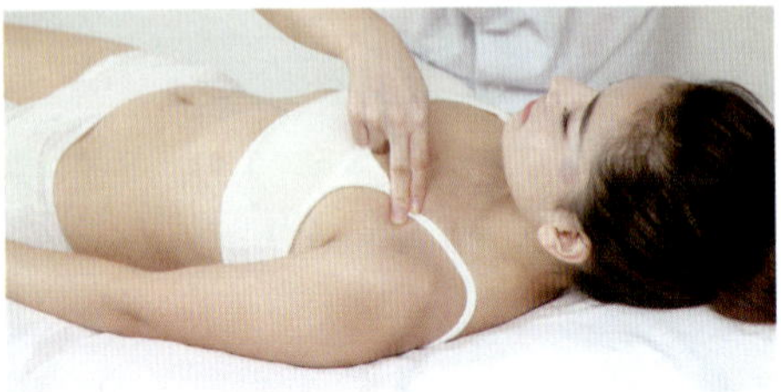

按摩方法：合并食、中两指指腹，揉按中府穴，每天坚持，可防治肺炎。

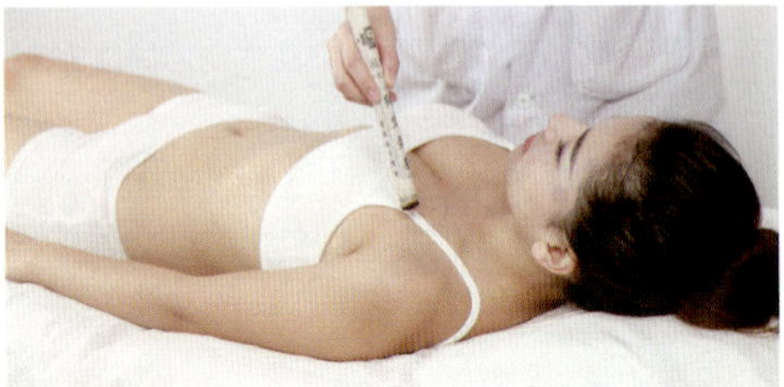

艾灸方法：用艾条温和灸中府穴5～20分钟，长期坚持，可改善体虚、中气不足。

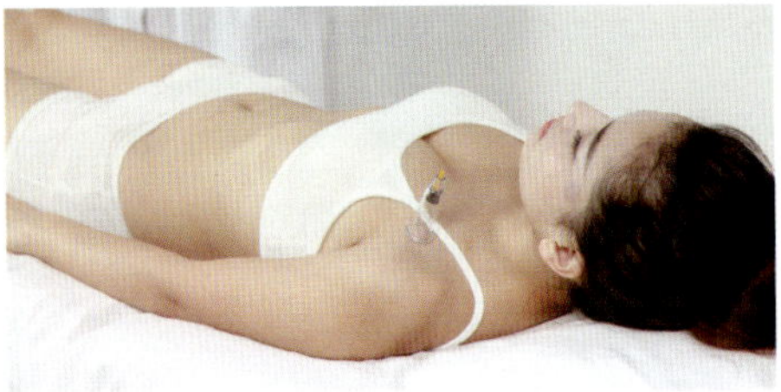

拔罐方法：用拔罐器将气罐拔在中府穴上，留罐5～10分钟，隔天1次，可缓解肺热引起的鼻炎。

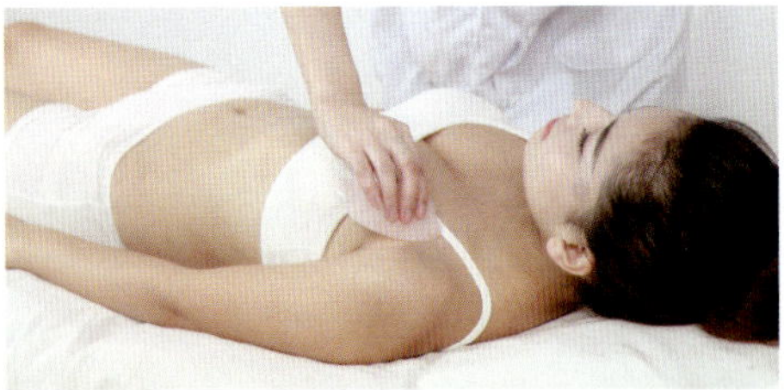

刮痧方法：用面刮法从上向下刮拭中府穴3～5分钟，隔天1次，可泻热，改善偏热体质。

云门

清肺理气泻烦热

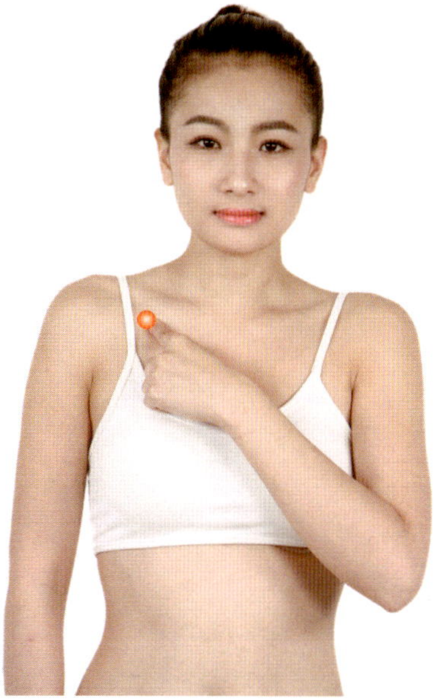

穴位定位

在胸前壁的外上方，肩胛骨喙突上方，锁骨下窝凹陷处，距前正中线6寸。

功效主治

清肺理气，泻四肢热。主治咳嗽、气喘、胸痛、肩背痛、胸中烦痛等。

配伍治病

云门配天宗、巨骨，可治疗肩背疼。云门配尺泽、肺俞，主治支气管炎。

穴位疗法

按摩方法	用拇指按揉云门穴100～200次，1天1次，可改善肺部疾病。
艾灸方法	用艾条温和灸云门穴5～10分钟，1天1次，可防治肺部疾患。

天府

平喘安神调肺气

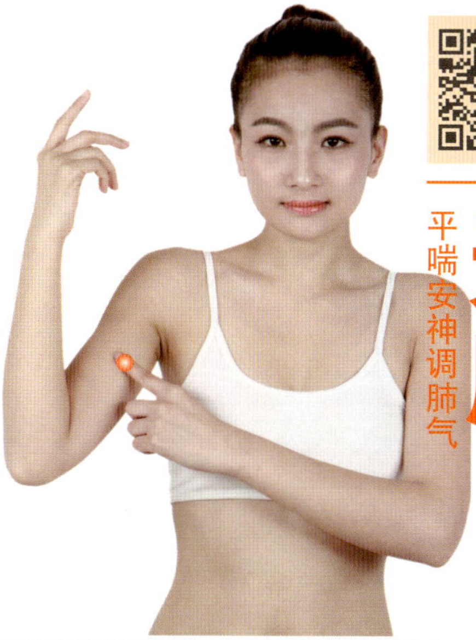

穴位定位

在臂内侧面，肱二头肌桡侧缘，腋前纹头下3寸处。

功效主治

调理肺气，安神定志。主治气喘、支气管炎、鼻出血、吐血、臂痛等病症。

配伍治病

天府配少商，可治疗咽喉肿痛。

穴位疗法

按摩方法	用拇指揉按天府穴100～200次，每天坚持，可防治肺部疾患。
艾灸方法	用艾条温和灸天府穴5～10分钟，1天1次，可缓解因受风着凉引起的上臂疼痛。

侠白

宽胸和胃宣肺气

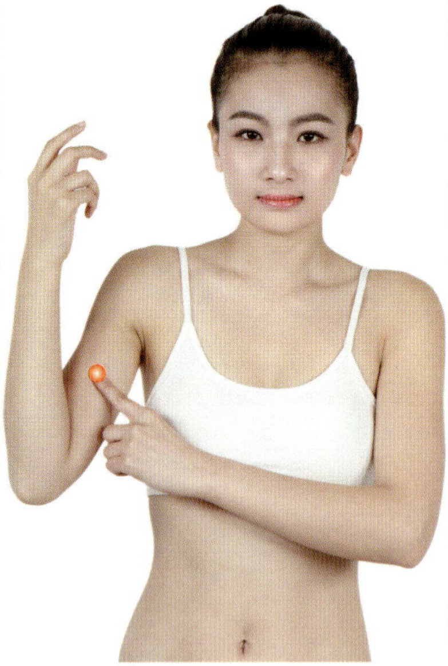

穴位定位

在臂内侧面，肱二头肌桡侧缘，腋前纹头下4寸，或肘横纹上5寸处。

功效主治

宣肺理气，宽胸和胃。主治咳嗽、气喘、干呕、烦满、上臂内侧痛等。

配伍治病

侠白配郄门、间使、大陵、内关、天宗，可舒筋、活络、止痛，主治正中神经痛。

穴位疗法

按摩方法	用拇指揉按侠白穴100～200次，1天1次，能防治咳嗽、气喘、干呕等。
艾灸方法	用艾条温和灸侠白穴5～10分钟，1天1次，可缓解因肺气不足引起的咳喘。

尺泽

清肺化痰平咳喘

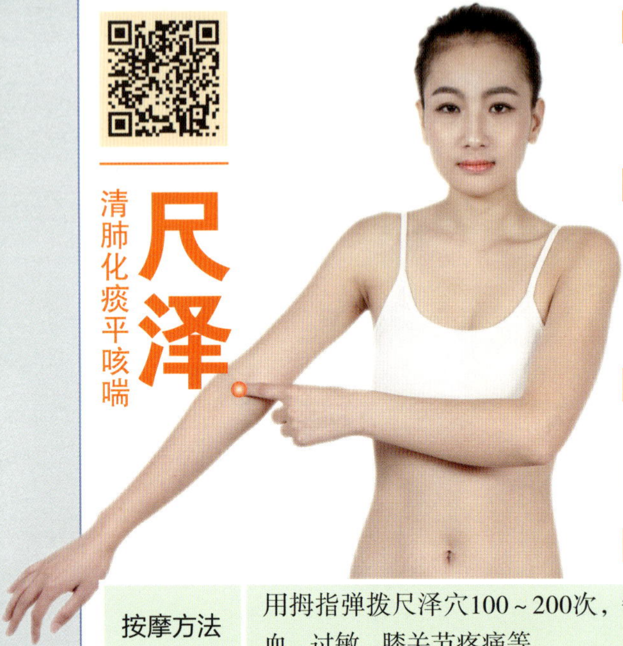

穴位定位

在肘横纹中，肱二头肌腱桡侧凹陷处。

功效主治

清肺热，平喘咳。主治气管炎、咳嗽、咳喘、心烦、咯血、过敏、膝关节疼痛、肘痛、上肢痹痛。

配伍治病

尺泽配膻中、膈俞、乳根，可治疗急慢性乳腺炎。

穴位疗法

按摩方法	用拇指弹拨尺泽穴100～200次，每天坚持，可防治气管炎、咳嗽、咯血、过敏、膝关节疼痛等。
艾灸方法	用艾条温和灸尺泽穴5～10分钟，1天1次，可缓解肘痛、上肢痹痛。

孔最

清热润肺治咯血

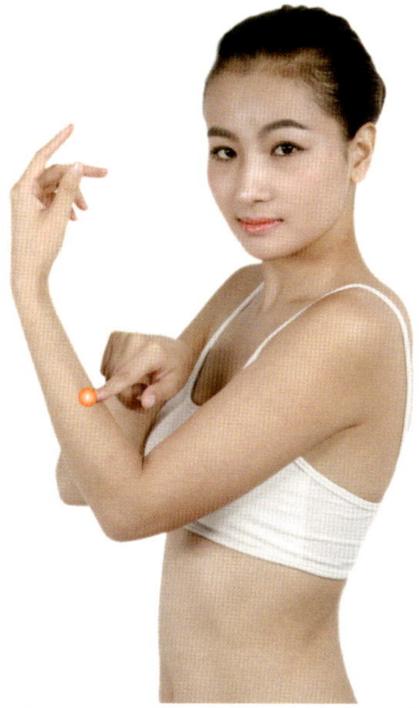

穴位定位

在前臂掌面桡侧，尺泽与太渊连线上，腕横纹上7寸。

功效主治

清热止血，润肺理气。主治肺部疾病、前臂酸痛、头痛等病症。

配伍治病

孔最配肺俞、尺泽，可治咳嗽、气喘。 孔最配鱼际、少商、肺俞，可治咯血。

穴位疗法

按摩方法	用拇指指腹按压孔最穴1~3分钟，每天坚持，可防治肺部疾病。
刮痧方法	用刮痧板的边缘在孔最穴上刮拭3分钟，隔天1次，可防治肺部疾病。

列缺

头项疾病找列缺

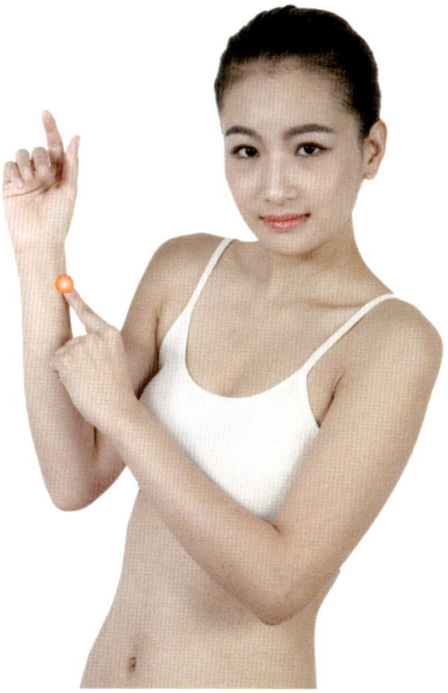

穴位定位

在桡骨茎突上方，腕横纹上1.5寸，当肱桡肌与拇长展肌腱之间。

功效主治

止咳平喘，通经活络。主治肺部疾病、头痛、颈痛、咽痛、桡骨茎突腱鞘炎。

配伍治病

列缺配合谷、地仓、颊车、承浆，可治疗面神经炎。

穴位疗法

按摩方法	用拇指揉按或弹拨列缺穴100~200次，1天1次，能清泻肺热。
艾灸方法	用艾条温和灸列缺穴5~10分钟，1天1次，可改善桡骨茎突腱鞘炎。

经渠

宣肺利咽平喘咳

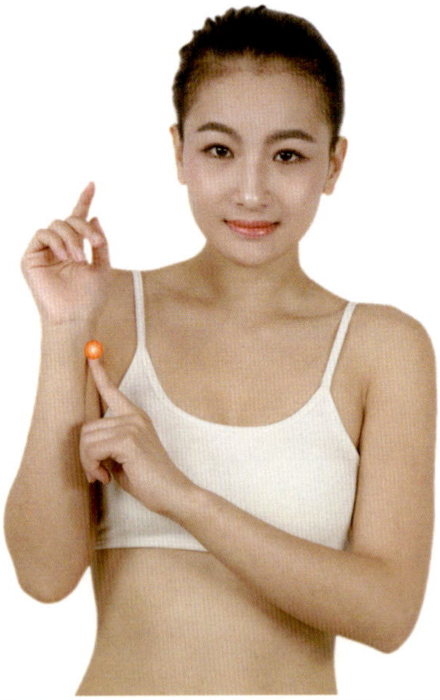

穴位定位

在前臂掌面桡侧，桡骨茎突与桡动脉之间凹陷处，腕横纹上1寸。

功效主治

宣肺利咽，降逆平喘。主治咳嗽、气喘、胸痛、咽喉肿痛、手腕痛等病症。

配伍治病

经渠配太渊、尺泽，可治咳嗽、气喘。

穴位疗法

按摩方法	弹拨经渠穴100～200次，每天坚持，能防治肺部疾患，如气喘、咳嗽。
艾灸方法	用艾条温和灸经渠穴5～10分钟，1天1次，可缓解前臂冷痛。

太渊

定喘止咳一把手

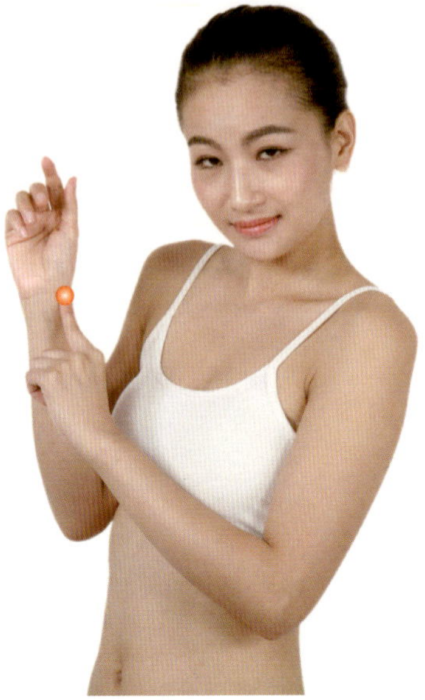

穴位定位

在腕掌侧横纹桡侧，桡动脉搏动处。

功效主治

止咳化痰，通调血脉。主治咯血、胸闷、手掌冷痛麻木等病症。

配伍治病

太渊配尺泽、鱼际、肺俞，可治疗咳嗽。

穴位疗法

按摩方法	用拇指按压太渊穴片刻，然后松开，反复5～10次，每天坚持，可改善手掌冷痛麻木。
艾灸方法	温和灸太渊穴5～10分钟，1天1次，可缓解咯血、胸闷。

鱼际

小儿常按助消化

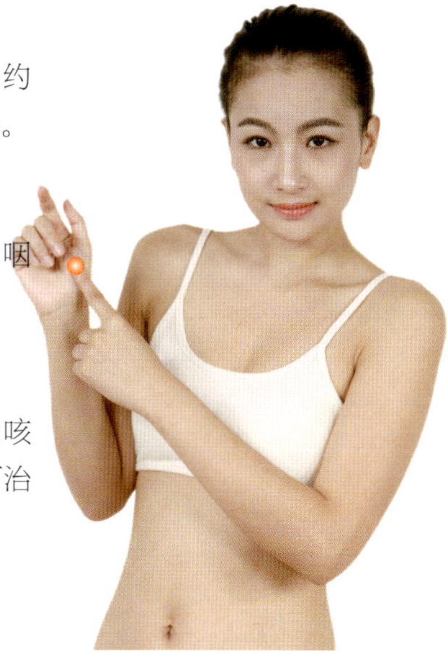

穴位定位

在手拇指第一掌指关节后凹陷处，约当第一掌骨中点桡侧，赤白肉际处。

功效主治

泻热开窍，利咽镇痉。主治咳嗽、咽痛、咯血、身热、牙痛等病症。

配伍治病

鱼际配孔最、尺泽、肺俞，可治咳嗽、咯血。鱼际配少商、天突，可治咽喉肿痛。

穴位疗法

按摩方法	用拇指指尖用力掐揉鱼际穴3分钟，每天坚持，可缓解咳嗽、咽痛。
艾灸方法	用艾条温和灸鱼际穴5～10分钟，1天1次，可治疗牙痛。

少商

昏迷急救求少商

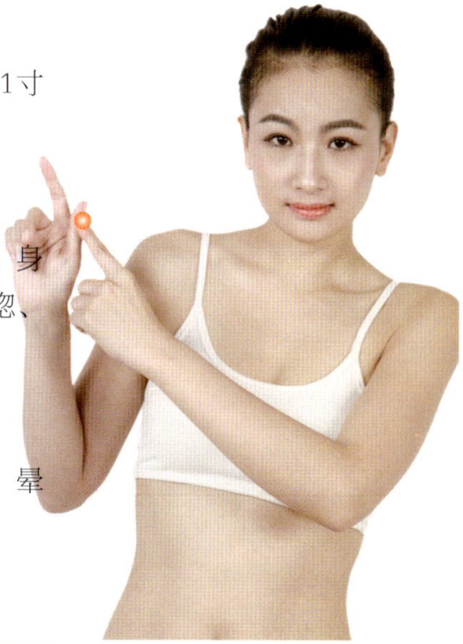

穴位定位

在手拇指末节桡侧，距指甲角0.1寸（指寸）。

功效主治

清热止痛，解表退热。主治中暑、身热、脑卒中昏迷、咽痛、神志恍惚、言语错乱。

配伍治病

少商配中冲、人中，可治昏迷、晕厥。

穴位疗法

按摩方法	掐揉少商穴3分钟，可治疗中暑、脑卒中昏迷。
艾灸方法	用艾炷灸少商穴2～3壮，1天1次，可改善神志恍惚、言语错乱。

手阳明大肠经

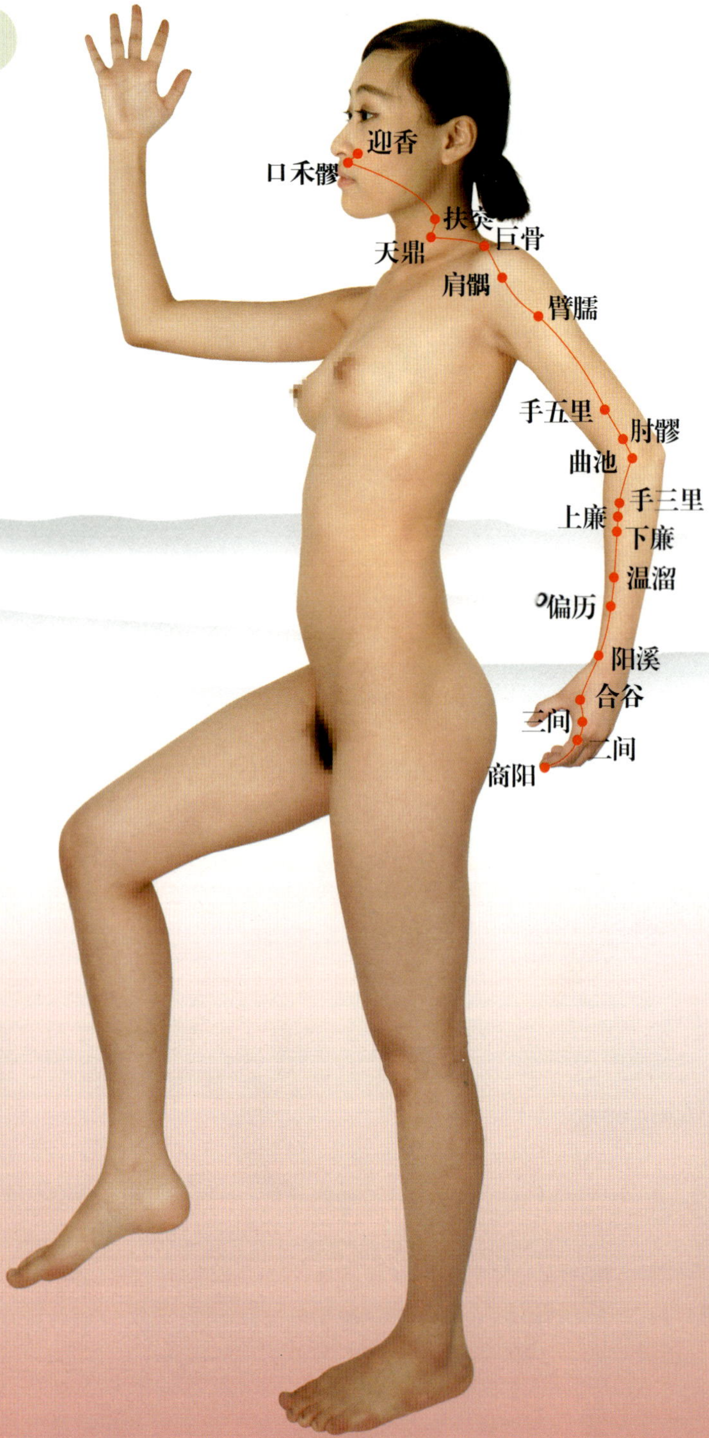

Part 3
手阳明大肠经——兼顾三地的多面手

手阳明大肠经起于食指桡侧端商阳穴，经过手背行于上肢伸侧前缘，上肩，至肩关节前缘，向后与督脉在大椎穴处相会，再向前下行入锁骨上窝即缺盆，进入胸腔络肺，通过膈肌下行，入属大肠。其分支从锁骨上窝上行，经颈部至面颊，入下齿中，回出挟口两旁，左右交叉于人中，至对侧鼻翼旁，经气于迎香穴处与足阳明胃经相接。

大肠经的主治疾患

在大肠经发生病变时，经络不畅通，会导致食指、手背、上肢及后肩等循行部位有疼痛和酸、胀、麻木等不舒服的感觉；大肠本身有病变时，可出现肠鸣、腹痛、便秘、大便失禁、脱肛等病症；大肠经经气异常还会导致五官病变，如眼睛干涩、发黄，鼻出血，咽喉肿痛等症，严重者还会出现眩晕、上肢无力等。

大肠经的保养方法

《黄帝内经》中说手阳明大肠经是在卯时（即现在所说的凌晨5：00~7：00）循行，此时大肠经最旺，是大肠蠕动，排出毒物的最佳时间。清晨起床后最好养成排便的习惯。日常生活中可用刮痧、敲打、按摩等方法对大肠经循行路线进行刺激，清除毒素，预防暗疮、便秘等。

商阳

晕厥脑卒中疗效佳

穴位定位

在手食指末节桡侧，距指甲角0.1寸（指寸）。

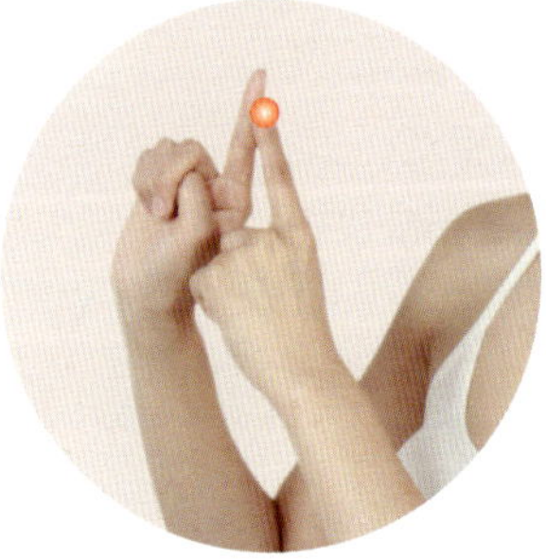

功效主治

清热解表，苏厥开窍。主治脑卒中昏迷、中暑、咽喉肿痛、牙痛、耳鸣、耳聋。

穴位疗法

按摩方法	用拇指指尖用力掐揉商阳穴，每天坚持，能够治疗脑卒中昏迷、中暑、咽喉肿痛、牙痛、耳鸣、耳聋。
艾灸方法	温和灸商阳穴10分钟，1天1次，可改善脑卒中昏迷。

二间

清热解表利咽喉

穴位定位

微握拳，位于手食指本节（第二掌指关节）前，桡侧凹陷处。

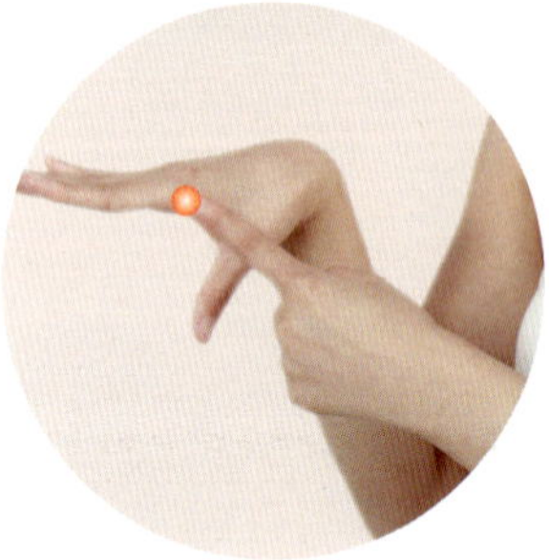

功效主治

解表利咽。主治湿疹、咽喉及眼部病症。

穴位疗法

按摩方法	按揉二间穴200次，每天坚持，可防治咽喉及眼部疾病。
艾灸方法	用艾条温和灸二间穴5～10分钟，1天1次，可改善咽喉肿痛、湿疹。

三间

清热利咽治喉痹

穴位定位

微握拳，位于手食指本节（第二掌指关节）后，桡侧凹陷处。

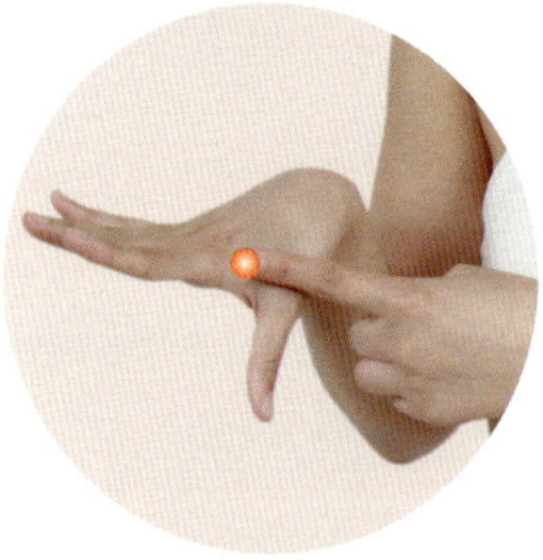

功效主治

泻热，止痛，利咽。主治目痛、齿痛、咽喉肿痛、身热、腹痛、腹泻等病症。

穴位疗法

按摩方法	按揉三间穴200次，每天坚持，可防治咽喉及眼部疾病。
艾灸方法	用艾条温和灸三间穴5～10分钟，1天1次，可治疗腹痛、腹泻。

合谷

面口疾病第一穴

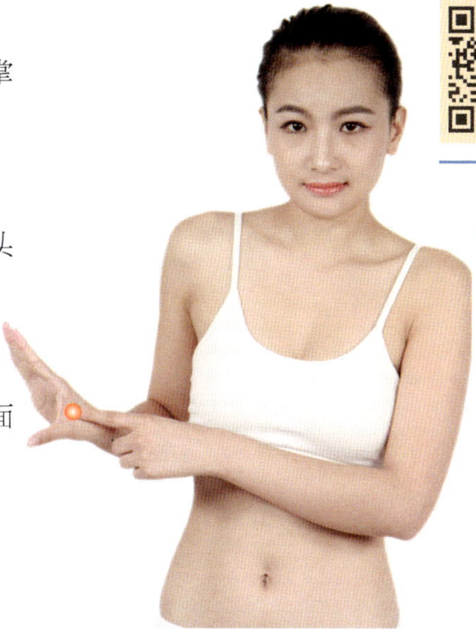

穴位定位

在手背，第一、二掌骨间，当第二掌骨桡侧的中点处。

功效主治

镇静止痛，通经活络。主治腹痛、头痛、头晕、月经不调、牙痛、面瘫。

配伍治病

合谷配颊车、迎香，主治牙痛、面痛、面瘫。合谷配太冲，主治癫狂、头痛、眩晕、高血压。

穴位疗法

按摩方法	掐揉合谷穴200次，每天坚持，可治疗急性腹痛、头痛。
艾灸方法	艾条温和灸合谷穴10分钟，1天1次，治头面部疾患，如头痛、头晕、目赤肿痛、牙痛、面肿等。

阳溪

头痛眼病常用穴

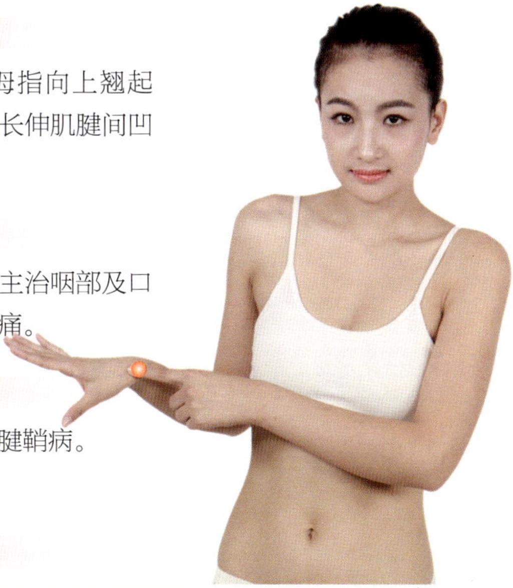

穴位定位

在腕背横纹桡侧，手拇指向上翘起时，当拇短伸肌腱与拇长伸肌腱间凹陷中。

功效主治

清热散风，通利关节。主治咽部及口腔疾病、目赤肿痛、腰痛。

配伍治病

阳溪配列缺，主治腕部腱鞘病。

穴位疗法

按摩方法	用拇指按揉阳溪穴100～200次，每天坚持，能够治疗咽部及口腔疾病。
艾灸方法	艾条温和灸阳溪穴10分钟，1天1次，改善目赤肿痛、牙痛、腰痛等。

偏历

清热利尿治臂痛

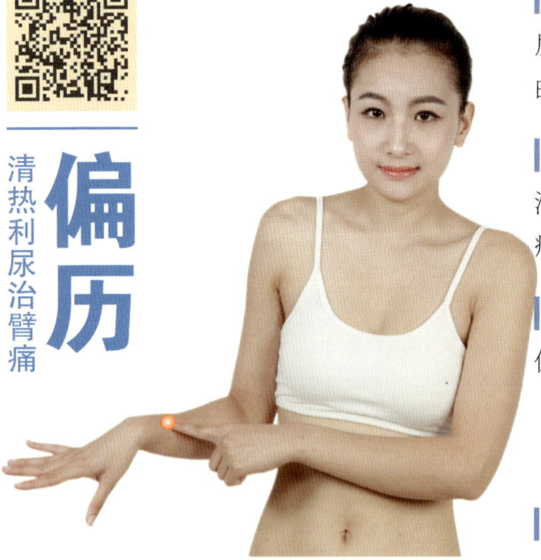

穴位定位

屈肘，位于前臂背面桡侧，当阳溪与曲池连线上，腕背横纹上3寸。

功效主治

清热利尿，通经活络。主治牙痛、腹痛、前臂痛、耳聋、耳鸣。

配伍治病

偏历配太渊，治感冒、头痛、咽痛。

穴位疗法

按摩方法	按揉偏历穴100～200次，能治牙痛、腹痛、前臂痛、耳聋、耳鸣等。
艾灸方法	用艾条温和灸偏历穴5～10分钟，1天1次，可改善前臂冷痛。

温溜

清热理气消炎症

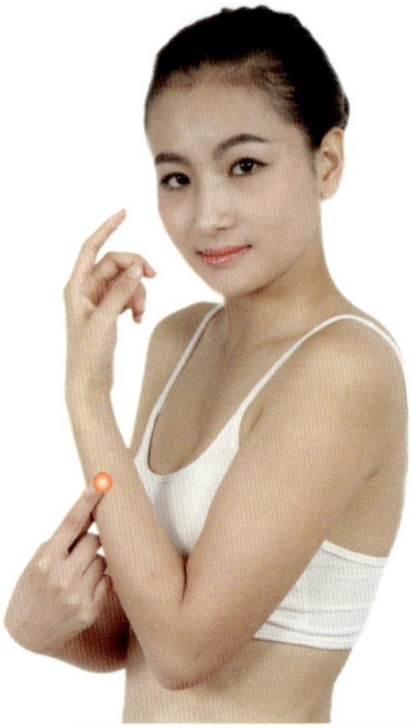

穴位定位

屈肘，在前臂背面桡侧，当阳溪与曲池的连线上，腕横纹上5寸。

功效主治

清热理气。主治鼻出血、牙痛、前臂痛、腹痛、口腔炎。

配伍治病

温溜配曲池，主治喉痹不能言。

穴位疗法

按摩方法	按揉温溜穴200次，每天坚持，能够防治鼻出血、牙痛、前臂痛、腹痛。
艾灸方法	温和灸温溜穴5～10分钟，1天1次，可改善前臂冷痛。

下廉

轻便手肘通经络

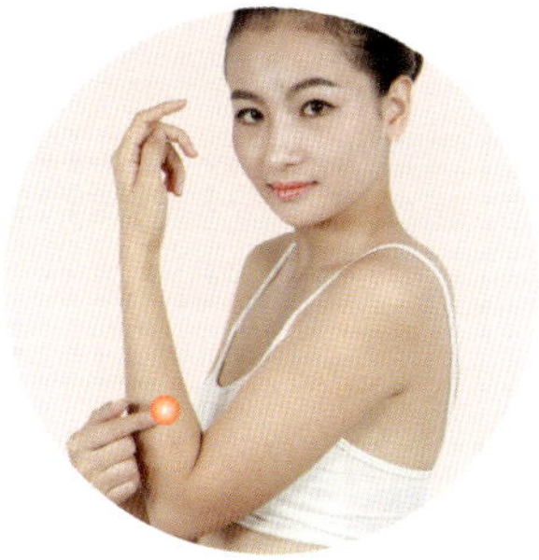

穴位定位

在前臂背面桡侧，当阳溪与曲池连线上，肘横纹下4寸处。

功效主治

调理肠胃，通经活络。主治头痛、眩晕、目痛、肘臂痛、腹胀、腹痛等症。

穴位疗法

按摩方法	按揉下廉穴100～200次，每天坚持，能够治疗腹痛、腹胀、前臂痛。
艾灸方法	温和灸下廉穴10分钟，1天1次，可改善腹痛、头痛等。

上廉

防治肩周理肠胃

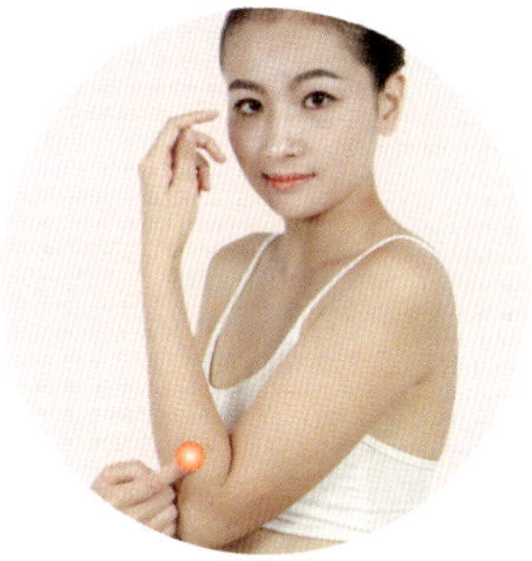

穴位定位

在前臂背面桡侧，当阳溪与曲池连线上，肘横纹下 3 寸处。

功效主治

调理肠胃，通经活络。主治头痛、肩膀酸痛、半身不遂、腹痛、肠鸣。

穴位疗法

按摩方法	按揉上廉穴100～200次，每天坚持，能够治疗腹痛。
艾灸方法	用艾炷直接灸上廉穴，常规灸3～5壮，1天1次，可改善肠鸣。

手三里

提高免疫肠胃好

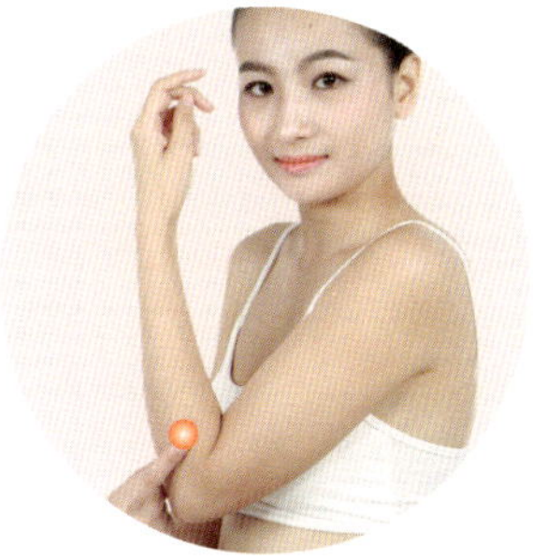

穴位定位

在前臂背面桡侧，当阳溪与曲池的连线上，肘横纹下2寸。

功效主治

清热明目，调理肠胃。主治头痛、目痛、牙痛、上肢痹痛、腹痛泄泻。

穴位疗法

按摩方法	按揉手三里穴100～200次，每天坚持，治目痛、上肢痹痛、腹痛泄泻。
艾灸方法	温和灸手三里穴10分钟，1天1次，可缓解头痛、目痛等。

曲池

清热解表降血压

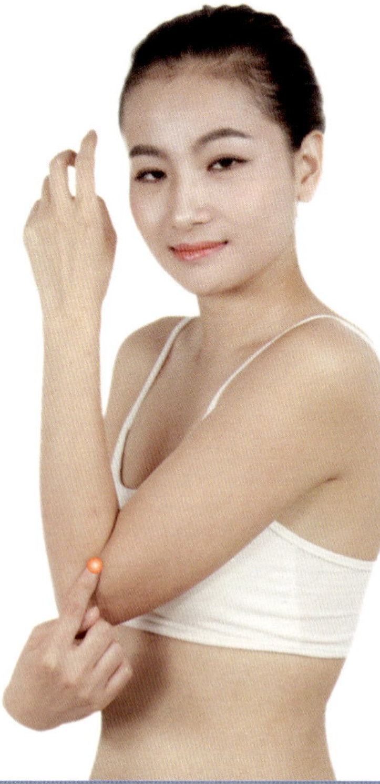

穴位定位

在肘横纹外侧端，屈肘，当尺泽与肱骨外上髁连线中点。

功效主治

清热和营，降逆活络。主治肩臂肘疼痛、咽喉肿痛、耳聋耳鸣、发热、目赤、便秘、头痛、发热。

配伍治病

曲池配合谷、外关，主治感冒、发热、咽喉炎、扁桃体炎、目赤肿痛、便秘、头痛。

穴位疗法

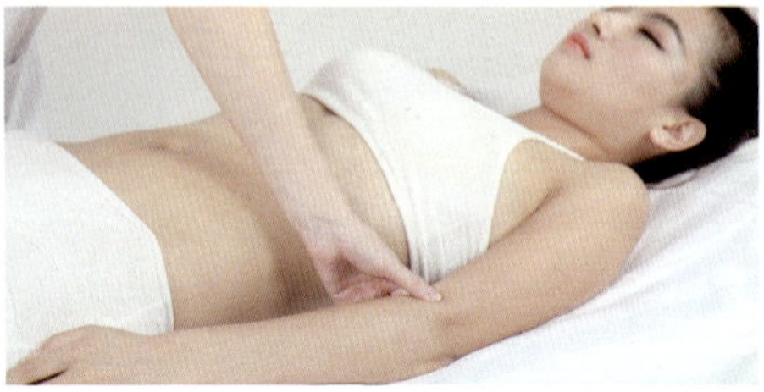

按摩方法：用拇指揉按曲池穴5分钟，每天坚持，可治肩臂肘疼痛、咽喉肿痛。

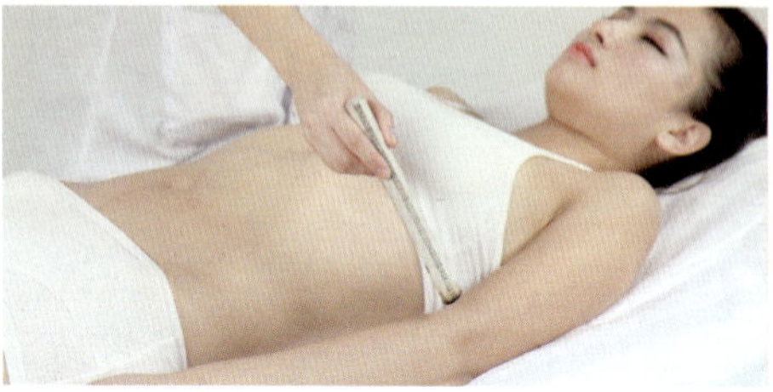

艾灸方法：用艾条温和灸曲池穴5～10分钟，1天1次，可改善肘痛、上肢痹痛。

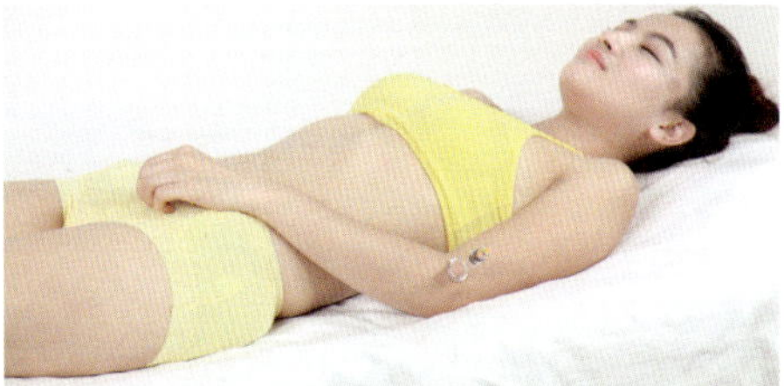

拔罐方法：取气罐吸拔左右合谷穴，留罐10分钟，隔天1次，可缓解耳聋耳鸣、发热、目赤肿痛等。

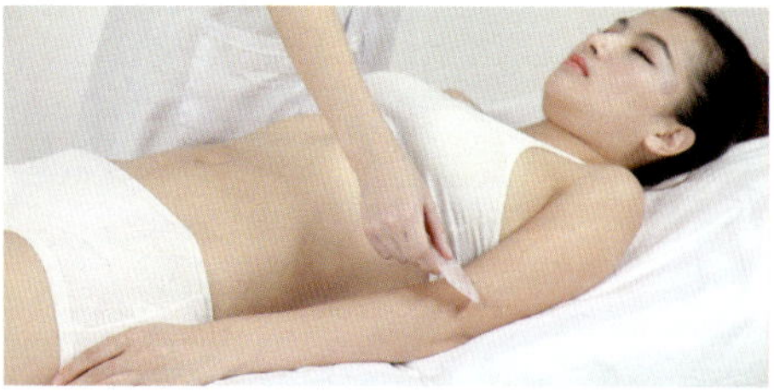

刮痧方法：从上向下刮拭曲池穴3～5分钟，隔天1次，可治疗咽喉肿痛、便秘、头痛、发热等。

肘髎

舒经活络解肘痛

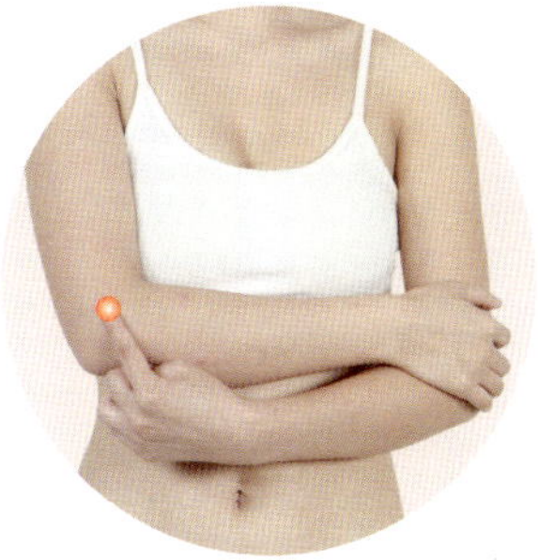

穴位定位

在臂外侧，屈肘，曲池上方1寸，当肱骨边缘处。

功效主治

通经活络。主治上肢痹痛、肩臂肘疼痛麻木。

穴位疗法

按摩方法	弹拨肘髎穴5分钟，每天坚持，可防治肩臂肘疼痛麻木。
艾灸方法	温和灸肘髎穴10分钟，1天1次，治疗上肢痹痛、肘痛。

手五里

舒经活络止疼痛

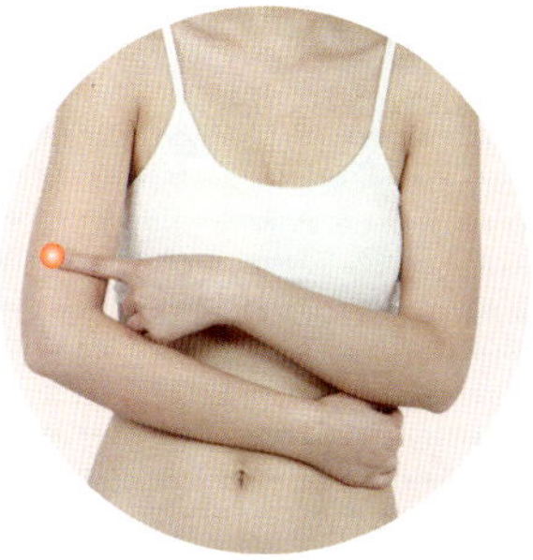

穴位定位

在臂外侧，当曲池与肩髃连线上，曲池上3寸处。

功效主治

理气散结，通经活络。主治咯血、肺炎、乏力、咳嗽、嗜睡、上肢疼痛。

穴位疗法

按摩方法	弹拨手五里穴100~200次，每天坚持，可防治肩臂肘疼痛。
艾灸方法	艾条温和灸手五里穴5~10分钟，1天1次，可改善上肢痹痛、肘痛、乏力、咳嗽、咯血。

臂臑

肩臂屈伸不再痛

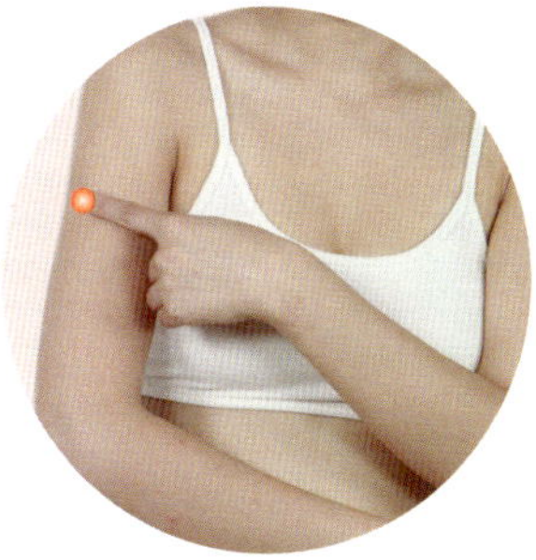

穴位定位

在臂外侧，三角肌止点处，当曲池与肩髃的连线上，曲池上7寸。

功效主治

清热明目，通经通络。主治颈痛、肩臂疼痛、目痛。

穴位疗法

按摩方法	按揉臂臑穴100~200次，每天坚持，可防治肩臂疼痛。
艾灸方法	用艾条温和灸臂臑穴5~10分钟，1天1次，可改善肩臂痹痛、目痛。

肩髃

活络止痛肩自由

穴位定位

在肩部三角肌上，臂外展或向前平伸时，当肩峰前下方凹陷处。

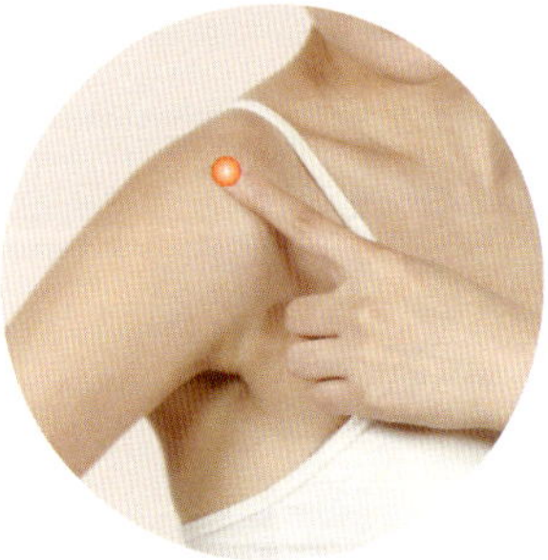

功效主治

通经活络。主治肩臂痹痛、上肢不遂。

穴位疗法

按摩方法	按揉肩髃穴100～200次，每天坚持，可防治肩臂疼痛。
艾灸方法	用艾条温和灸肩髃穴5～10分钟，1天1次，可改善肩臂痹痛、上肢不遂。

巨骨

疏通肩颈有妙招

穴位定位

在肩上部，当锁骨肩峰端与肩胛冈之间凹陷处。

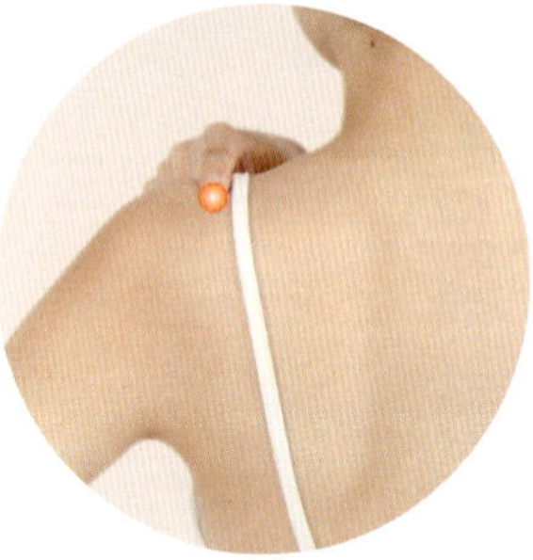

功效主治

舒经活络。主治肩臂痛、肩周炎、胃出血、吐血、甲状腺肿、瘿瘤、惊痫。

穴位疗法

按摩方法	按揉巨骨穴100～200次，每天坚持，可防治肩臂疼痛。
艾灸方法	用艾条温和灸巨骨穴5～10分钟，1天1次，可改善肩周炎、肩肘麻木。

天鼎

理气散结祛喉病

穴位定位

在颈外侧部，胸锁乳突肌后缘，当结喉旁，扶突与缺盆连线中点。

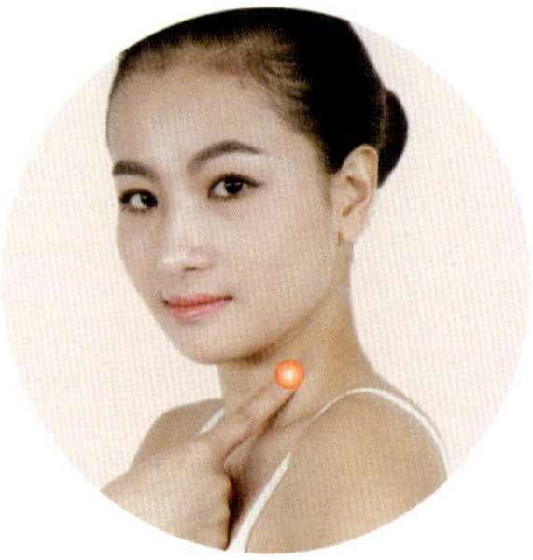

功效主治

理气散结，清咽利喉。主治咽喉肿痛、甲状腺肿大、扁桃体炎等病症。

穴位疗法

按摩方法	用手指按揉天鼎穴1～3分钟，每天坚持，可治扁桃体炎。
艾灸方法	用艾条温和灸天鼎穴5～10分钟，1天1次，可治咽喉肿痛、甲状腺肿大。

扶突

清咽消肿解喉痛

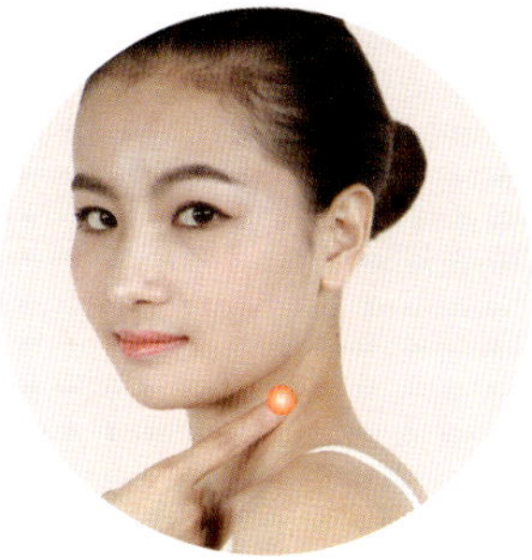

穴位定位

在颈外侧部，结喉旁，当胸锁乳突肌的前、后缘之间。

功效主治

清咽消肿，理气降逆。主治咳嗽、气喘、咽喉肿痛、甲状腺疾病等病症。

穴位疗法

按摩方法	指腹按压扶突穴1～3分钟，每天坚持，治甲状腺疾病。
艾灸方法	温和灸扶突穴10分钟，1天1次，可治咳嗽、气喘。

口禾髎

祛风清热开鼻窍

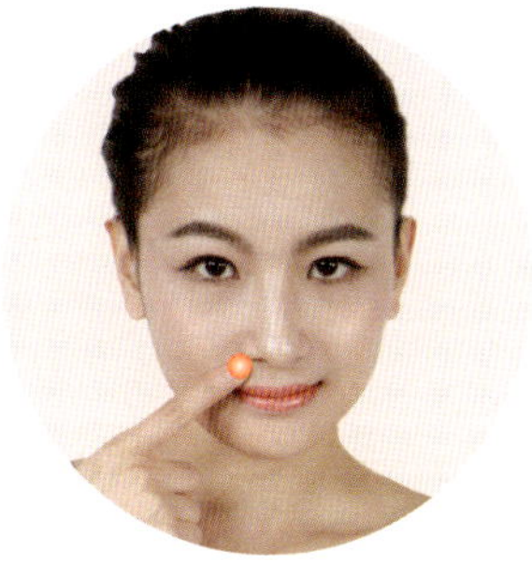

穴位定位

在上唇部，鼻孔外缘直下，平水沟穴。

功效主治

开窍，祛风，清热。主治鼻炎、鼻出血、嗅觉减退、面神经麻痹、面肌痉挛等。

穴位疗法

按摩方法	用拇指按揉口禾髎穴100～200次，每天坚持，可治鼻塞、鼻窦炎。

迎香

祛风止痛通鼻窍

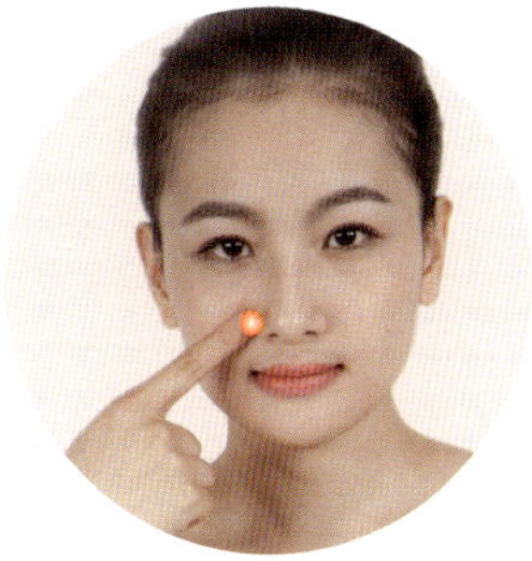

穴位定位

在鼻翼外缘中点旁，当鼻唇沟中。

功效主治

祛风通窍，理气止痛。主治鼻塞、不闻香臭、鼻出血、鼻炎、口眼㖞斜、面痒、面浮肿、鼻息肉等病症。

穴位疗法

按摩方法	用拇指按揉迎香穴100～200次，每天坚持，可防治鼻部疾患。

足阳明胃经

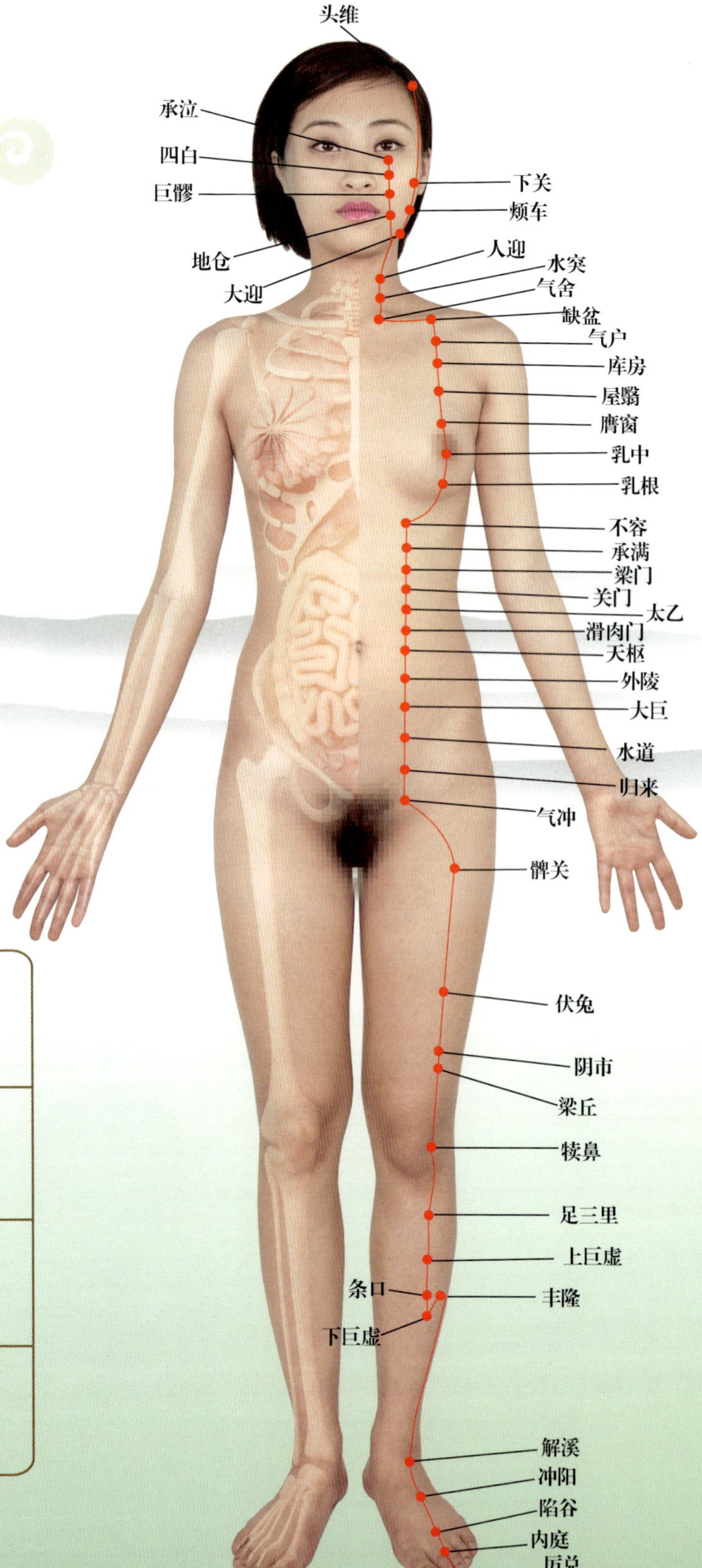
头维
承泣
四白
巨髎
地仓
大迎
下关
颊车
人迎
水突
气舍
缺盆
气户
库房
屋翳
膺窗
乳中
乳根
不容
承满
梁门
关门
太乙
滑肉门
天枢
外陵
大巨
水道
归来
气冲
髀关
伏兔
阴市
梁丘
犊鼻
足三里
上巨虚
条口
丰隆
下巨虚
解溪
冲阳
陷谷
内庭
厉兑

Part 4
足阳明胃经——脾胃功能的巡察官

足阳明胃经起于眼眶下的承泣穴，从头走足，行于面前部，至胸部，行于任脉旁4寸，走腹部行于脐旁2寸，经下肢外侧前沿，止于足次趾的外侧甲角旁的厉兑穴，在此跟足太阴脾经交会。

胃经的主治疾患

胃经发生病变时，经络不畅通，会有出汗、脖子肿、咽喉肿痛、牙痛、口角㖞斜、流鼻涕、容易高烧、发热等；胃经功能下降，影响到脏腑时，会出现胃痛、胃胀、反胃、腹鸣、腹胀、消化不良，严重时则会有食欲不振、全无胃口；胃经经气异常时，还会表现出忧郁、倦怠、打嗝、便秘、胃痉挛等。

胃经的保养方法

《黄帝内经》中说足阳明胃经在辰时（即早上7：00～9：00）循行，此时胃经最旺，吃早餐补充能量对肠胃好，最容易消化，吸收充分。早餐应食用温和养胃的食品，减少食用过于燥热的食品。日常生活中，采用按摩、刮痧、艾灸等方法对胃经循行路线进行刺激，可以疏通经络，调气血，缓解身体不适。饭后一小时循按胃经可以调节人体的肠胃功能。

承泣

迎风流泪按此穴

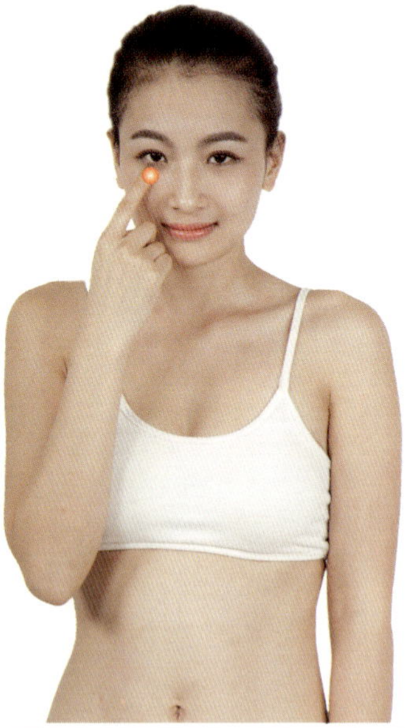

穴位定位

在面部，瞳孔直下，当眼球与眶下缘之间。

功效主治

散风清热，明目止泪。主治眼部疾病。

配伍治病

承泣配风池、睛明，耳尖放血，可疏风清热、泻火解毒，主治目赤肿痛。

穴位疗法

按摩方法	用中指指尖揉按承泣穴100次，每天坚持，可防治眼部疾病。
刮痧方法	由内向外刮拭承泣穴，以局部皮肤发红为宜，隔天1次，可清热、温通气血，治疗目赤肿痛。

四白

各种眼病常按揉

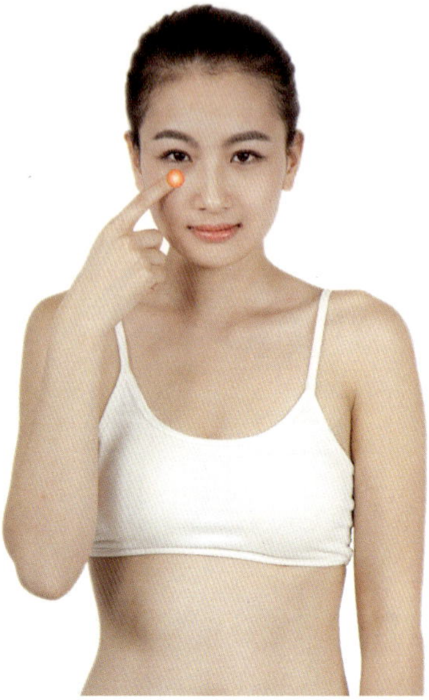

穴位定位

在面部，瞳孔直下，当眶下孔凹陷处。

功效主治

祛风明目，通经活络。主治眼部疾患。

配伍治病

四白配颊车、攒竹、太阳，可通经活络，主治口眼㖞斜、角膜炎、面部肌肉痉挛。

穴位疗法

按摩方法	揉按四白穴60～100次，长期按摩，能改善视力，防治眼部疾患。
艾灸方法	用艾条温和灸四白穴10分钟，可促进面部气血循环，缓解角膜炎、面部肌肉痉挛。

巨髎

头面五官病全疗

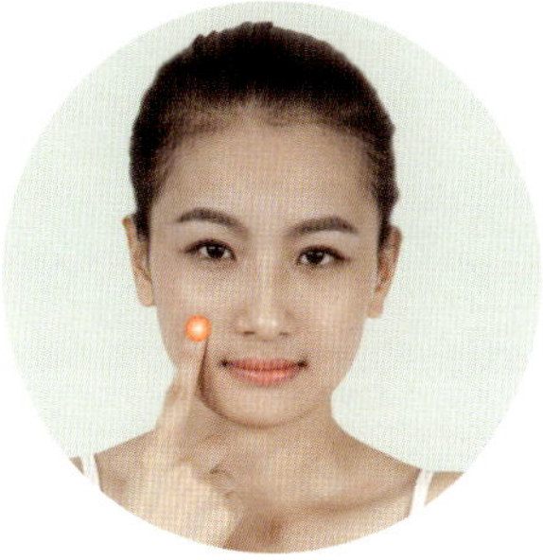

穴位定位

在面部，瞳孔直下，平鼻翼下缘处，当鼻唇沟外侧。

功效主治

祛风通窍。主治面瘫、白内障、目赤痛、多泪、近视眼、鼻出血、齿痛、唇颊肿、鼻塞、远视、目翳等病症。

穴位疗法

按摩方法	用指腹揉按巨髎穴100～200次，长期按摩，可治面瘫、近视、远视。

地仓

治疗面瘫常用穴

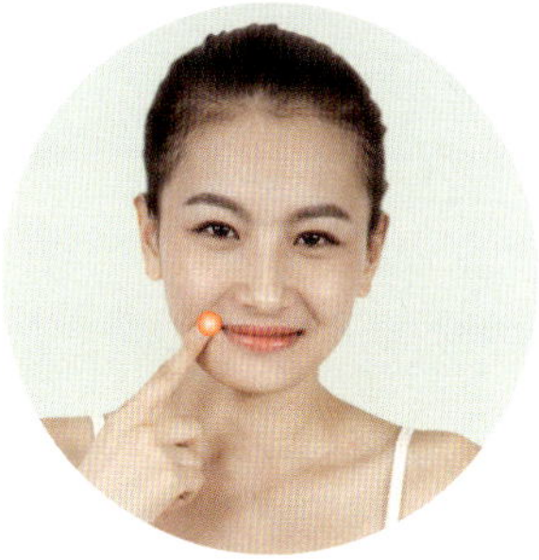

穴位定位

在面部，口角外侧，上直对瞳孔。

功效主治

健脾益气。主治口㖞、流涎、面神经麻痹等病症。

穴位疗法

按摩方法	揉按地仓穴200次，长期按摩，可治疗口角㖞斜、流涎。
刮痧方法	用刮痧板由内向外刮拭地仓穴2～3分钟，1天1次，可治疗面神经麻痹。

大迎

牙面疼痛寻大迎

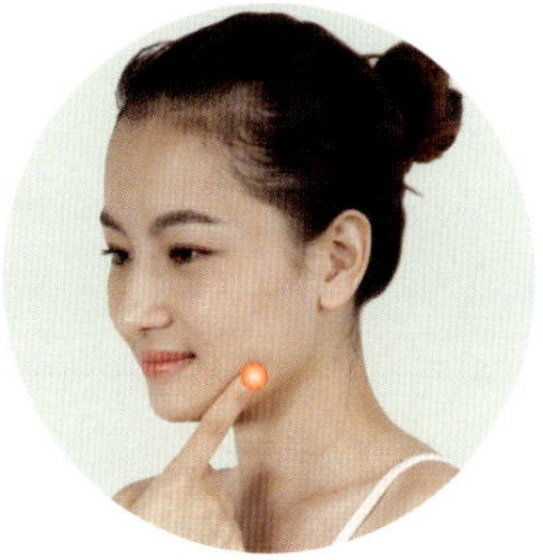

穴位定位

在下颌角前方，咬肌附着部前缘，当面动脉搏动处。

功效主治

通关开窍，祛风通络。主治牙关紧闭、口眼㖞斜、齿痛、眼睑痉挛、面瘫。

穴位疗法

按摩方法	拇指指腹揉按大迎穴3分钟，长期按摩，可防治面瘫、牙痛等。
艾灸方法	温和灸大迎穴10～15分钟，1天1次，治疗眼睑痉挛。

颊车

消肿止痛泻胃火

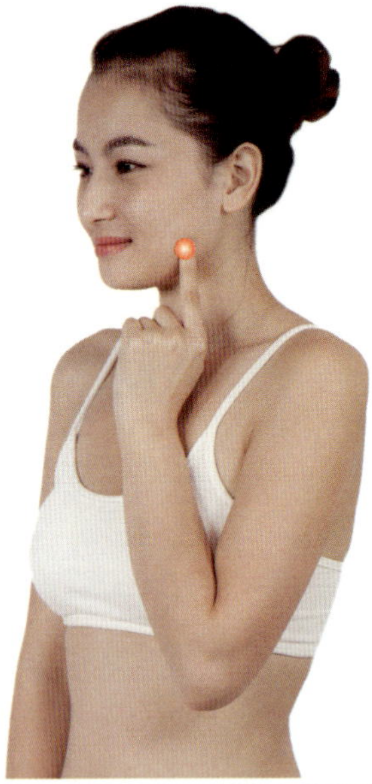

穴位定位

在下颌角前上方约一横指（中指），当咀嚼时咬肌隆起，按之凹陷处。

功效主治

祛风清热，开关通络。主治腮腺炎、下颌关节炎、咀嚼肌痉挛。

配伍治病

颊车配合谷，有泻阳明热邪的作用，主治牙痛、颞颌关节炎。

穴位疗法

按摩方法	将食指、中指并拢，用两指指腹每天揉按颊车穴100～200次，可治疗腮腺炎、下颌关节炎、咀嚼肌痉挛等。
艾灸方法	温和灸颊车穴10～15分钟，1天1次，可治疗脑血管疾病、甲状腺肿大。

下关

牙痛耳病均有效

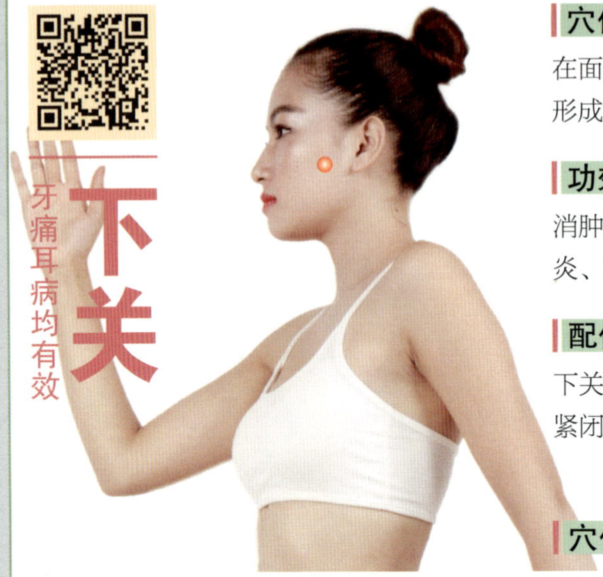

穴位定位

在面部耳前方，当颧弓与下颌切迹所形成的凹陷中。

功效主治

消肿止痛，聪耳通络。主治颞颌关节炎、口眼㖞斜、牙痛。

配伍治病

下关配颊车、合谷、外关，主治牙关紧闭。

穴位疗法

按摩方法	揉按下关穴3～5分钟，长期按摩，可治疗颞颌关节炎、口眼㖞斜等。
艾灸方法	温和灸下关穴10分钟，1天1次，有祛火聪耳的功效，可治疗耳聋、耳鸣。

头维

清肝火治偏头痛

穴位定位

在头侧部，当额角发际上0.5寸，头正中线旁开4.5寸。

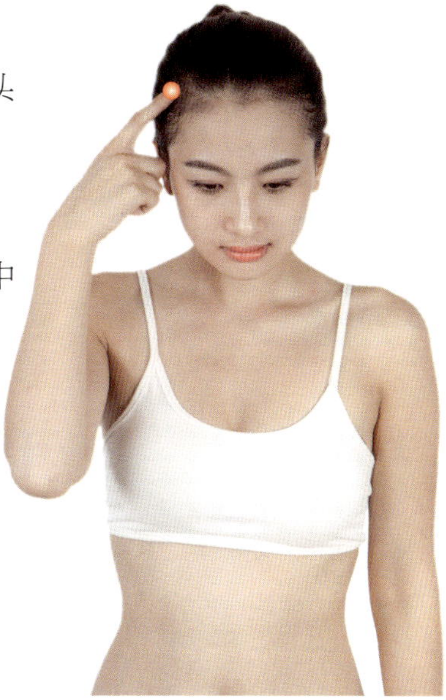

功效主治

镇惊安神，通络止痛。主治脑卒中后遗症、视物不明、前额神经痛、偏头痛。

配伍治病

头维配合谷，主治头痛。

穴位疗法

按摩方法	用拇指按摩头维穴5分钟，长期按摩，可治脑卒中后遗症等。
刮痧方法	用刮痧板刮拭头维穴2～3分钟，1天1次，治疗视物不明、前额神经痛、偏头痛等。

人迎

咽炎哮喘找人迎

穴位定位

在颈部，结喉旁，当胸锁乳突肌的前缘，颈总动脉搏动处。

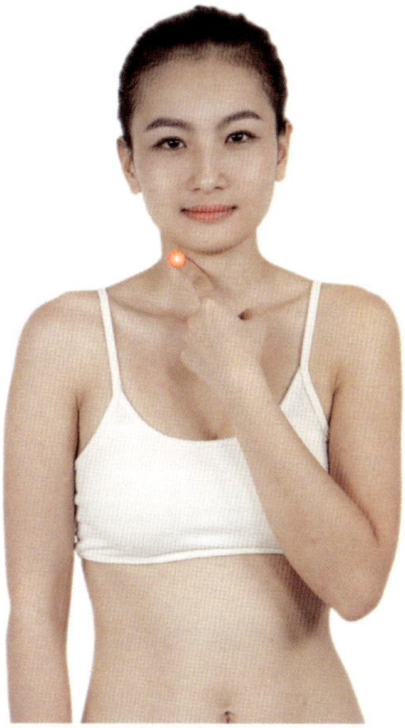

功效主治

利咽散结，理气平喘。主治咽喉肿痛、气喘、头痛、咽喉炎、高血压。

配伍治病

人迎配天突、合谷、中封、内庭，有涤痰散结的作用，主治单纯性甲状腺肿。

穴位疗法

按摩方法	用两指指腹揉按人迎穴100～200次，长期按摩，对咽喉肿痛、气喘、高血压等具有良好的疗效。
刮痧方法	由上向下轻柔刮拭人迎穴2～3分钟，隔天1次，可治疗瘰疬、瘿气。

水突

清热利咽找水突

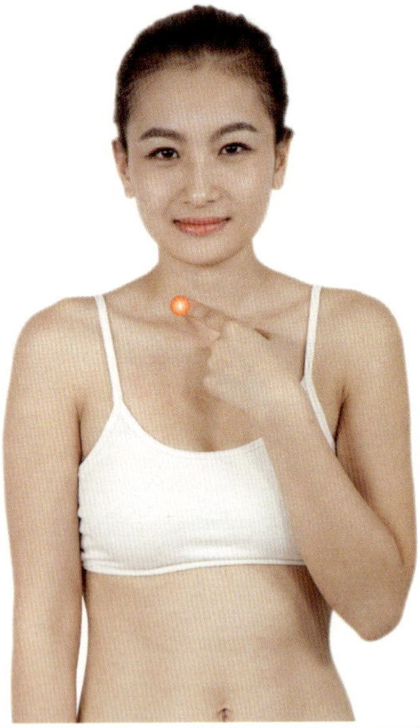

穴位定位

在颈部，胸锁乳突肌的前缘，当人迎与气舍连线的中点。

功效主治

清热利咽，降逆平喘。主治咽喉肿痛、咳嗽、气喘、支气管炎、咽喉炎等。

配伍治病

水突配气舍，主治咽喉肿痛。

穴位疗法

按摩方法	用两指指腹揉按水突穴100次，长期按摩，对支气管炎、咽喉炎等有良好的疗效。
艾灸方法	用艾条温和灸水突穴10分钟，1天1次，有理气止痛、止咳平喘作用。

气舍

软坚散结止咳喘

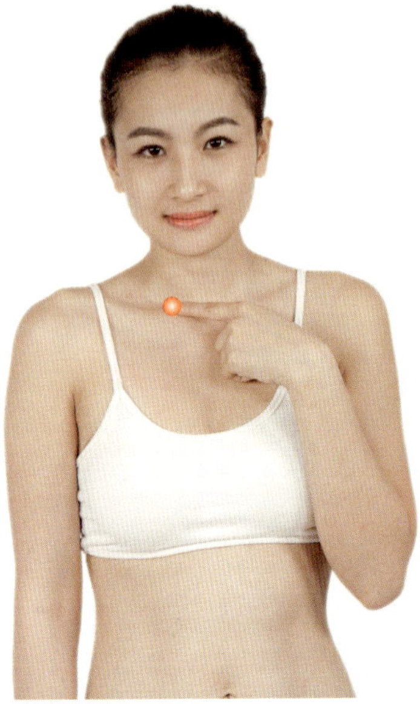

穴位定位

在颈部，当锁骨内侧端的上缘，胸锁乳突肌的胸骨头与锁骨头之间。

功效主治

宣肺止咳，降气平喘，软坚散结。主治咽喉肿病、气喘、呃逆、瘿瘤、瘰疬、颈项强等病症。

配伍治病

气舍配扶突、人迎、合谷，有软坚散结、活血祛瘀的作用，主治瘿瘤。

穴位疗法

按摩方法	两指指腹揉按气舍穴100～200次，长期按摩，治疗颈项强直、落枕。
艾灸方法	用艾条温和灸气舍穴10分钟，1天1次，可治疗呃逆、瘿瘤、瘰疬。

缺盆

咽喉肿痛找缺盆

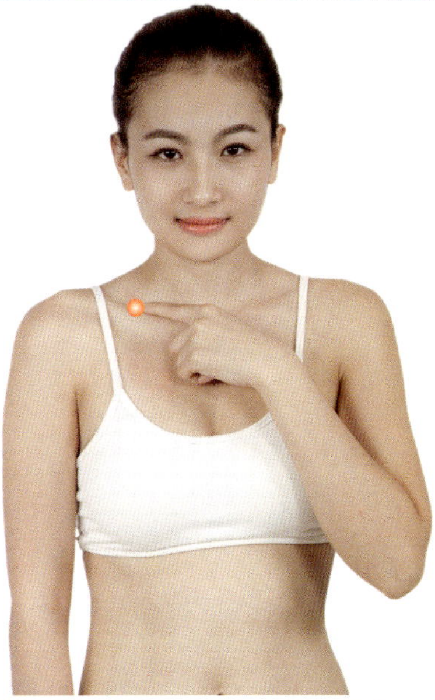

穴位定位

在锁骨上窝中央，距前正中线4寸。

功效主治

宽胸利膈，止咳平喘。主治咳嗽、气喘、气管炎、咽喉肿痛、瘰疬、胸膜炎等病症。

配伍治病

缺盆配膻中、巨阙，主治咳嗽。

穴位疗法

按摩方法	将食指、中指并拢，两指指腹压揉缺盆穴2～3分钟，长期按摩，可改善咽喉肿痛、咳嗽、哮喘等。
刮痧方法	用角刮法刮拭缺盆穴2～3分钟，隔天1次，可防治颈部和肩部病症。

气户

宽胸理气止咳喘

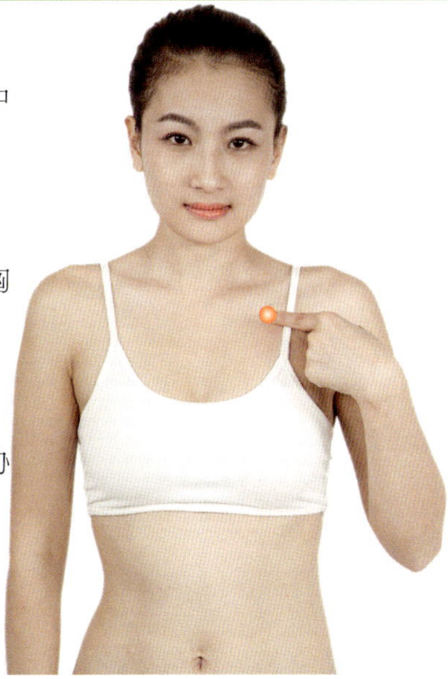

穴位定位

在胸部，当锁骨中点下缘，距前正中线4寸。

功效主治

理气宽胸，止咳平喘。主治咳喘、胸痛、呃逆、胁肋疼痛、咳嗽、气喘。

配伍治病

气户配华盖，有宽胸理气作用，治胁肋疼痛。

穴位疗法

按摩方法	揉按气户穴2～3分钟，长期按摩，可改善呼吸，治疗哮喘。
艾灸方法	用艾条温和灸气户穴10分钟，1天1次，可治疗呃逆、咳嗽、气喘。

库房

胸肋胀痛取库房

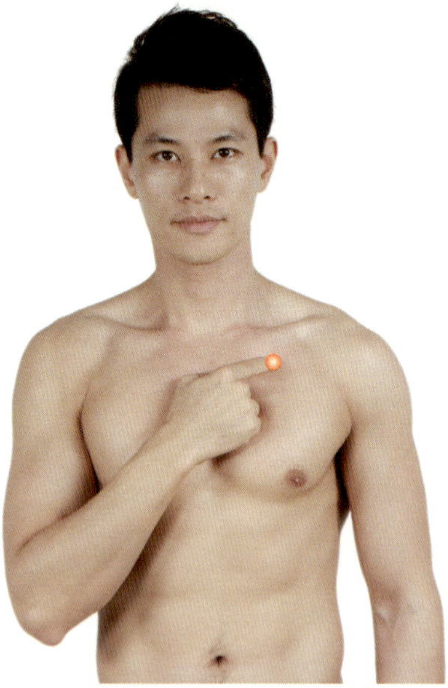

穴位定位

在胸部，当第一肋间隙，距前正中线4寸。

功效主治

理气宽胸，清热化痰。主治咳嗽、气喘、胸肋胀痛、呼吸不畅。

配伍治病

库房配中府、周荣、尺泽，主治咳逆上气、咳唾脓血。

穴位疗法

按摩方法	用手指的指腹来回推按库房穴1～3分钟，长期按摩，可改善气喘、呼吸不畅等病症。
艾灸方法	用艾条雀啄灸库房穴10分钟，1天1次，可治疗咳痰、咯血等病症。

屋翳

行气活血通乳腺

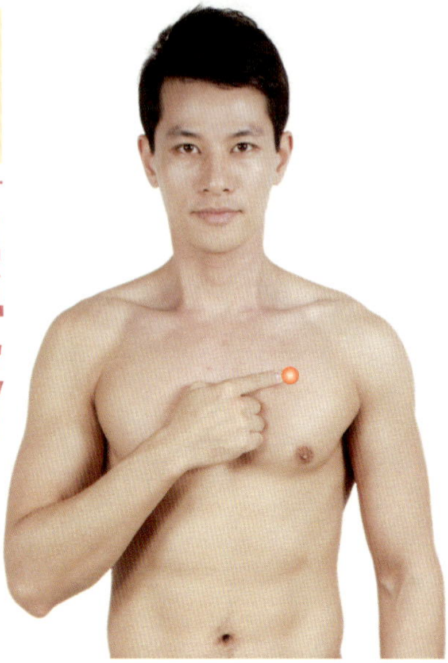

穴位定位

在胸部，当第二肋间隙，距前正中线4寸。

功效主治

疏通乳腺，行气活血。主治气喘、咳唾脓血、胸肋胀痛、乳痈、咯血。

配伍治病

屋翳配尺泽、肺俞、膻中，有宣肺、止咳、平喘作用，主治咳嗽、气喘。

穴位疗法

按摩方法	用拇指推按屋翳穴1～3分钟，长期按摩，可改善气喘、呼吸不畅。
艾灸方法	用艾条回旋灸屋翳穴10分钟，治咳痰、咯血乳痈等。

膺窗

止咳消肿治咳喘

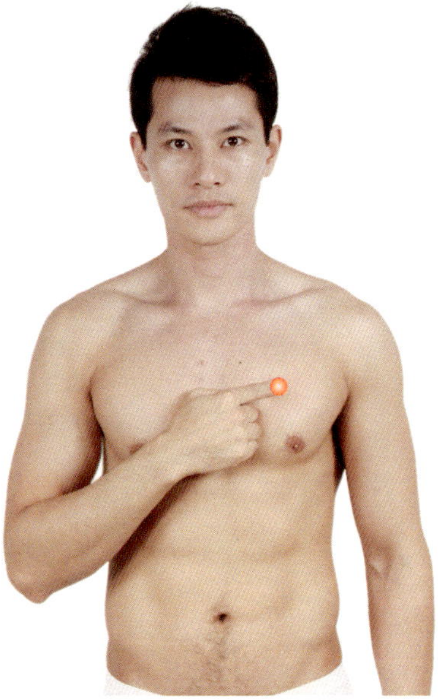

穴位定位

在胸部，当第三肋间隙，距前正中线4寸。

功效主治

止咳宁嗽，消肿清热。主治咳嗽、气喘、胸肋胀痛、急性乳腺炎、胸膜炎。

配伍治病

膺窗配乳根、内关、大椎、曲池、足三里，主治乳痛。

穴位疗法

按摩方法	用拇指按揉膺窗穴1～3分钟，长期按摩，改善气喘、呼吸不畅。
艾灸方法	温和灸膺窗穴10分钟，1天1次，可治胸肋胀痛、急性乳腺炎。

乳中

疏通乳腺促乳汁

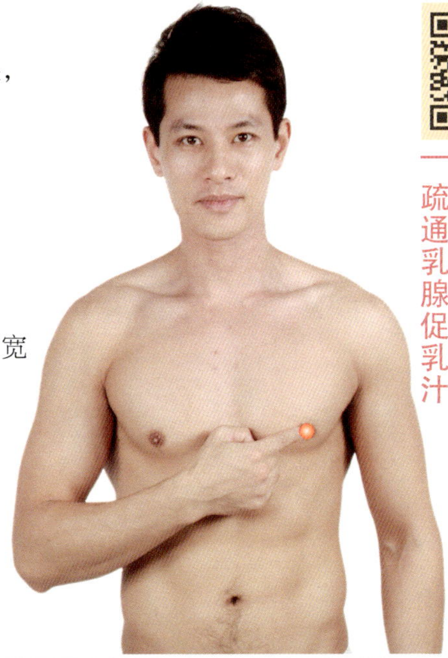

穴位定位

在胸部，当第四肋间隙，乳头中央，距前正中线4寸。

功效主治

疏通乳腺。主治气闷、乳腺疾病。

配伍治病

乳中配乳根、俞府，有降气化痰、宽胸理气的作用，主治咳嗽痰哮。

穴位疗法

按摩方法	点按乳中穴1～3分钟，长期按摩，可改善气闷、乳腺疾病等。

乳根

乳腺疾患不用愁

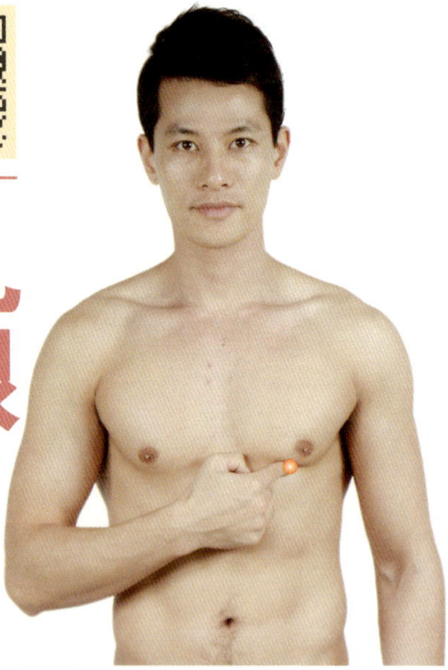

穴位定位

在胸部，当乳头直下，乳房根部，第五肋间隙，距前正中线4寸。

功效主治

燥化脾湿。主治乳痈、乳汁不足、乳腺炎、胸痛、肋间神经痛等病症。

配伍治病

乳根配乳中、俞府，主治咳嗽痰哮。

穴位疗法

按摩方法	用手指指腹按揉乳根穴30次，长期按摩，可改善胸痛、肋间神经痛等。
艾灸方法	用艾条雀啄灸乳根穴10分钟，1天1次，可治疗乳腺炎、乳汁不足等。

不容

和胃止呕止胁痛

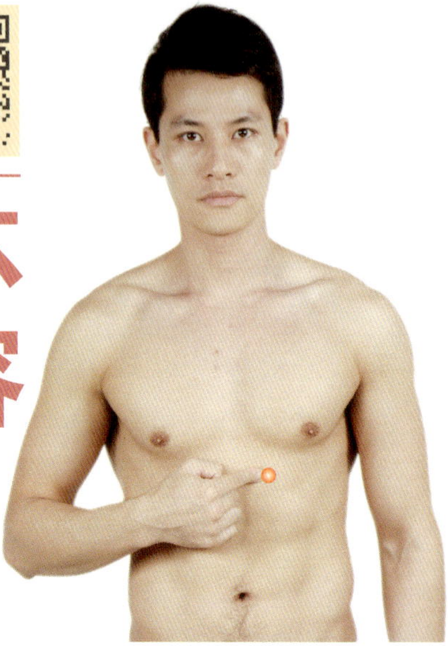

穴位定位

在上腹部，当脐中上6寸，距前正中线2寸。

功效主治

和胃止呕。主治腹满脘痛、呕吐、吐血、喘咳、胸背痛、胁下痛、口干、腹鸣等病症。

配伍治病

不容配中脘、公孙，有行气和胃、止痛的作用，主治胃痛、腹胀。

穴位疗法

按摩方法	按揉不容穴2～3分钟，长期按摩，可改善腹满脘痛、喘咳等病症。
刮痧方法	用面刮法从上到下刮拭不容穴，以出痧为度，隔天1次，可治疗呕吐、吐血等病症。

承满

健脾和胃助消化

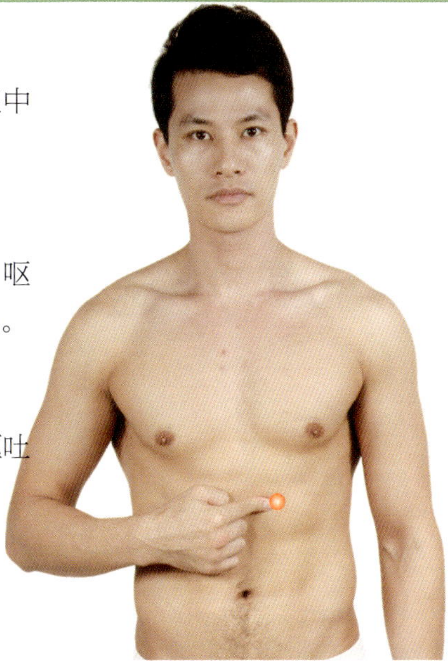

穴位定位

在上腹部，当脐中上5寸，距前正中线2寸。

功效主治

调中化滞，健脾和胃。主治肠鸣、呕吐、胃痛、食欲不振、呃逆、吐血。

配伍治病

承满配中脘、内关，主治胃痛、呕吐等病症。

穴位疗法

按摩方法	推按承满穴2～3分钟，长期按摩，可改善胃痛、食欲不振等病症。
艾灸方法	用艾条温和灸承满穴10分钟，1天1次，可治疗呃逆、吐血等。

梁门

消积化滞调肠胃

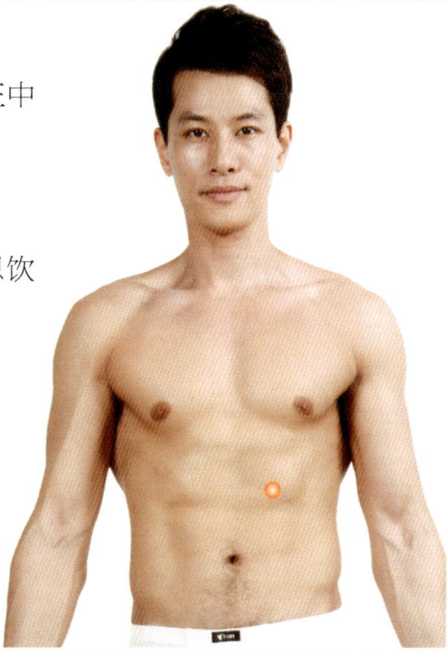

穴位定位

在上腹部，当脐中上4寸，距前正中线2寸。

功效主治

调肠和胃，消积化滞。主治不思饮食、脘痛、肠鸣、呕吐。

配伍治病

梁门配足三里、内关，主治胃痛。

穴位疗法

按摩方法	用手掌推按梁门穴2～3分钟，每天坚持，可改善不思饮食、脘痛等。
艾灸方法	艾条温和灸梁门穴5～10分钟，1天1次，可改善腹中积气结痛、不思饮食等病症。

关门

利水消肿调肠胃

穴位定位

在上腹部，当脐中上3寸，距前正中线2寸。

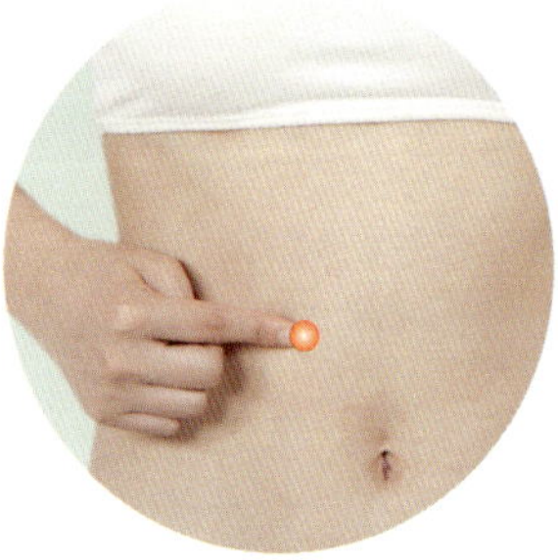

功效主治

调理肠胃，利水消肿。主治胃炎、胃痛、便秘、遗尿、水肿等病症。

穴位疗法

按摩方法	叩击关门穴2～3分钟，长期按摩，可改善胃痛、便秘。
艾灸方法	用艾条温和灸关门穴10分钟，1天1次，可治疗胃炎、胃痛等病症。

太乙

腹胀肠鸣求太乙

穴位定位

在上腹部，当脐中上2寸，距前正中线2寸。

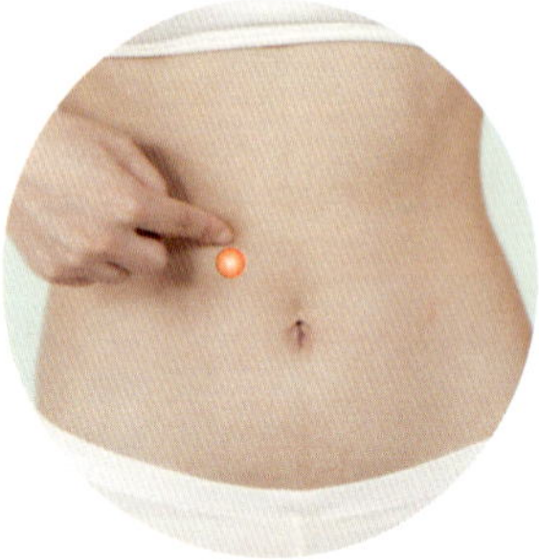

功效主治

调和肠胃。主治腹痛、腹胀、肠鸣、胃病、心病、水肿等病症。

穴位疗法

按摩方法	按揉太乙穴2～3分钟，长期按摩，可改善胃病、心病等。
艾灸方法	用艾条悬灸太乙穴5～10分钟，1天1次，可治疗腹痛、腹胀等病症。

滑肉门

健脾化湿治癫痫

穴位定位

在上腹部，当脐中上1寸，距前正中线2寸。

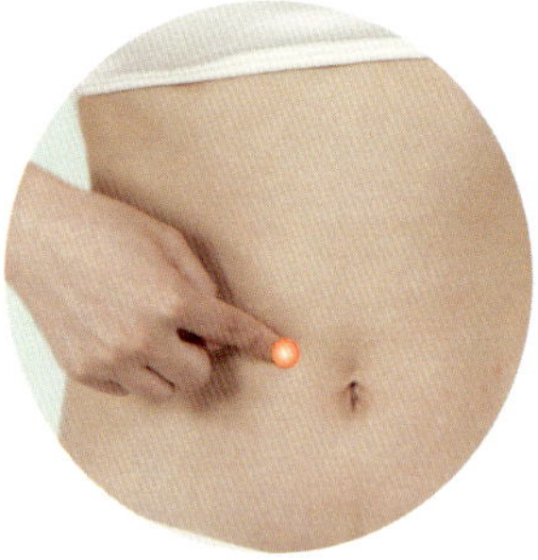

功效主治

运化水湿，健脾。主治恶心、胃痛、呕吐、癫狂等病症。

穴位疗法

按摩方法	推按滑肉门穴2～3分钟，长期按摩，可治胃痛、胃不适。
艾灸方法	用艾条悬灸滑肉门穴5～10分钟，1天1次，可治疗恶心、呕吐等。

天枢

理气健脾治便秘

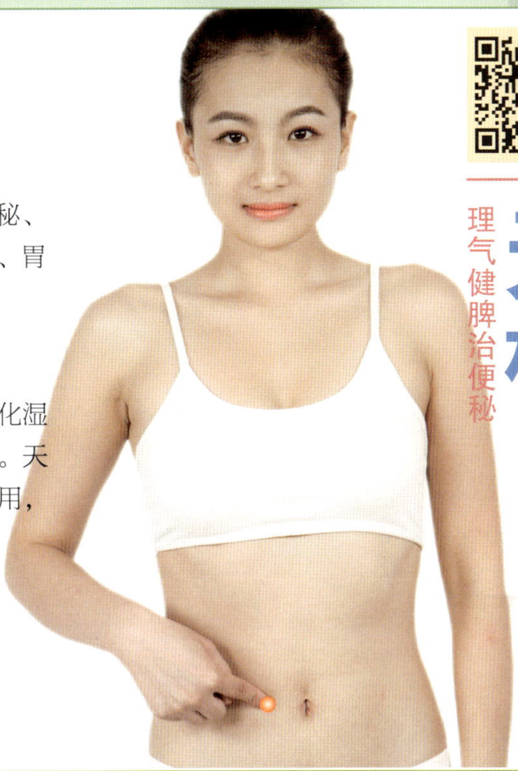

穴位定位

在腹中部，距脐中2寸。

功效主治

调中和胃，理气健脾。主治便秘、消化不良、腹泻、腹胀、腹痛、胃肠炎、痢疾。

配伍治病

天枢配上巨虚，有解毒、清热化湿的作用，主治急性细菌性痢疾。天枢配足三里，有和中止泻的作用，主治小儿腹泻。

穴位疗法

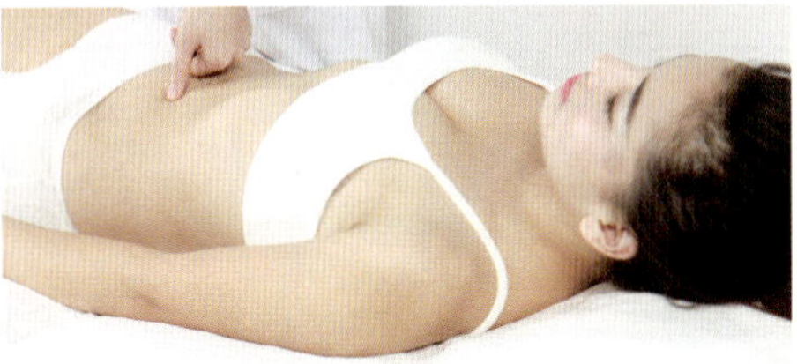

按摩方法：按揉天枢穴1～3分钟，长期按摩，可改善便秘、消化不良等病症。

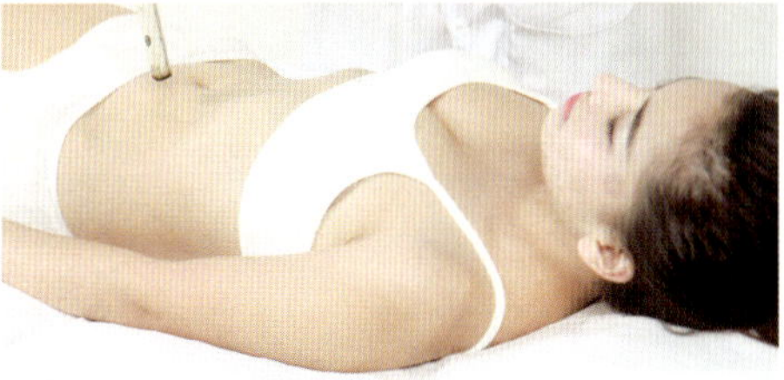

艾灸方法：用艾条回旋灸天枢穴10分钟，1天1次，可治疗腹痛、腹胀等。

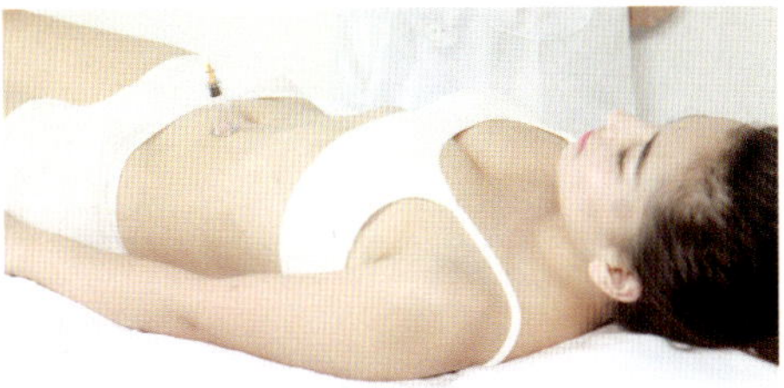

拔罐方法：用气罐吸拔天枢穴10分钟，隔天1次，可治疗腹泻、痢疾等。

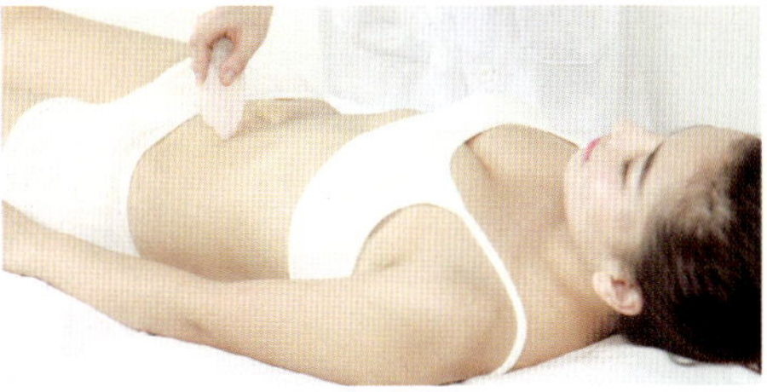

刮痧方法：用角刮法刮拭天枢穴3~5分钟，刮至皮肤潮红出痧为止，隔天1次，可治疗腹泻、腹胀等。

外陵

理气止痛消炎症

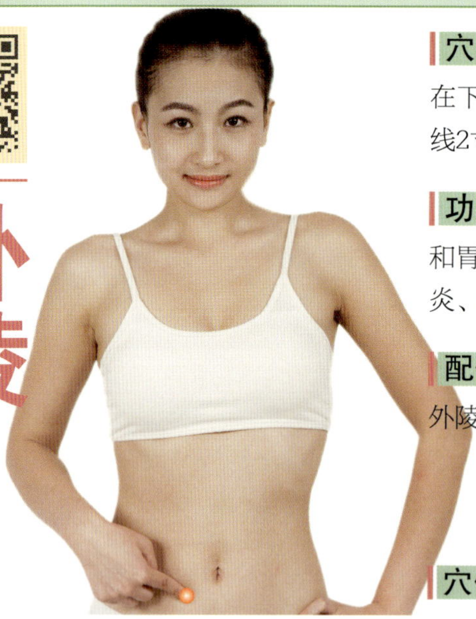

穴位定位

在下腹部，当脐中下1寸，距前正中线2寸。

功效主治

和胃化湿，理气止痛。主治胃炎、肠炎、肠痉挛、阑尾炎等病症。

配伍治病

外陵配子宫、三阴交，可治痛经。

穴位疗法

按摩方法	用手掌推按外陵穴2～3分钟，长期按摩，可改善胃炎、肠炎等病症。
艾灸方法	用艾条回旋灸外陵穴10分钟，1天1次，可改善肠痉挛等病症。

大巨

调理肠胃按大巨

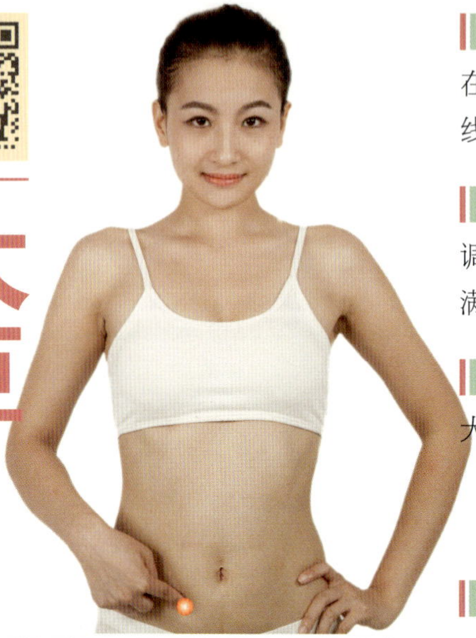

穴位定位

在下腹部，当脐中下2寸，距前正中线2寸。

功效主治

调经止痛。主治腹胀、肠炎、小腹胀满、便秘、小便不利、遗精、阳痿。

配伍治病

大巨配中极、次髎，可治小便不利。

穴位疗法

按摩方法	点按大巨穴1～3分钟，长期按摩，可改善便秘、尿潴留、小便不利等。
艾灸方法	艾条温和灸大巨穴10分钟，治小腹胀满、阑尾炎、肠炎等病症。

水道

治疗水病效果强

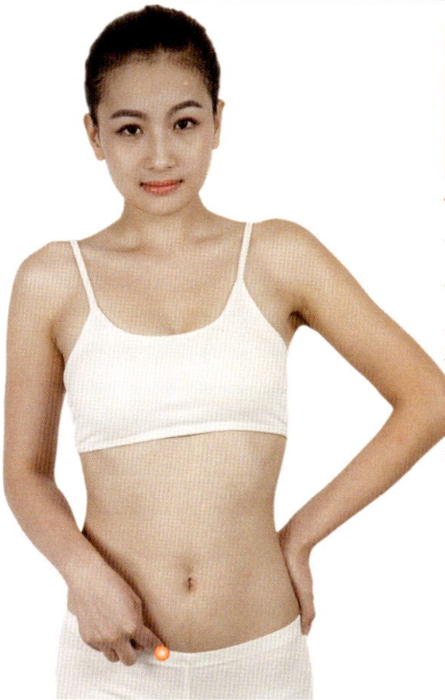

穴位定位

在下腹部，当脐中下3寸，距前正中线2寸。

功效主治

通调水道，调经止痛。主治小腹胀满、小便不利、痛经、胀痛不适。

配伍治病

水道配三阴交、中极，可治月经不调、痛经。

穴位疗法

按摩方法	点按水道穴1～3分钟，长期按摩，改善小便不利、痛经等病症。
艾灸方法	艾条温和灸水道穴10分钟，1天1次，可治疗小腹胀满、胀痛不适等病症。

归来

调经止带疗女病

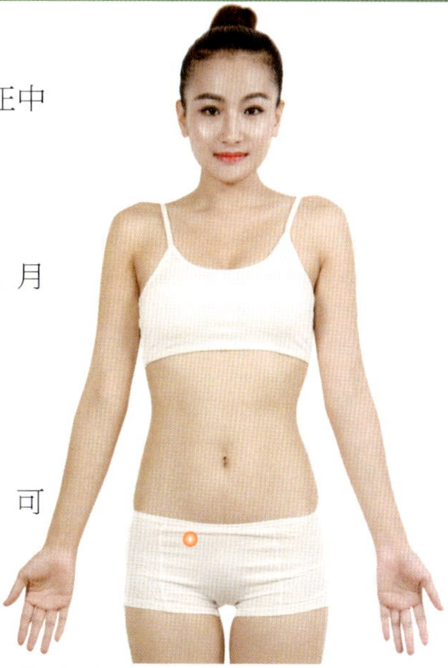

穴位定位

在下腹部，当脐中下4寸，距前正中线2寸。

功效主治

调经止带，活血化瘀。主治疝气、月经不调、腹痛、带下病。

配伍治病

归来配三阴交，可治月经不调。

归来配中极、子宫、肾俞、八髎，可治疗盆腔炎。

穴位疗法

按摩方法	用指腹按揉归来穴3～5分钟，长期按摩，可改善疝气、月经不调等病症。
艾灸方法	用艾条雀啄灸归来穴5～10分钟，1天1次，可治疗腹痛、带下病等。

气冲

妇科疾病气冲疗

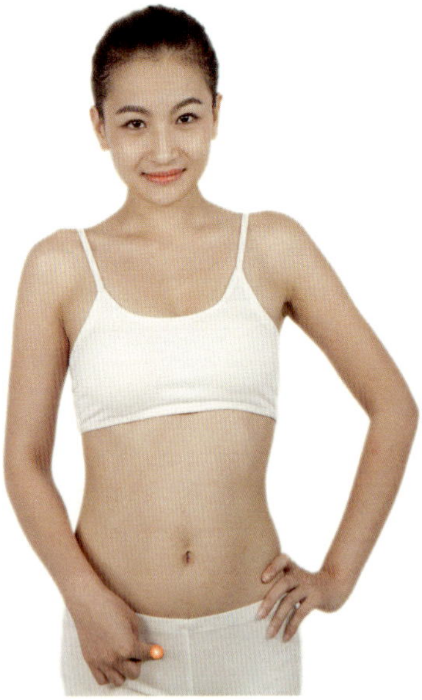

穴位定位

在腹股沟稍上方，当脐中下5寸，距前正中线2寸。

功效主治

调经止带。主治肠鸣、腹痛、疝气、月经不调、不孕、阳痿、阴肿、功能性子宫出血等病症。

配伍治病

气冲配曲泉、太冲，有温经理气的作用，主治疝气。

穴位疗法

按摩方法	按揉气冲穴3～5分钟，长期按摩，可改善月经不调、疝气等病症。
艾灸方法	用艾条雀啄灸气冲穴5～10分钟，1天1次，可治疗肠鸣、腹痛、月经不调等。

髀关

祛风除湿通经络

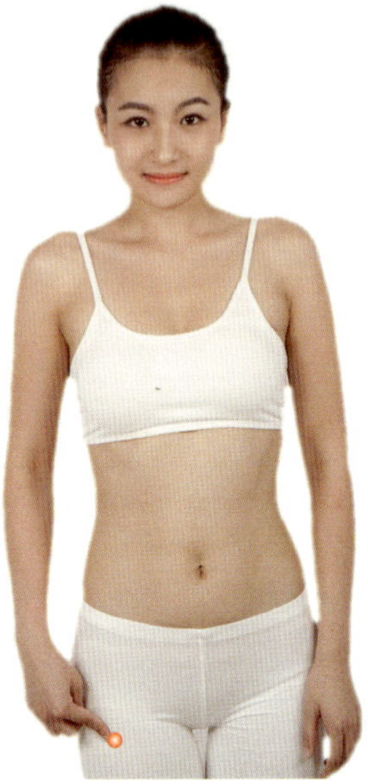

穴位定位

在大腿前面，髂前上棘与髌底外侧端的连线上，屈股时，居缝匠肌外侧凹陷处。

功效主治

祛风湿，通经络。主治腰痛膝冷、痿痹、腹痛等病症。

配伍治病

髀关配环跳、风市，主治下肢麻痹。

穴位疗法

按摩方法	用手掌根部推按髀关穴1～3分钟，长期按摩，可改善腰痛、膝冷等。
艾灸方法	用艾条回旋灸髀关穴5～10分钟，1天1次，可治疗腹痛、腰痛膝冷等病症。

伏兔

下肢毛病伏兔疗

穴位定位

在大腿前面，当髂前上棘与髌底外侧端的连线上，髌底上6寸。

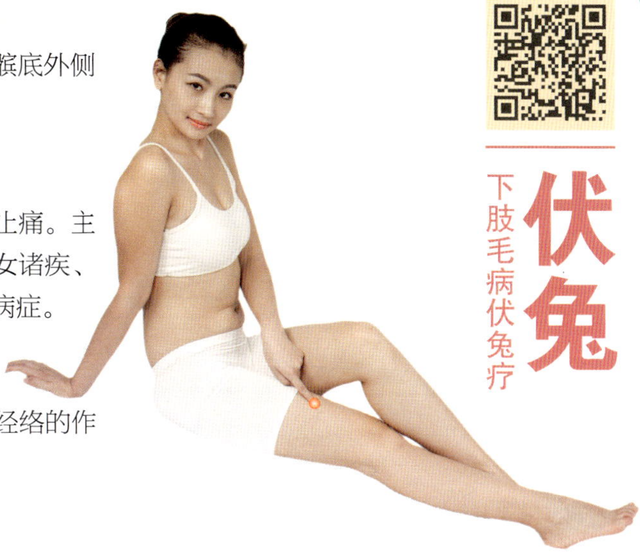

功效主治

祛风除湿，通经活络，散寒止痛。主治腰疼膝冷、下肢麻痹、妇女诸疾、疝气、腹胀、腹痛、脚气等病症。

配伍治病

伏兔配髀关、犊鼻，有疏通经络的作用，主治腿膝疼痛。

穴位疗法

按摩方法	用小鱼际敲击伏兔穴2～3分钟，长期按摩，可改善妇女诸疾、疝气等。
刮痧方法	用面刮法刮拭伏兔穴，以出痧为度，隔天1次，可治疗腰疼膝冷、下肢麻痹等病症。

阴市

腿膝痿痹取阴市

穴位定位

屈膝，在大腿前面，当髂前上棘与髌底外侧端的连线上，髌底上3寸。

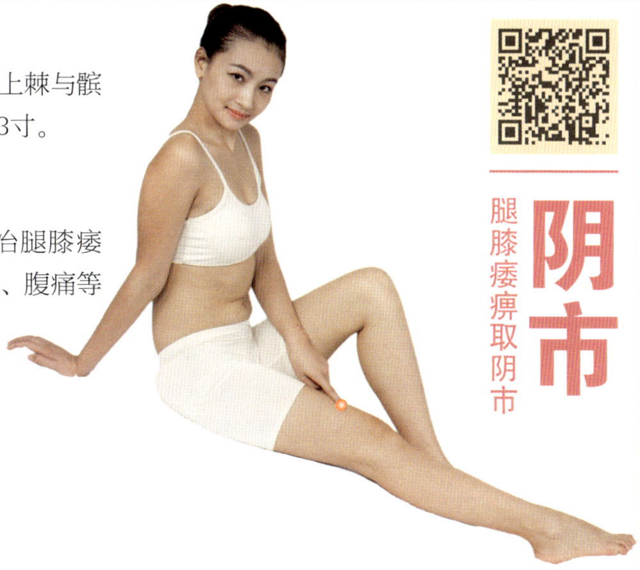

功效主治

温经散寒，理气止痛。主治腿膝痿痹、屈伸不利、疝气、腹胀、腹痛等病症。

配伍治病

阴市配肝俞，主治疝气。

穴位疗法

按摩方法	用手指指腹点按阴市穴1～3分钟，长期按摩，可改善屈伸不利、疝气。
艾灸方法	用艾条温和灸阴市穴5～10分钟，1天1次，可治疗腹胀、腹痛等。

梁丘

膝关节痛疗效佳

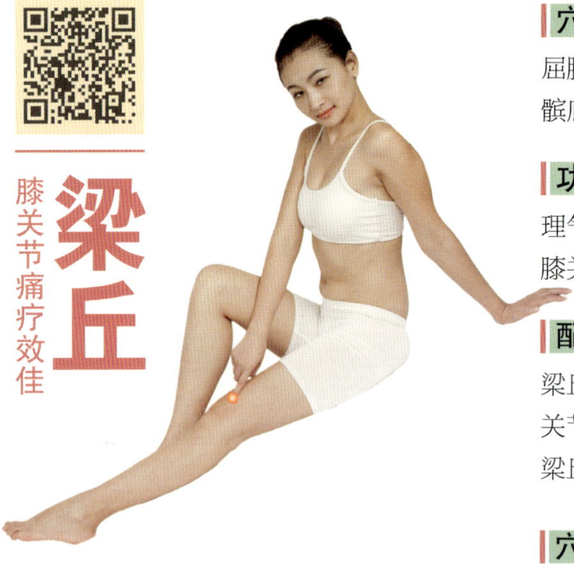

穴位定位

屈膝，位于大腿前面，当髂前上棘与髌底外侧端的连线上，髌底上2寸。

功效主治

理气和胃，通经活络。主治胃痉挛、膝关节痛、腹胀、腹痛、腹泻。

配伍治病

梁丘配曲泉、膝阳关、委中，主治膝关节炎。

梁丘配中脘、天枢，主治腹痛腹泻。

穴位疗法

按摩方法	推按梁丘穴1～3分钟，长期按摩，可改善胃痉挛、膝关节痛等。
艾灸方法	用艾条温和灸梁丘穴5～10分钟，可治疗腹胀、腹痛、腹泻等病症。

犊鼻

关节疼痛犊鼻按

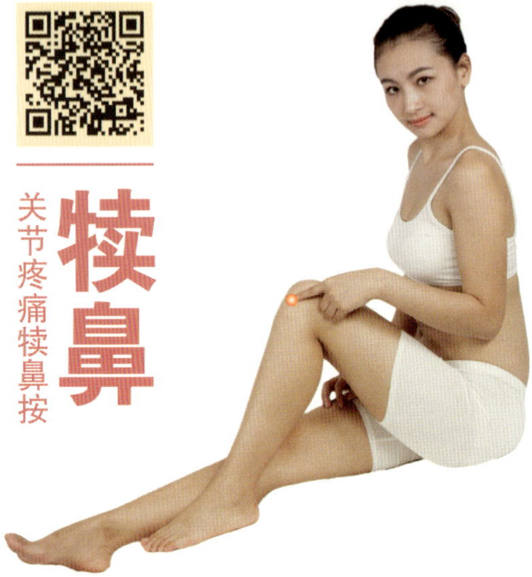

穴位定位

屈膝，位于膝部，髌骨与髌韧带外侧凹陷中。

功效主治

通经活络，消肿止痛。主治膝痛、膝冷、下肢麻痹、屈伸不利。

配伍治病

犊鼻配膝阳关、足三里、阳陵泉，有温经通络的作用，主治膝及膝下病。

穴位疗法

按摩方法	用手掌小鱼际敲击犊鼻穴2～3分钟，长期敲击，可改善下肢麻痹、屈伸不利等。
艾灸方法	用艾条回旋灸犊鼻穴5～10分钟，1天1次，主治屈伸不利、脚气等。

足三里

常按胜吃老母鸡

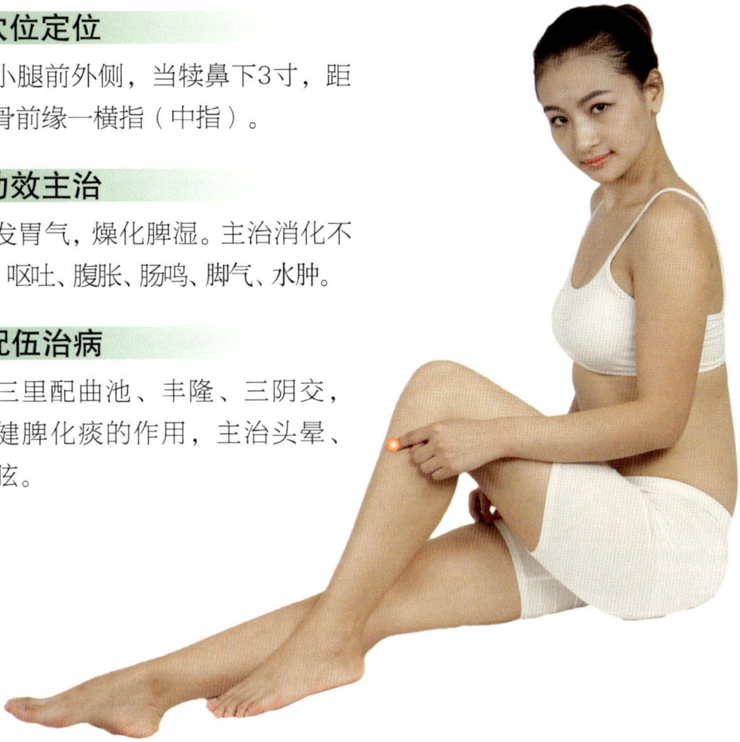

穴位定位

在小腿前外侧，当犊鼻下3寸，距胫骨前缘一横指（中指）。

功效主治

生发胃气，燥化脾湿。主治消化不良、呕吐、腹胀、肠鸣、脚气、水肿。

配伍治病

足三里配曲池、丰隆、三阴交，有健脾化痰的作用，主治头晕、目眩。

穴位疗法

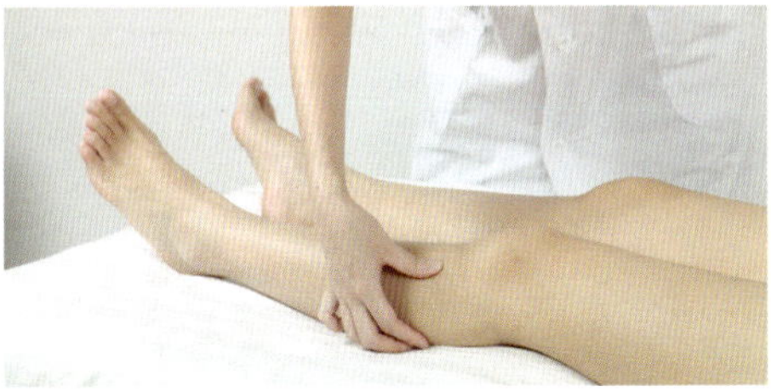

按摩方法：推按足三里穴3分钟，长期按摩，可治消化不良、下肢痿痹、下肢不遂。

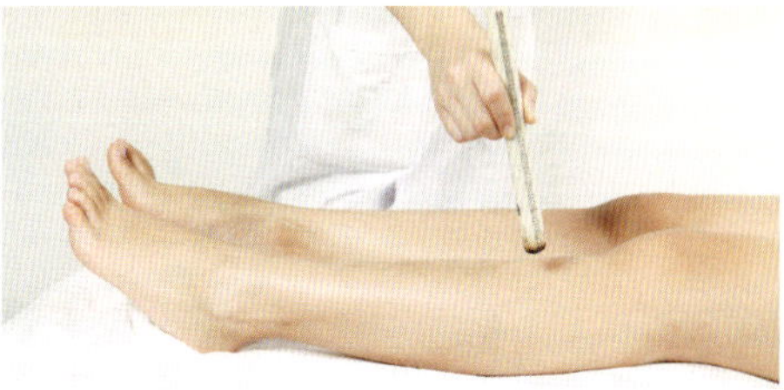

艾灸方法：温和灸足三里穴10分钟，1天1次，可治疗腹胀、腹痛、下肢不遂等。

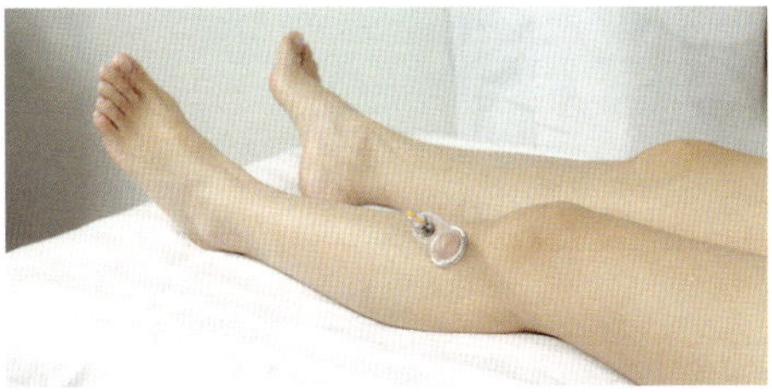

拔罐方法：将气罐吸附在足三里穴上，留罐10～15分钟，隔天1次，可治疗脑卒中、脚气、水肿、消化不良等病症。

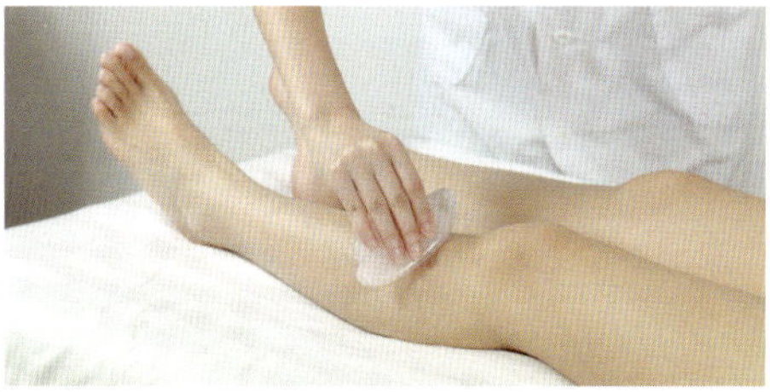

刮痧方法：用面刮法刮拭足三里穴，潮红发热即可，隔天1次，可治疗呕吐、腹胀、肠鸣、消化不良等病症。

大肠病找上巨虚

上巨虚

穴位定位

在小腿前外侧，当犊鼻下6寸，距胫骨前缘一横指（中指）。

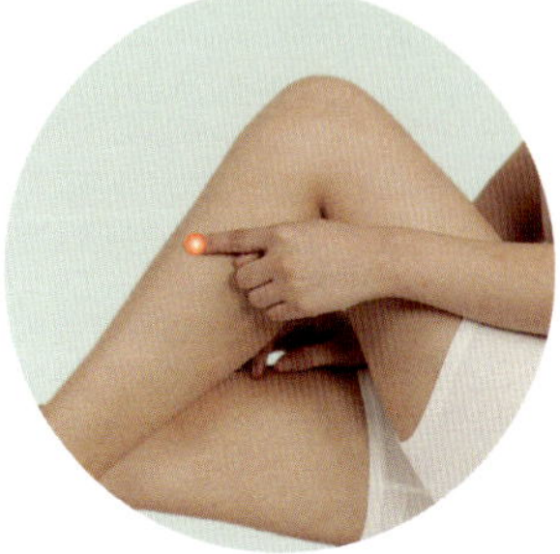

功效主治

调和肠胃，通经活络。主治腹痛、腹泻、便秘、肠痈、胃肠炎、下肢痿痹。

穴位疗法

按摩方法	用指腹推按上巨虚穴1～3分钟，长期按摩，可改善便秘、膝胫酸痛等。
艾灸方法	雀啄灸上巨虚穴5～10分钟，1天1次，主治下肢痿痹。

关节不利找条口

条口

穴位定位

在小腿前外侧，当犊鼻下8寸，距胫骨前缘一横指（中指）。

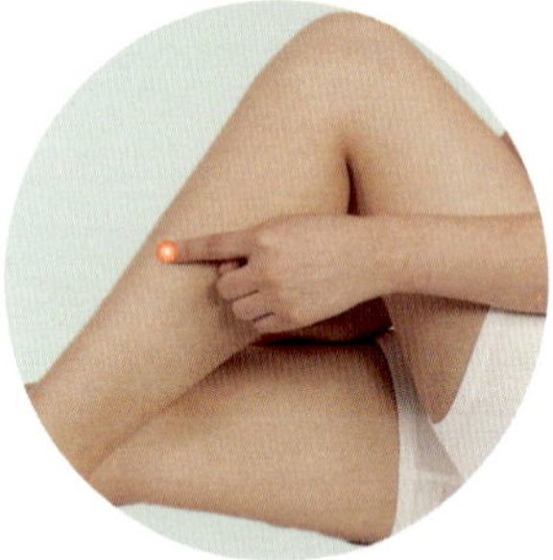

功效主治

调肠胃，通络，清热。主治肩周炎、膝关节炎、下肢瘫痪、胃痉挛、肠炎等。

穴位疗法

按摩方法	推按条口穴3分钟，长期按摩，可治肩周炎、膝关节炎。
艾灸方法	用艾条回旋灸条口穴5～10分钟，1天1次，可治疗胃痉挛、肠炎等病症。

腹胀痛找下巨虚

下巨虚

穴位定位

在小腿前外侧，当犊鼻下9寸，距胫骨前缘一横指（中指）。

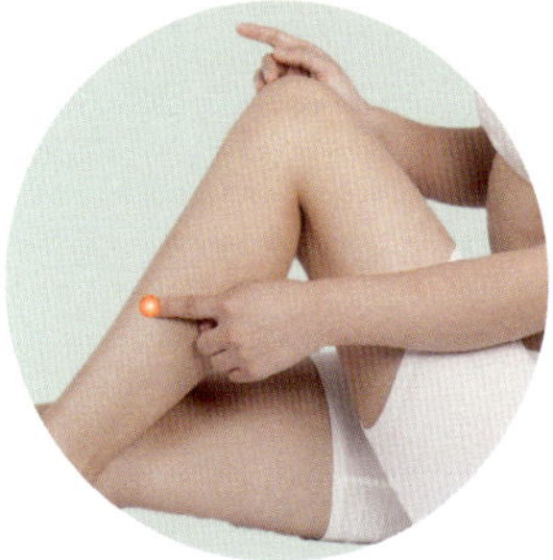

功效主治

调肠胃，通经络。主治腹胀、腹痛、下肢麻痹、泻痢等病症。

穴位疗法

按摩方法	推按下巨虚穴3分钟，长期按摩，可改善下肢麻痹等。
艾灸方法	用艾条温和灸下巨虚穴5～10分钟，1天1次，可治疗腹胀、腹痛，泻痢等病症。

丰隆

化痰祛湿降血脂

穴位定位

在小腿前外侧，当外踝尖上8寸，条口外，距胫骨前缘二横指（中指）。

功效主治

祛痰化湿。主治咳嗽、痰多、胸闷、眩晕。

配伍治病

丰隆配冲阳，主治狂妄行走。

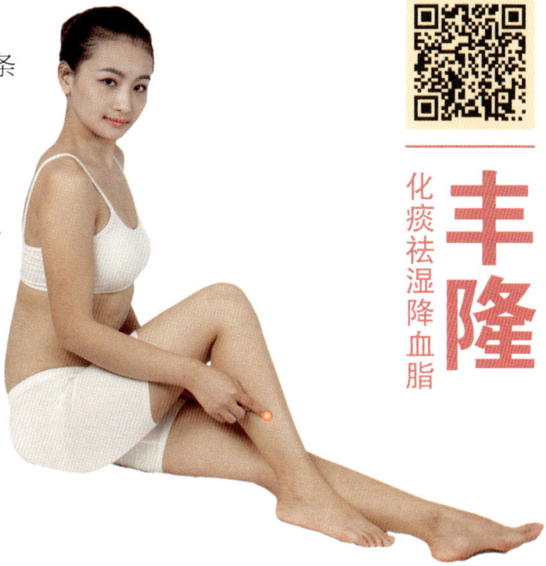

穴位疗法

按摩方法	点按丰隆穴3～5分钟，长期按摩，可改善胸闷、眩晕等。
艾灸方法	温和灸丰隆穴10分钟，1天1次，治疗咳嗽、痰多等病症。

解溪

脑部血足更聪颖

穴位定位

在足背与小腿交界处的横纹中央凹陷中，拇长伸肌腱与趾长伸肌腱之间。

功效主治

清胃化痰，镇惊安神。主治头痛、癫痫、胃炎、肠炎、腓神经麻痹。

配伍治病

解溪配血海、商丘，主治腹胀。

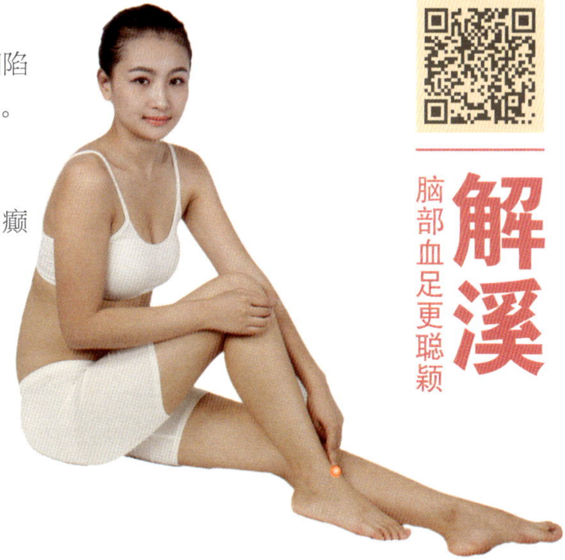

穴位疗法

按摩方法	用拇指推按解溪穴3分钟，长期按摩，可改善头痛、腓神经麻痹。
艾灸方法	回旋灸解溪穴5～10分钟，可治疗踝关节周围组织扭伤、胃炎、肠炎等病症。

冲阳

足痿无力冲阳求

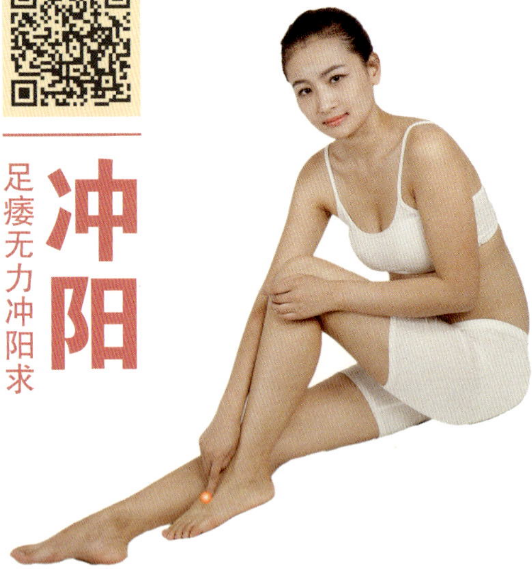

穴位定位

在足背最高处，当拇长伸肌腱和趾长伸肌腱之间，足背动脉搏动处。

功效主治

和胃化痰，通络宁神。主治口眼㖞斜、面肿、齿痛、癫痫、胃病、足痿无力、网球肘等。

配伍治病

冲阳配丰隆，有豁痰宁神的作用，主治狂妄行走、登高而歌、弃衣而走。

穴位疗法

按摩方法	用小鱼际敲击冲阳穴2～3分钟，长期按摩，可改善口眼㖞斜、癫痫等。
艾灸方法	雀啄灸冲阳穴5～10分钟，1天1次，可治疗足痿无力、网球肘等。

陷谷

面肿腿肿找陷谷

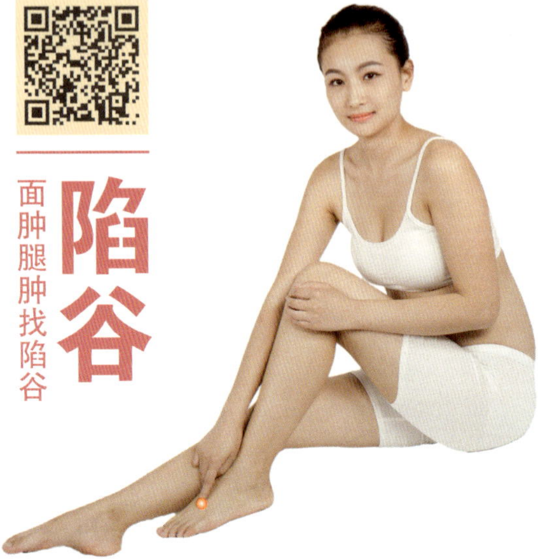

穴位定位

在足背，当第二、第三跖骨结合部前方凹陷处。

功效主治

消肿止痛。主治腹痛胀满、肠鸣泄痢、面目浮肿、目赤痛、疝气、足背肿痛。

配伍治病

陷谷配列缺，主治面目痈肿。

穴位疗法

按摩方法	用指腹揉按陷谷穴2～3分钟，长期按摩，可改善面目浮肿、目赤痛等。
艾灸方法	用艾条回旋灸陷谷穴5～10分钟，1天1次，可治疗疝气、足背肿痛等病症。

内庭

清热解毒泻诸火

穴位定位

在足背，当第二、第三趾间，趾蹼缘后方赤白肉际处。

功效主治

清胃泻火，理气止痛。主治腹痛、胃热上冲、腹胀满、小便出血、耳鸣。

配伍治病

内庭配合谷，主治牙龈肿痛。

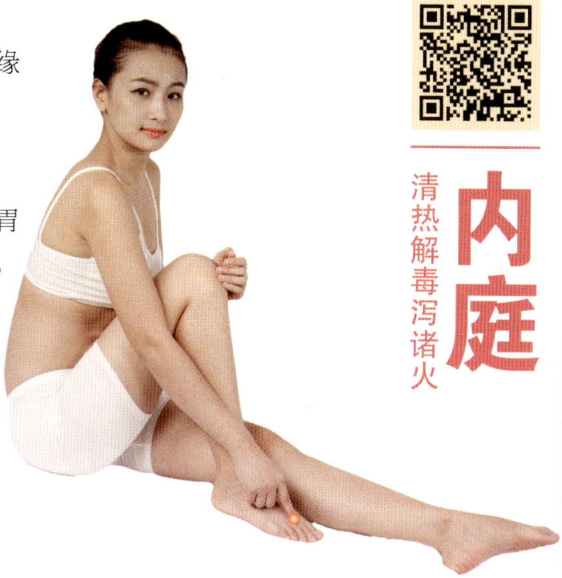

穴位疗法

按摩方法	点按内庭穴2~3分钟，长期按摩，可改善口臭、胃热上冲、腹胀满等。
艾灸方法	悬灸内庭穴10分钟，1天1次，可改善腹胀、腹痛、小便出血、耳鸣等病症。

厉兑

热病失眠找厉兑

穴位定位

在足第二趾末节外侧，距趾甲角0.1寸（指寸）。

功效主治

清热安神。主治鼻出血、牙痛、咽喉肿痛、腹胀、热病、多梦、癫狂等病症。

配伍治病

厉兑配条口、三阴交，主治腿寒不得卧。

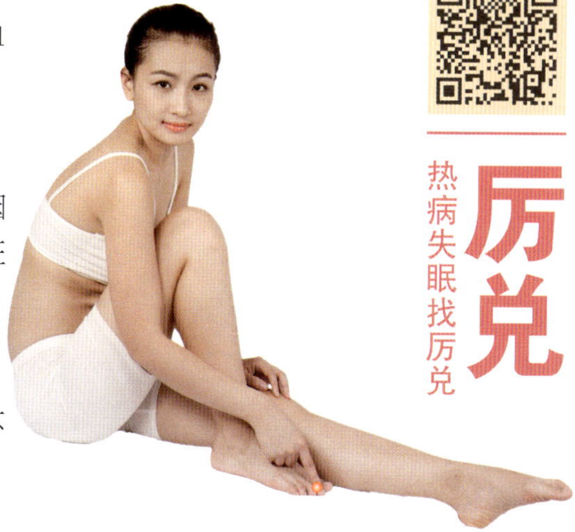

穴位疗法

按摩方法	用手指关节夹按厉兑穴2~3分钟，长期按摩，可改善咽喉肿痛、癫狂。
艾灸方法	温和灸厉兑穴10分钟，可治疗腹胀、腹痛、热病、多梦等病症。

足太阴脾经

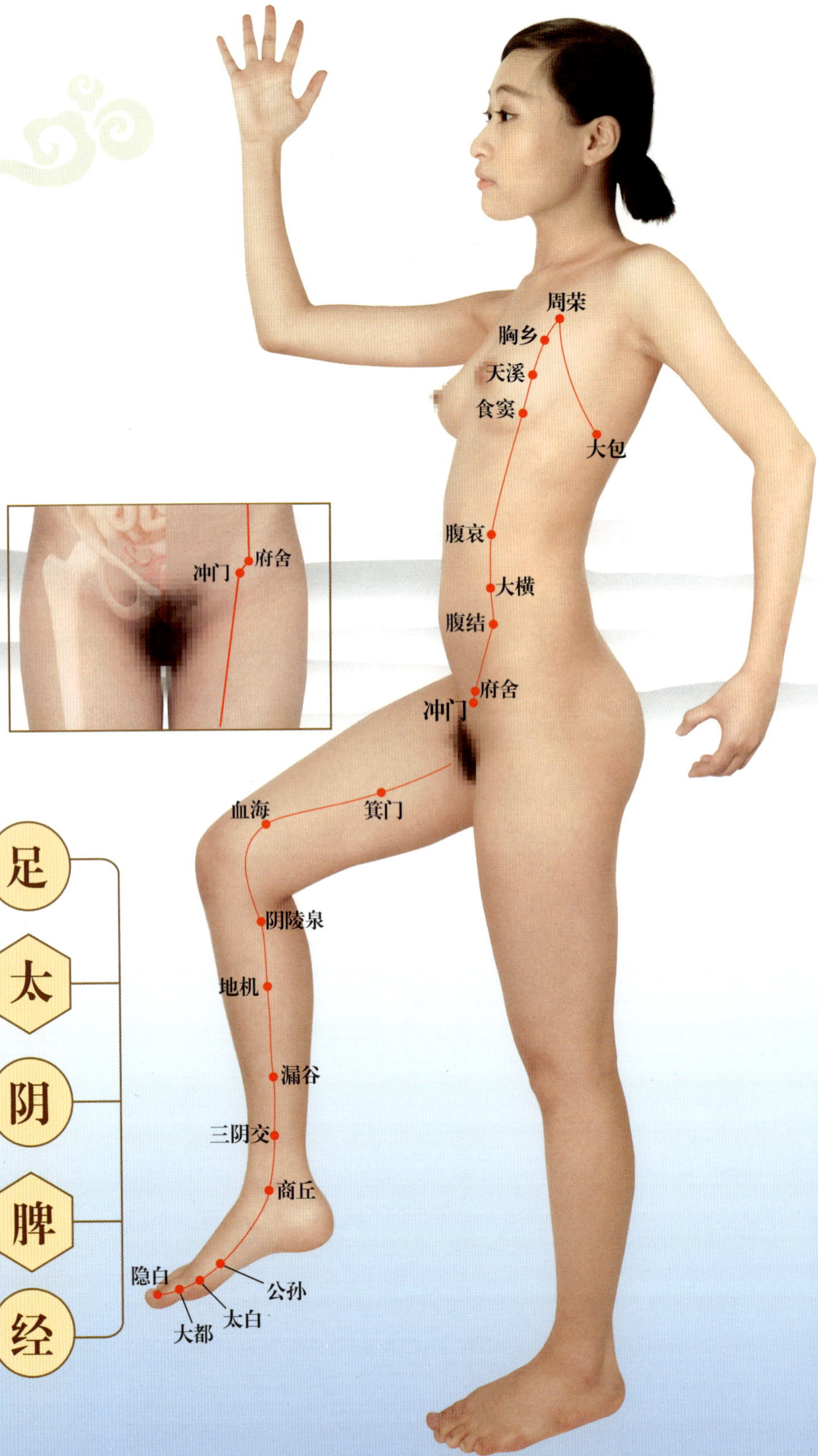

Part 5
足太阴脾经——气血生化的中继站

足太阴脾经起于足大趾内侧端隐白穴，沿内侧赤白肉际上行，过内踝的前缘，沿小腿内侧正中线上行，在内踝上8寸处，交出足厥阴肝经之前，上行沿大腿内侧前缘进入腹部，属脾，络胃。向上穿过膈肌，沿食道两旁，连舌本，散舌下。其分支从胃别出，上行通过膈肌，注入心中，经气于此与手少阴心经相接。

脾经的主治疾患

脾经发生病变时，经络不畅通，下肢经络路线上会出现冷、酸、胀、麻、疼痛等不适感；脾经功能下降，影响到脏腑时，会出现全身疼痛、胃痛、腹胀、心胸烦闷、便溏等症状，严重时肌肉松软、消瘦萎缩；脾经经气异常时，会出现膝关节疼痛、失眠、呕吐、胁下胀痛、消化不良、胃胀、四肢乏力麻木、黄疸、舌根强痛、下肢内侧肿胀、厥冷、足大趾运动障碍等病症。

脾经的保养方法

《黄帝内经》中说足太阴脾经在巳时（即早上9：00～11：00）循行，在这个时段拍打刺激脾经就是对脾最好的保养。要切记的是，不要食用燥热及辛辣刺激性食物，以免伤胃败脾。日常生活中，采用按摩、刮痧、艾灸等方法对脾经循行路线进行刺激，有助于强化脾的功能，进而促进人的消化吸收，使血液质量提高，面色红润气色好。

隐白

健脾回阳有奇效

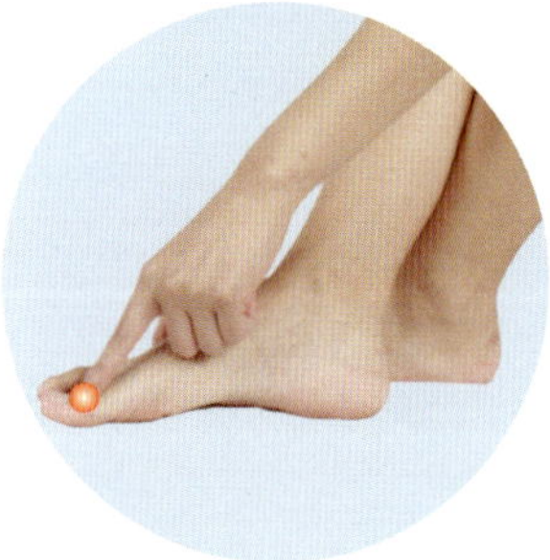

穴位定位

在足大趾末节内侧，距趾甲角0.1寸（指寸）。

功效主治

调经统血，健脾回阳。主治呕吐、流涎、昏厥、下肢寒痹、癫狂。

穴位疗法

按摩方法	掐揉隐白穴100～200次，每天坚持，可改善癫狂。
艾灸方法	用艾条温和灸隐白穴5～10分钟，1天1次，可治疗呕吐、流涎。

大都

缓解心痛利湿热

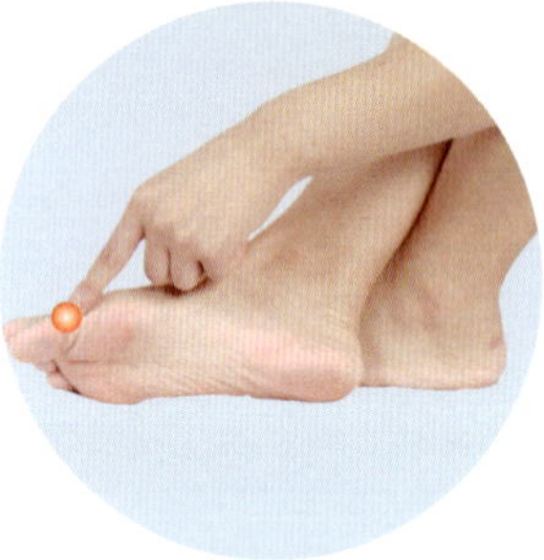

穴位定位

在足内侧缘，当足大趾本节（第一跖趾关节）前下方赤白肉际凹陷处。

功效主治

和胃宁心，泻热止痛。主治泄泻、胃痛、癫狂。

穴位疗法

按摩方法	掐揉大都穴100～200次，每天坚持，可改善癫狂。
艾灸方法	用艾条温和灸大都穴5～10分钟，1天1次，可治疗泄泻、胃痛等。

太白

和胃健脾强消化

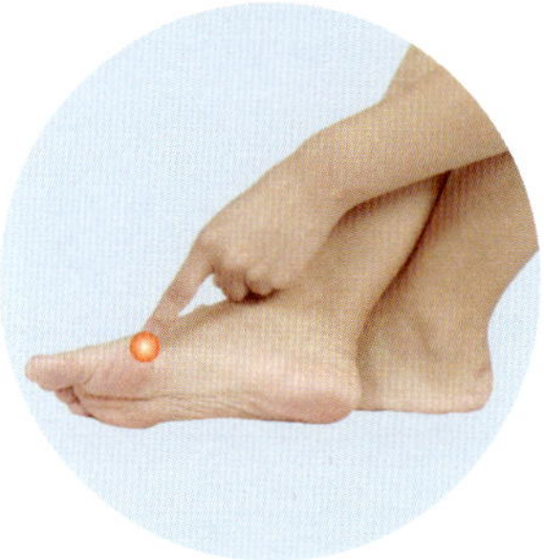

穴位定位

在足内侧缘，当足大趾本节（第一跖趾关节）后下方赤白肉际凹陷处。

功效主治

健脾化湿，理气和胃。主治肠鸣、腹胀、呕吐、完谷不化、胃痛、便秘。

穴位疗法

按摩方法	掐揉太白穴200次，每天坚持，可改善腹胀、胃痛。
艾灸方法	用艾条温和灸太白穴5～10分钟，1天1次，可治疗泄泻、完谷不化。

公孙

小腹疼痛经验穴

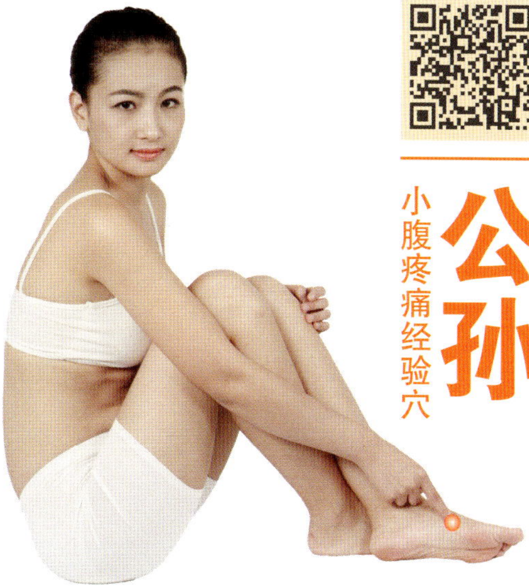

穴位定位

在足内侧缘，当第一跖骨基底的前下方。

功效主治

健脾胃，调冲任。主治腹痛、呕吐、水肿、胃痛。

配伍治病

公孙配丰隆、中魁、膻中，主治呕吐痰涎。

穴位疗法

按摩方法	用拇指指尖用力掐揉公孙穴100～200次，每天坚持，可改善腹痛。
艾灸方法	温和灸公孙穴5～10分钟，1天1次，可治疗呕吐、水肿、胃痛。

商丘

健脾消食降肺气

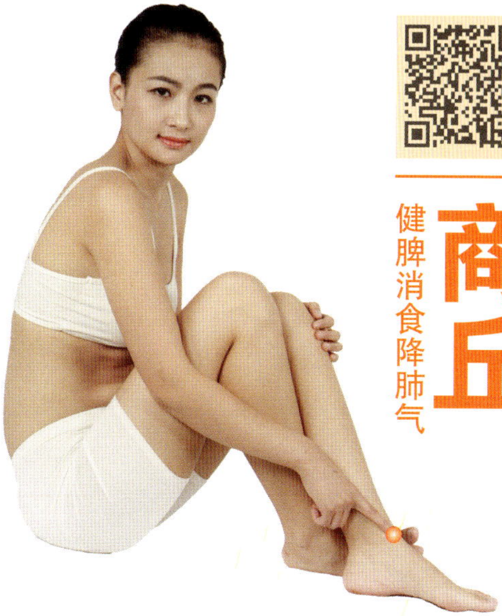

穴位定位

在足内踝前下方凹陷中，当舟骨结节与内踝尖连线的中点处。

功效主治

健脾化湿，肃降肺气。主治腹胀、肠鸣、腹泻、便秘、咳嗽、黄疸。

配伍治病

商丘配阴陵泉、曲泉、阴谷，主治胃脘痛、腹胀。商丘配三阴交，有补脾益气的作用，主治脾虚便秘。

穴位疗法

按摩方法	掐揉商丘穴200次，每天坚持，可改善踝部疼痛、腹胀、肠鸣、腹泻。
刮痧方法	用点按法，让刮痧板呈垂直刮拭商丘穴15～30次，由轻至重，可改善肠鸣、腹泻、便秘、咳嗽、黄疸。

三阴交

妇科疾病特效穴

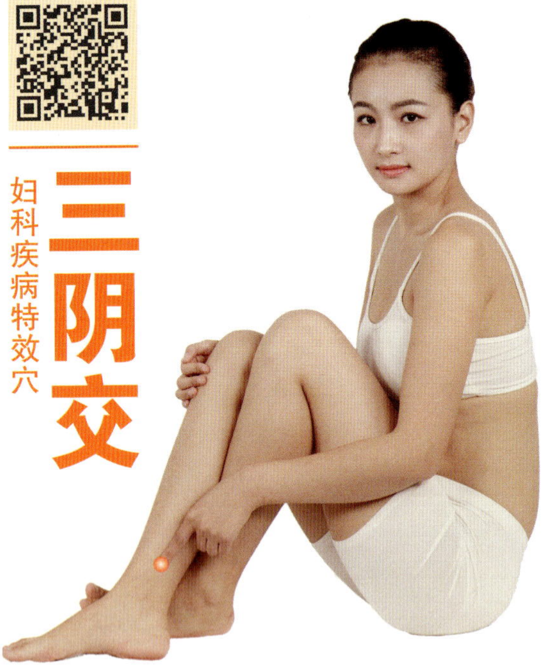

穴位定位

在小腿内侧，当足内踝尖上3寸，胫骨内侧缘后方。

功效主治

健脾胃，益肝肾，调经带。主治月经不调、痛经、下肢疼痛、湿疹、泄泻、水肿、疝气。

配伍治病

三阴交配天枢、合谷，有清热除湿、健脾和中的作用，主治小儿急性肠炎。三阴交配中脘、内关、足三里，有活血化瘀的作用，主治血栓闭塞性脉管炎。

穴位疗法

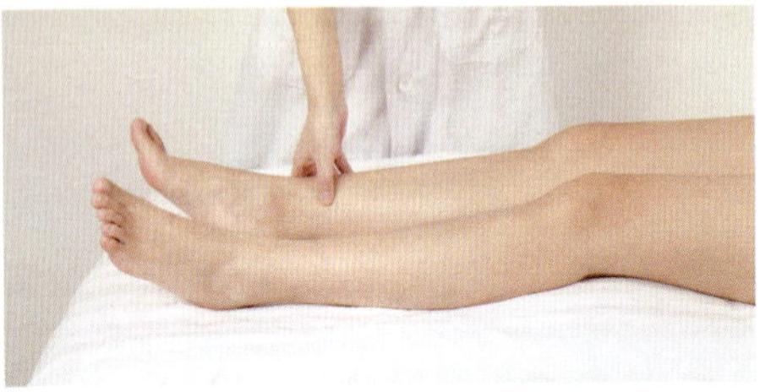

按摩方法：按揉三阴交穴200次，每天坚持，能够治疗月经不调、腹痛、泄泻。

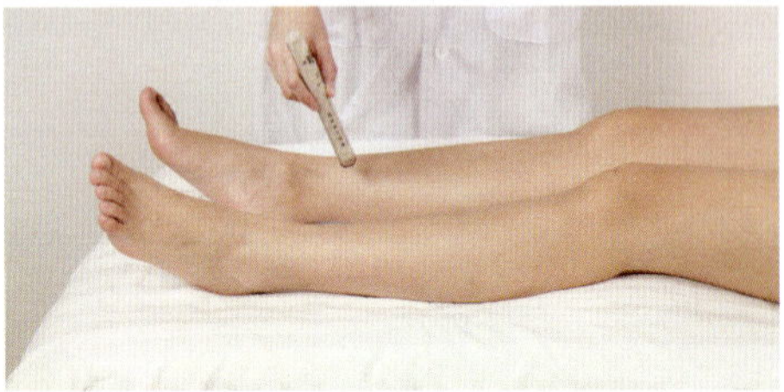

艾灸方法：温和灸三阴交穴5～10分钟，1天1次，可改善水肿、疝气、痛经。

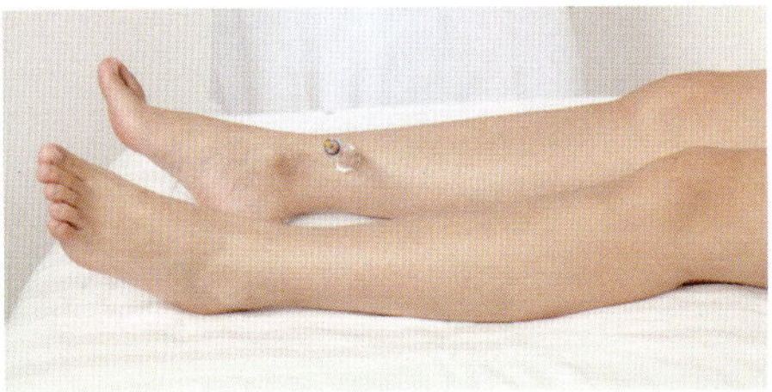

拔罐方法：用气罐吸拔三阴交穴，留罐5～10分钟，隔天1次，可改善下肢疼痛等。

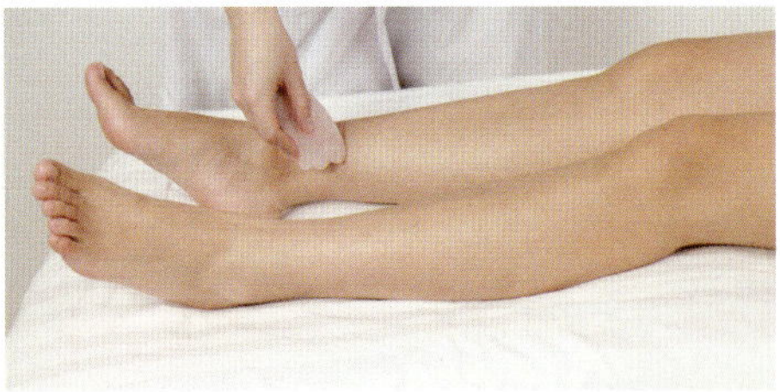

刮痧方法：用刮痧板从上向下刮拭三阴交穴3～5分钟，隔天1次，可缓解湿疹、水肿。

漏谷

健脾利湿治腹泻

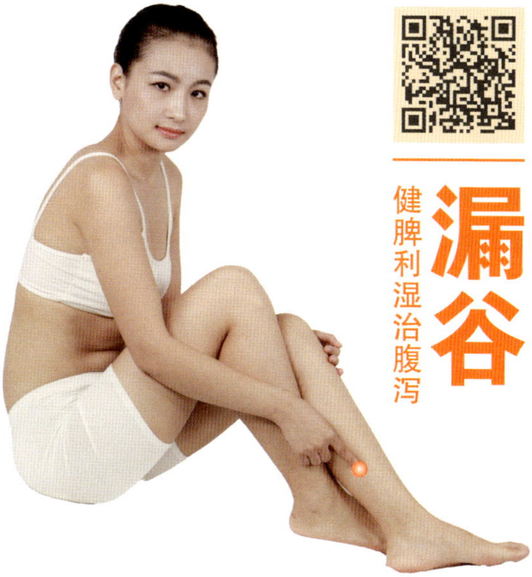

穴位定位

在小腿内侧，当内踝尖与阴陵泉的连线上，距内踝尖6寸，胫骨内侧缘后方。

功效主治

除湿利尿，健脾和胃。主治腹胀、腹痛、小便不利、水肿、肠鸣、腹泻。

配伍治病

漏谷配阴陵泉、三阴交，主治下肢肿痛。

穴位疗法

按摩方法	用拇指揉按漏谷穴100～200次，每天坚持，可改善腹胀、腹痛。
艾灸方法	温和灸漏谷穴5～10分钟，1天1次，可治疗小便不利、水肿等。

地机

健脾和胃降血糖

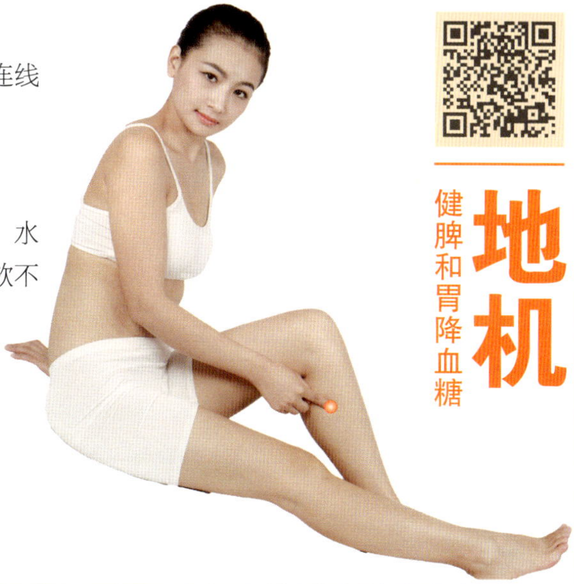

穴位定位

小腿内侧，当内踝尖与阴陵泉的连线上，阴陵泉下3寸。

功效主治

健脾渗湿，调经止带。主治泄泻、水肿、小便不利、痛经、腹痛、食欲不振等。

配伍治病

地机配血海，主治月经不调。

穴位疗法

按摩方法	用拇指按揉地机穴100～200次，每天坚持，能够治疗泄泻、腹痛。
艾灸方法	用艾条温和灸地机穴5～10分钟，1天1次，可改善水肿、小便不利、痛经。

阴陵泉

健脾利湿配中脘

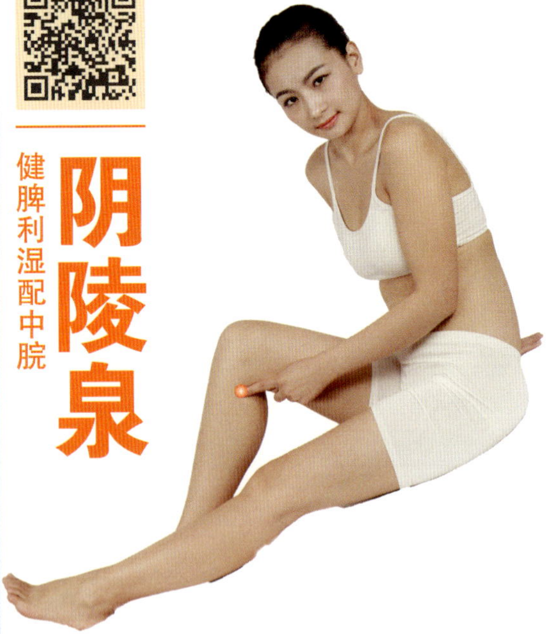

穴位定位

在小腿内侧，当胫骨内侧髁后下方凹陷处。

功效主治

清利湿热，健脾理气，益肾调经。主治各种脾胃病、小便不利、痛经、水肿、膝痛、下肢疼痛、暴泻。

配伍治病

阴陵泉配三阴交，主治腹寒。阴陵泉配水分，有利尿消肿的作用，主治水肿。

穴位疗法

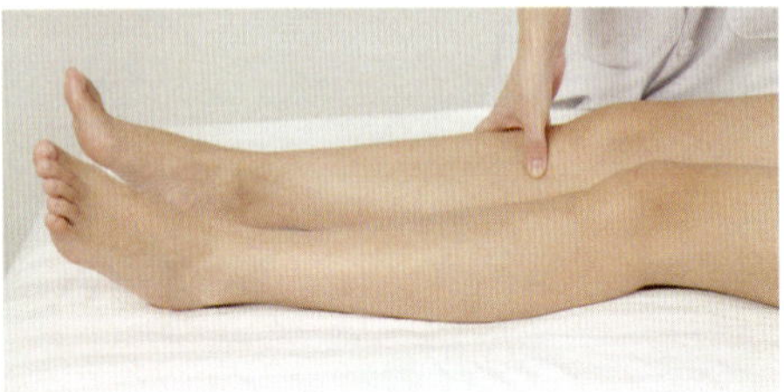

按摩方法：按揉阴陵泉穴100～200次，每天坚持，能够治疗各种脾胃病。

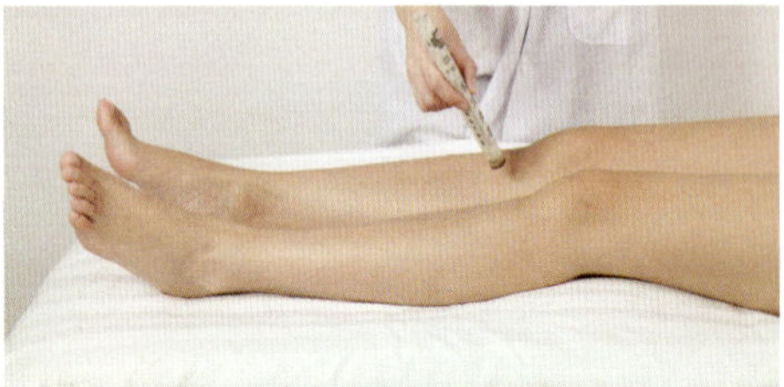

艾灸方法：温和灸阴陵泉穴10分钟，1天1次，可改善小便不利、痛经、水肿。

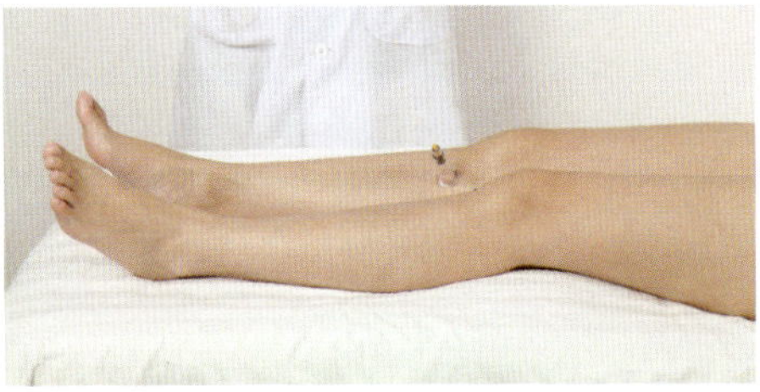

拔罐方法：用气罐吸拔阴陵泉穴，留罐5～10分钟，隔天1次，可缓解膝痛、下肢疼痛等。

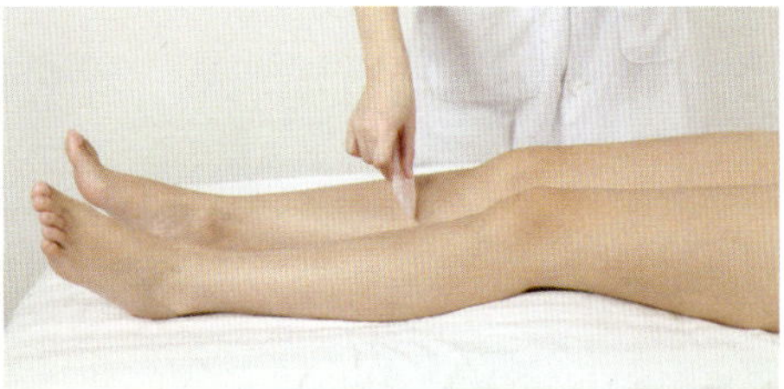

刮痧方法：用刮痧板从上向下刮拭阴陵泉穴3～5分钟，隔天1次，可治疗暴泻。

血海

养血活血治血证

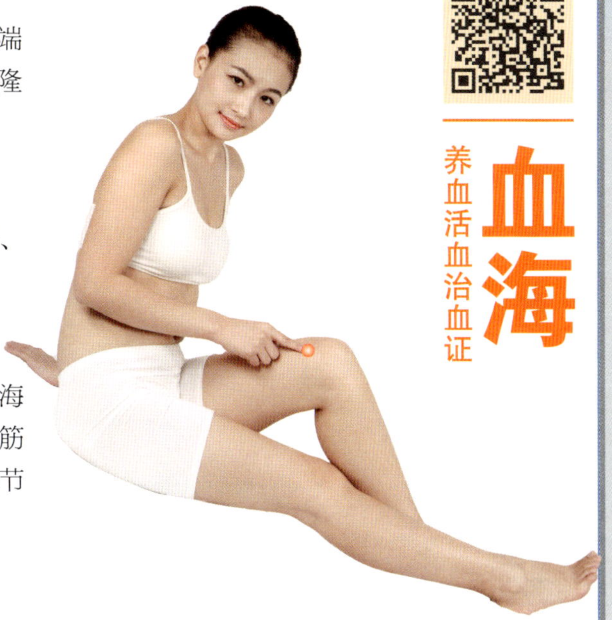

穴位定位

屈膝，在大腿内侧，髌底内侧端上2寸，当股四头肌内侧头的隆起处。

功效主治

调经统血，健脾化湿。主治崩漏、痛经、湿疹、膝痛、月经不调。

配伍治病

血海配带脉，主治月经不调。血海配犊鼻、阴陵泉、阳陵泉，有舒筋活络，利关节的作用，主治膝关节疼痛。

穴位疗法

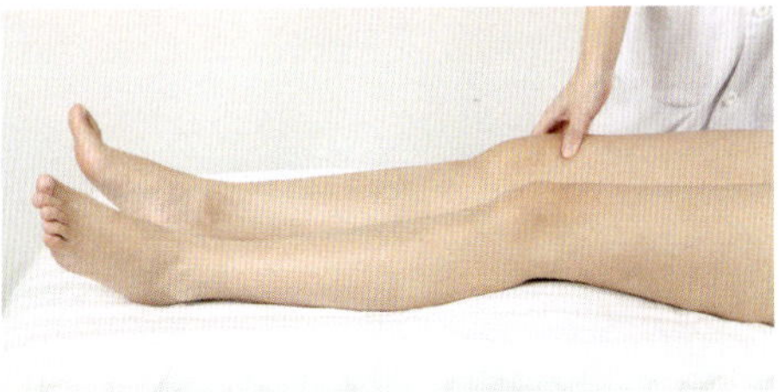

按摩方法：用拇指按揉血海穴100～200次，每天坚持，能够治疗崩漏、痛经。

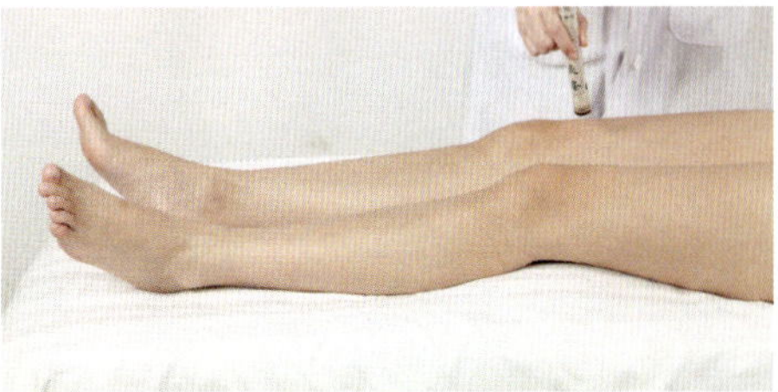

艾灸方法：用艾条温和灸血海穴5～10分钟，1天1次，可改善湿疹、膝痛等。

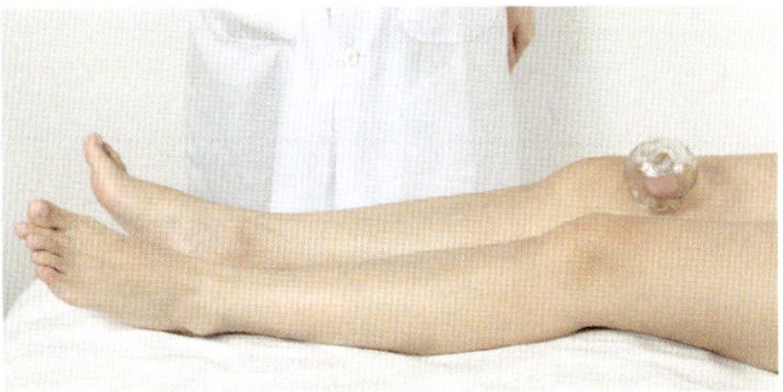

拔罐方法：用火罐吸拔血海穴，留罐10分钟，隔天1次，可治疗崩漏、痛经。

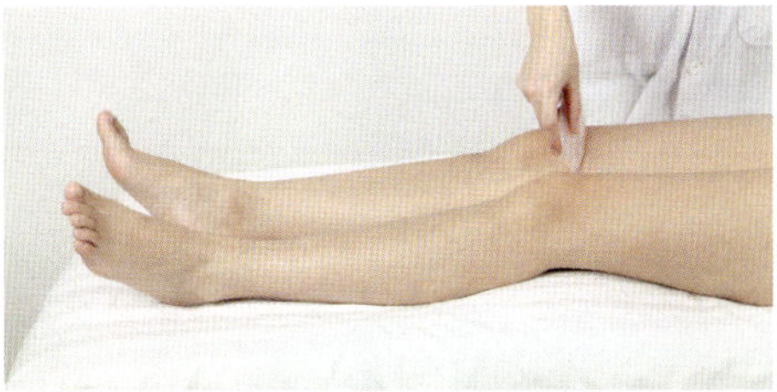

刮痧方法：用面刮法从上而下刮拭血海穴3～5分钟，力度微重，以出痧为度，每天1次，可治疗月经不调、痛经。

清热利尿保健穴

箕门

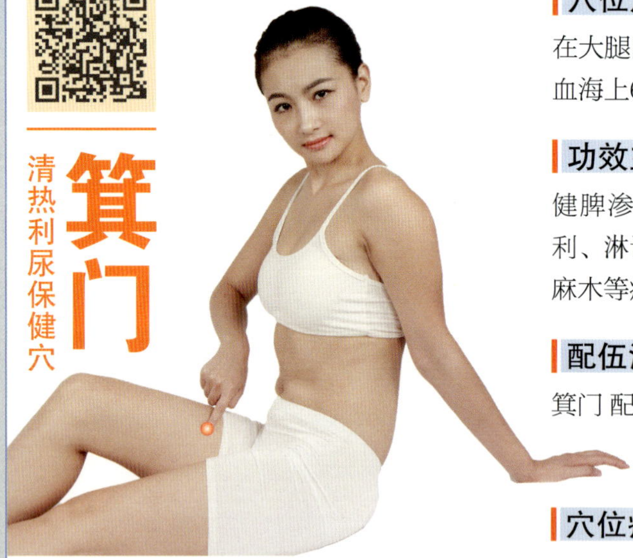

穴位定位

在大腿内侧，当血海与冲门连线上，血海上6寸。

功效主治

健脾渗湿，清热利尿。主治小便不利、淋证、遗尿、腹股沟肿痛、下肢麻木等病症。

配伍治病

箕门 配太冲，可治腹股沟疼痛。

穴位疗法

按摩方法	用拇指按揉箕门穴100～200次，每天坚持，能够治疗腹股沟痛。
艾灸方法	用艾条温和灸箕门穴5～10分钟，1天1次，可改善各种淋证、遗尿。

男性保健常用穴

冲门

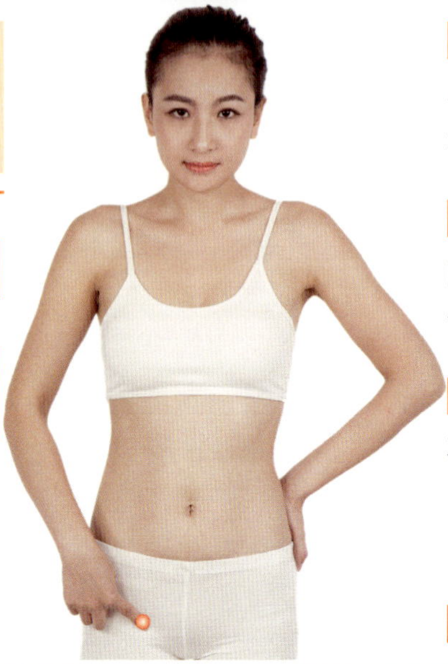

穴位定位

在腹股沟外侧，距耻骨联合上缘中点3.5寸，当髂外动脉搏动处的外侧。

功效主治

降逆利湿，理气消痔。主治腹痛、疝气、痔疮、胎气上冲、下肢痹痛。

配伍治病

冲门配大敦，可治疝气。

穴位疗法

按摩方法	用拇指按压冲门穴片刻，迅速松开，反复操作10次，每天坚持，用于治疗下肢痹痛。
艾灸方法	温和灸冲门穴10分钟，1天1次，可改善疝气、胎气上冲。

府舍

腹痛便秘不用愁

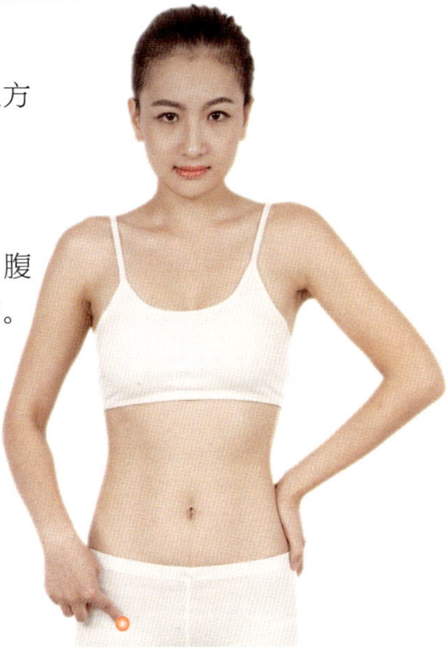

穴位定位

在下腹部，当脐中下4寸，冲门上方0.7寸，距前正中线4寸。

功效主治

散结止痛，健脾理气。主治腹痛、腹胀、疝气、肠炎、便秘、腹股沟痛。

配伍治病

府舍配气海，可治腹痛。

穴位疗法

按摩方法	用拇指按揉府舍穴100～200次，每天坚持，可缓解腹股沟痛。
艾灸方法	用艾条温和灸府舍穴5～10分钟，1天1次，可改善腹胀、腹痛。

腹结

防治肠病不可少

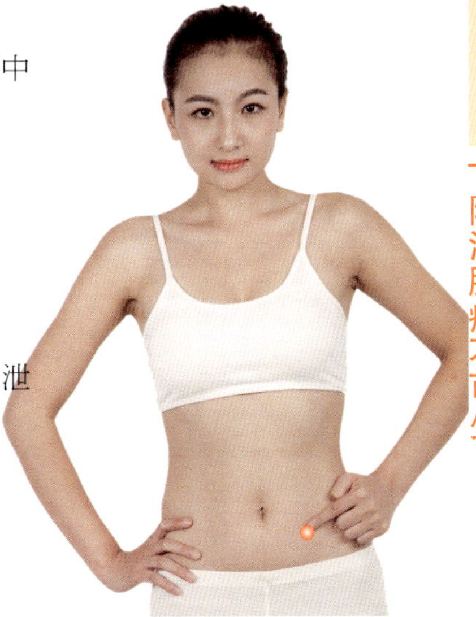

穴位定位

在下腹部，大横下1.3寸，距前正中线4寸。

功效主治

腹结配气海、天枢，可治腹痛。

配伍治病

健脾利湿，止泻止痢。主治腹痛、泄泻、疝气、肠炎、痢疾、腹胀。

穴位疗法

按摩方法	用手指指腹按揉腹结穴1～3分钟，每天坚持，可缓解腹痛。
艾灸方法	用艾条温和灸腹结穴5～10分钟，1天1次，可改善腹胀、腹痛。

大横

大肠疾病它解决

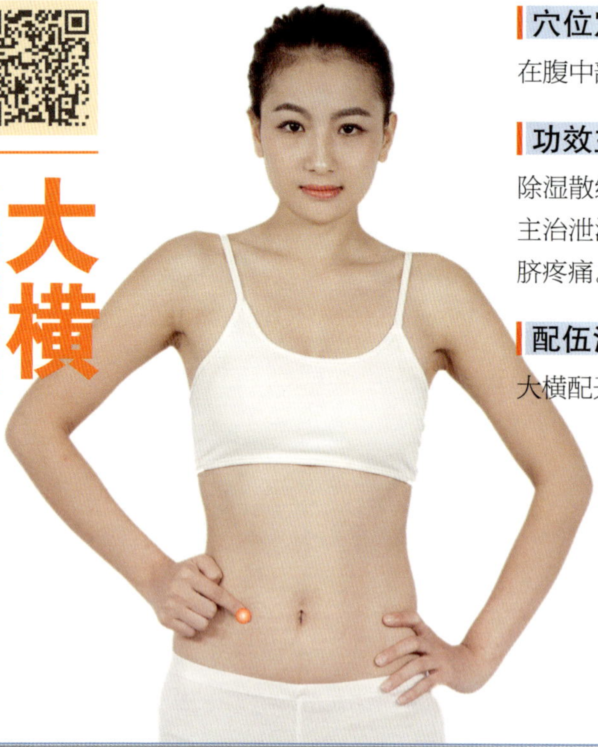

穴位定位

在腹中部，距脐中4寸。

功效主治

除湿散结，理气健脾，通调肠胃。主治泄泻、便秘、腹痛、腹胀、绕脐疼痛。

配伍治病

大横配天枢、足三里，主治腹痛。

穴位疗法

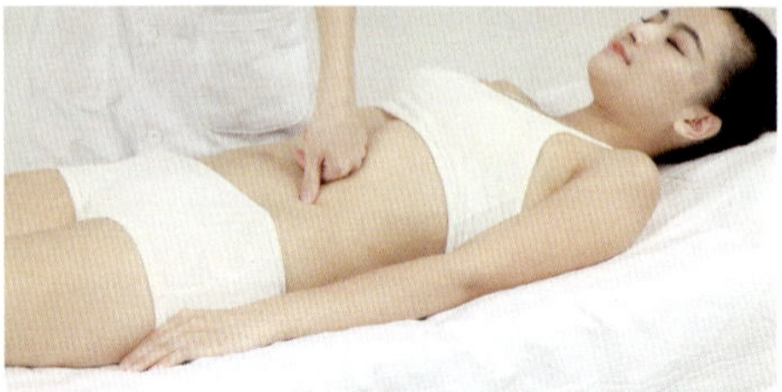

按摩方法：用拇指按揉大横穴100～200次，每天坚持，能够治疗绕脐疼痛。

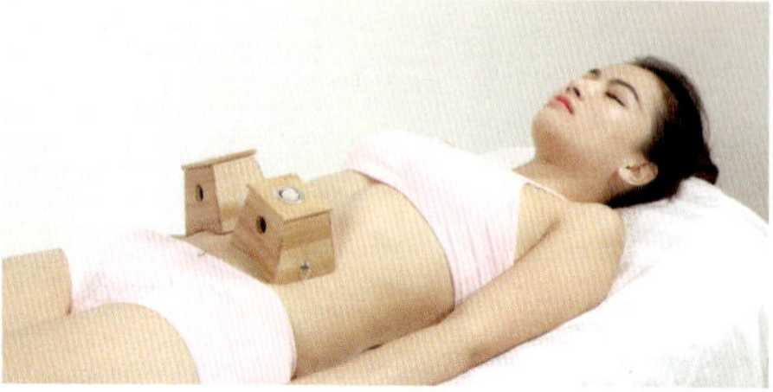

艾灸方法：用点燃的艾灸盒灸治大横穴10分钟，1天1次，可治便秘、腹胀。

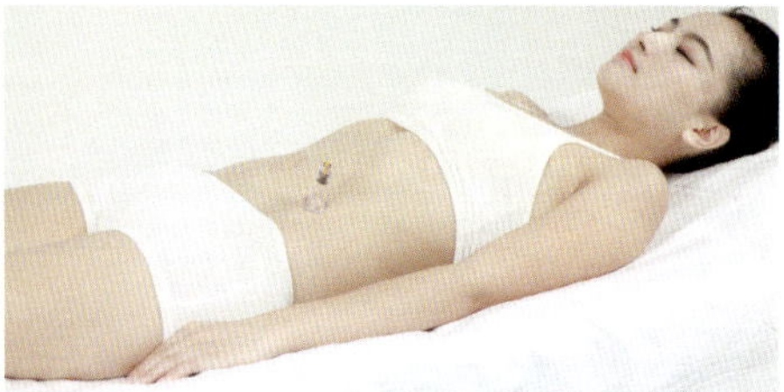

拔罐方法：用气罐吸拔大横穴5～10分钟，隔天1次，可改善便秘等。

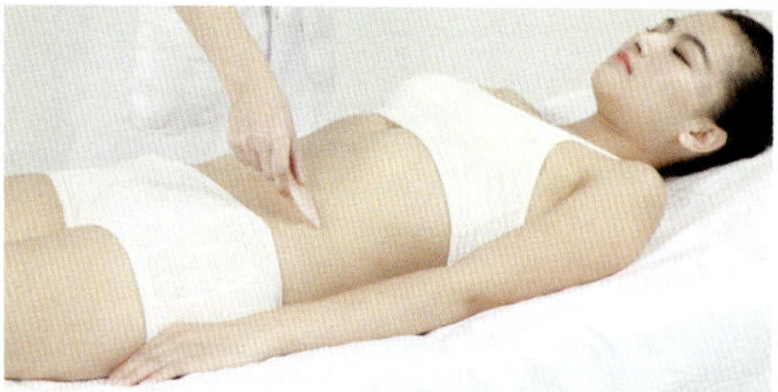

刮痧方法：用角刮法刮拭大横穴3分钟，隔天1次，可治疗便秘、腹痛、腹胀

腹哀

健脾和胃助消化

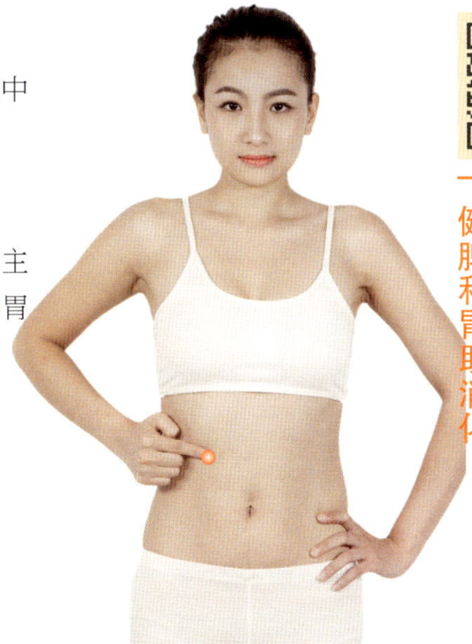

穴位定位

在上腹部，当脐中上3寸，距前正中线4寸。

功效主治

消食导滞，健脾和胃，理气调肠。主治消化不良、腹痛、便秘、痢疾、胃溃疡。

配伍治病

腹哀配气海，可治肠鸣。

穴位疗法

按摩方法	按揉腹哀穴100～200次，每天坚持，能够治疗消化不良、腹胀。
刮痧方法	用面刮法从上而下刮拭腹哀穴，以出痧为度，隔天1次，可缓解腹痛、便秘。

食窦

利水消肿消炎症

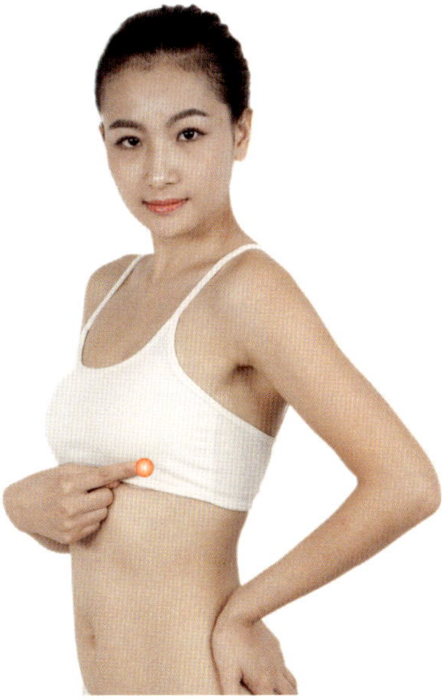

穴位定位

在胸外侧部，当第五肋间隙，距前正中线6寸。

功效主治

利水消肿，健脾和中。主治胸胁胀痛、反胃、腹胀、水肿、胸膜炎、肺炎。

配伍治病

食窦配膻中，可治胸胁胀痛。

穴位疗法

按摩方法	用拇指按揉食窦穴100～200次，每天坚持，能够治疗胸胁胀痛。
艾灸方法	用艾条温和灸食窦穴5～10分钟，1天1次，可改善水肿。

天溪

泌乳良穴通乳汁

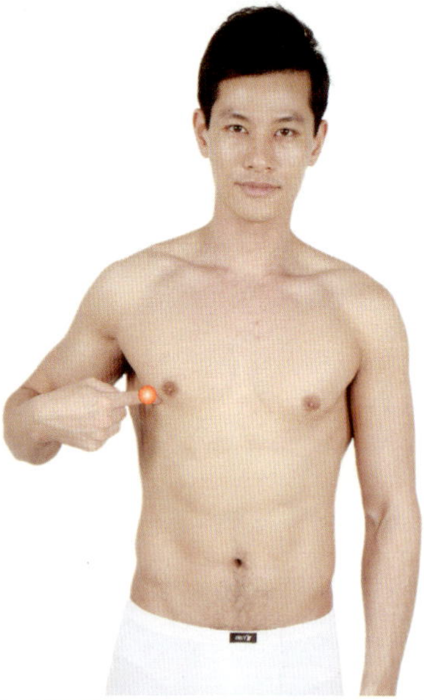

穴位定位

在胸外侧部，当第四肋间隙，距前正中线6寸。

功效主治

止咳通乳，宽胸理气。主治胸胁疼痛、咳嗽、肺炎、支气管炎、哮喘、胸膜炎、乳痛、乳汁少等。

配伍治病

天溪配膻中，主治胸肋疼痛。

穴位疗法

按摩方法	用拇指按揉天溪穴100～200次，每天坚持，能够治疗胸胁胀痛。
艾灸方法	用艾条温和灸天溪穴5～10分钟，1天1次，可改善咳嗽。

胸乡

胸部疾病找胸乡

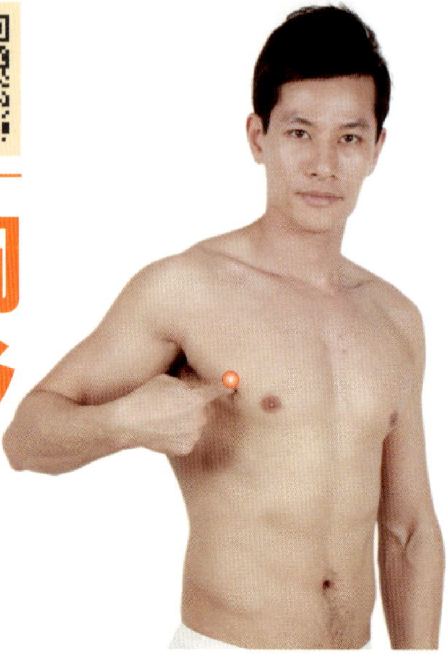

穴位定位

在胸外侧部，当第三肋间隙，距前正中线6寸。

功效主治

理气止痛，宣肺止咳。主治肺炎、支气管哮喘、胸膜炎、胸胁胀痛。

配伍治病

胸乡配膻中，可治胸肋胀痛。

穴位疗法

按摩方法	用拇指按揉胸乡穴100～200次，每天坚持，能够治疗胸胁胀痛。
艾灸方法	用艾条温和灸胸乡穴5～10分钟，1天1次，可改善胸胁胀痛。

周荣

顺气强肺化痰湿

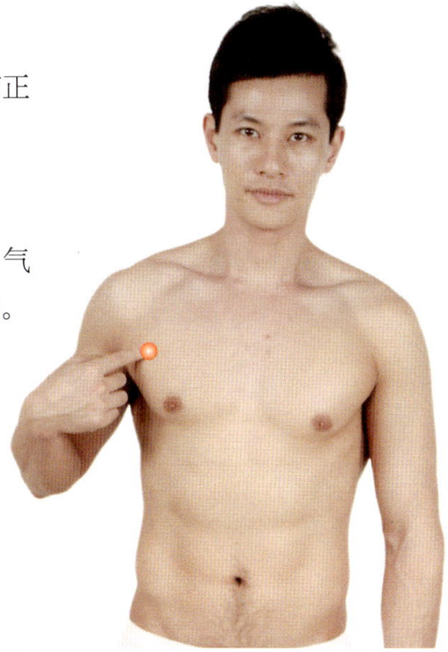

穴位定位

在胸外侧部，当第二肋间隙，距前正中线6寸。

功效主治

理气化痰，宣肺平喘。主治咳嗽、气逆、支气管炎、胸膜炎、胸胁胀满。

配伍治病

周荣配膻中，主治胸胁胀满。

穴位疗法

按摩方法	用拇指按揉周荣穴100～200次，每天坚持，能够治疗胸胁胀痛。
艾灸方法	用艾条温和灸周荣穴5～10分钟，1天1次，可改善咳嗽、胸胁胀痛。

大包

脾虚乏力强健穴

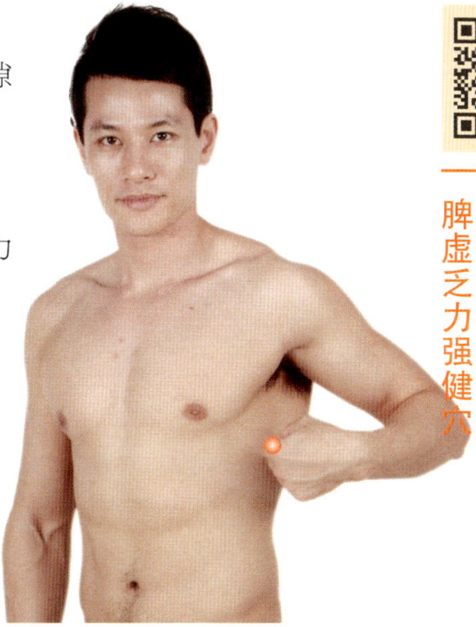

穴位定位

在侧胸部，腋中线上，当第六肋间隙处。

功效主治

止痛安神。主治胸胁胀痛、全身乏力酸痛。

配伍治病

大包配足三里，可治四肢乏力。

穴位疗法

按摩方法	用拇指按揉大包穴100～200次，每天坚持，能够治疗胸胁胀痛。
艾灸方法	用艾条温和灸大包穴5～10分钟，1天1次，可改善全身乏力酸痛。

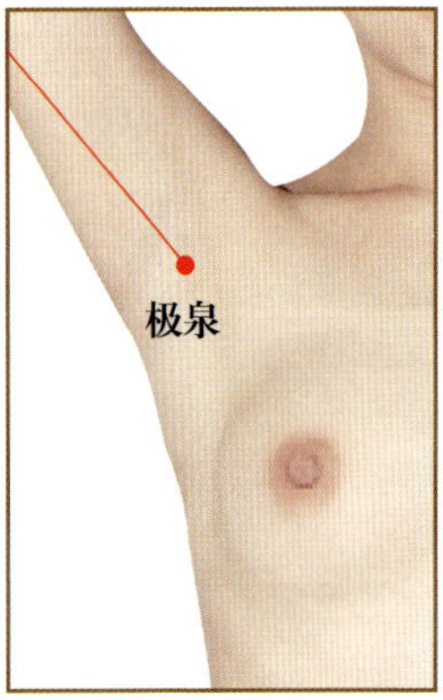

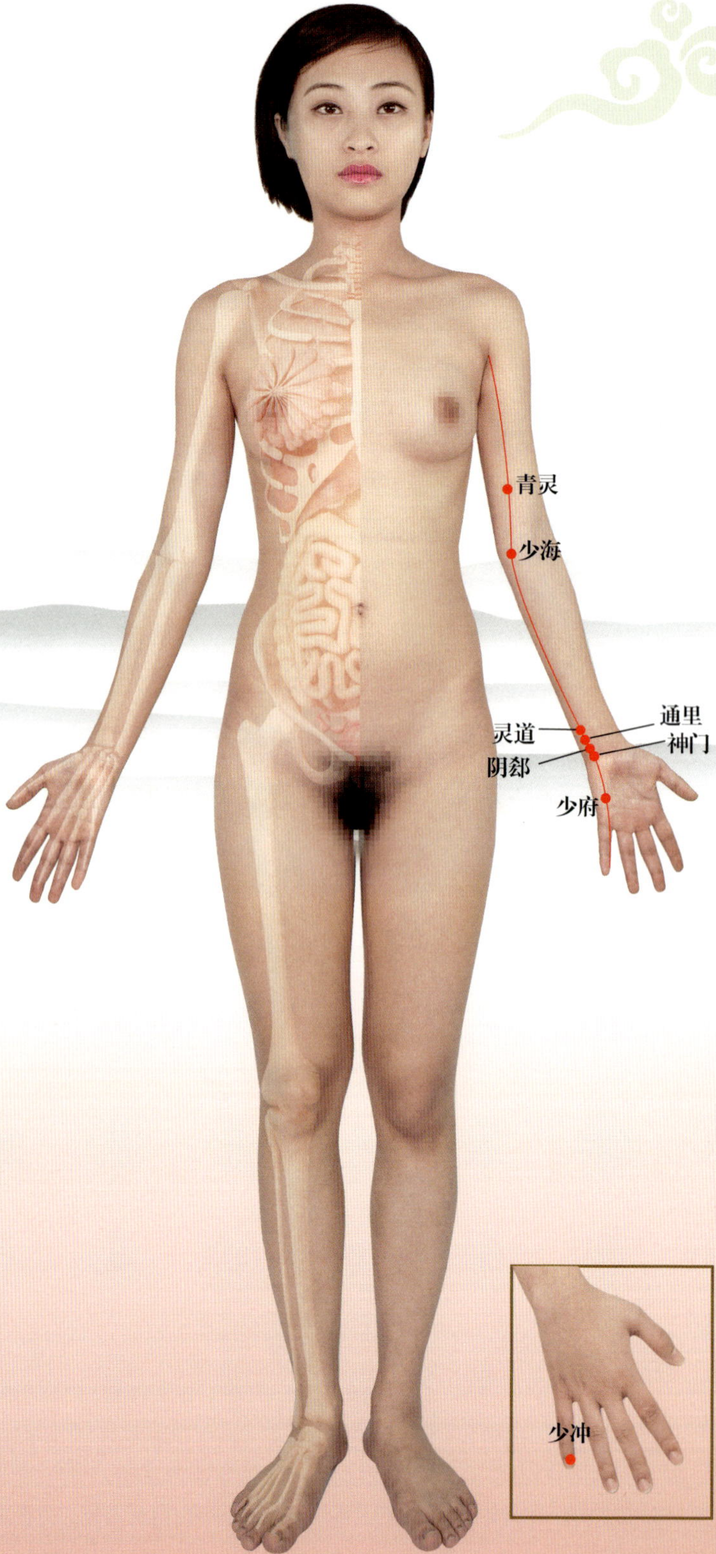

手少阴心经

Part 6
手少阴心经——心系健康的安全绳

手少阴心经起于心中，出属心系，内行主干向下穿过膈肌，联络小肠；外行主干，从心系上肺，斜出腋下，沿上臂内侧后缘，过肘中，经掌后锐骨端，进入掌中，沿小指桡侧至末端，经气于少冲穴处与手太阳小肠经相接。

心经的主治疾患

心经发生病变时，经络不畅通，心经经络线路上会出现手臂疼痛、血压不稳、麻痹、厥冷等不适感，出现失眠、多梦、健忘、痴呆等症状；心经功能下降，影响到脏腑时，会出现心烦、胸闷、心悸、心痛等，长期下去会面黄肌瘦，头发不泽；心经经气异常时，常会伴有压迫感、忧郁、小指疼痛、胸口沉闷、呼吸困难、面色苍白、四肢沉重、眩晕等症状。

心经的保养方法

《黄帝内经》中说手少阴心经在午时（即中午11：00~13：00）循行，此时心经最旺。保养心经，此时不宜做剧烈运动，而在这个时段小睡片刻则是对心经最好的保养，可以让人体下午处于一个良好的状态，精力充沛。日常生活中，通过按摩、刮痧、艾灸等方法对心经循行路线进行刺激，有助于强化心脏功能，养心安神，使人一整天处于精神焕发的状态。

极泉

健脑强心除胸痛

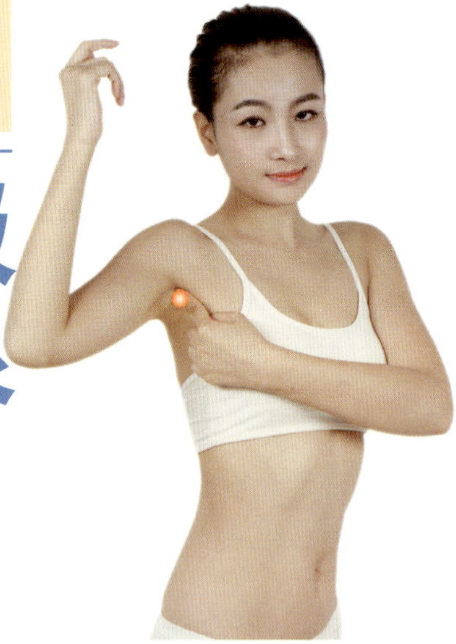

穴位定位

在腋窝顶点，腋动脉搏动处。

功效主治

通络强心，清泻心火。主治心痛、咽干、上肢冷痛麻木、心悸气短、肩臂疼痛等。

配伍治病

极泉配肩髃、曲池，治疗肩臂痛。

穴位疗法

按摩方法	用拇指按压极泉穴片刻，然后松开，反复操作5～10次，每天坚持，可改善上肢冷痛麻木。
艾灸方法	温和灸极泉穴10分钟，每天1次，可治疗上肢冷痛、心悸气短。

青灵

宽胸理气止疼痛

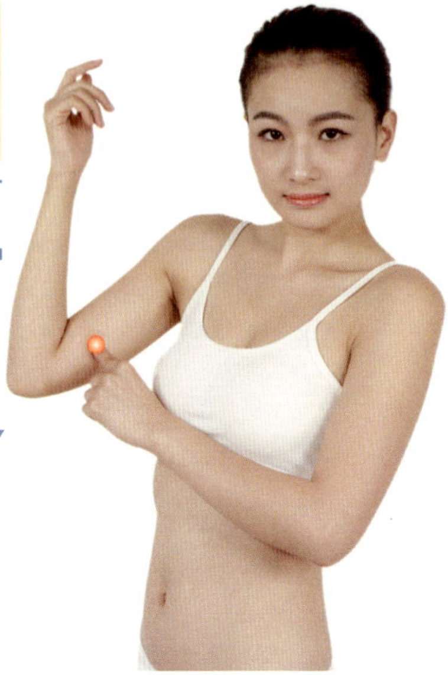

穴位定位

在臂内侧，当极泉与少海的连线上，肘横纹上3寸，肱二头肌的内侧沟中。

功效主治

理气止痛。主治上肢痹痛、胁痛、头痛等病症。

配伍治病

青灵配肩髃、曲池，可治肩臂痛。

穴位疗法

按摩方法	用拇指弹拨青灵穴片刻，然后松开，反复15次，每天坚持，能防治上肢痹痛。
艾灸方法	用艾条温和灸青灵穴10分钟，每天1次，可缓解上肢痹痛、心痛。

少海

胳膊疾病刮少海

穴位定位

屈肘，在肘横纹内侧端与肱骨内上髁连线的中点处。

功效主治

理气通络，益心安神。主治前臂麻木、高尔夫球肘、心痛、健忘。

配伍治病

少海配内关，可以治疗心脏病。少海配扶突，能够治疗高血压。

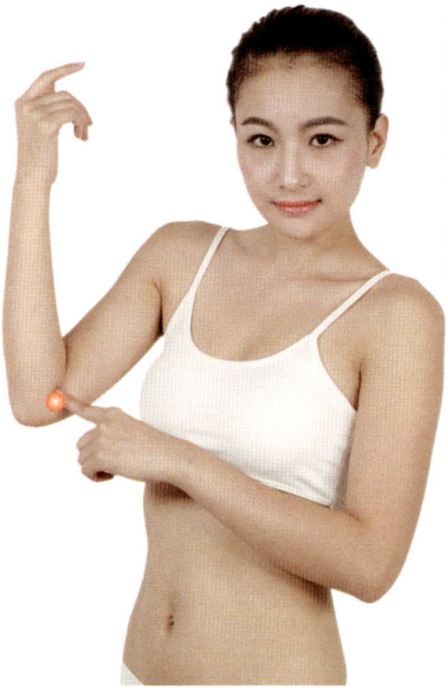

穴位疗法

按摩方法	用拇指揉按或弹拨少海穴15次，每天坚持，能防治前臂麻木。
艾灸方法	用艾条温和灸少海穴5～10分钟，每天1次，可缓解高尔夫球肘、心痛。

灵道

灵道安神祛痛强

穴位定位

在前臂掌侧，当尺侧腕屈肌腱的桡侧缘，腕横纹上1.5寸。

功效主治

宁心，安神，通络。主治心痛、肘臂挛痛、失语、干呕等病症。

配伍治病

灵道配廉泉，主治舌强、暴喑、癔病等疾病。

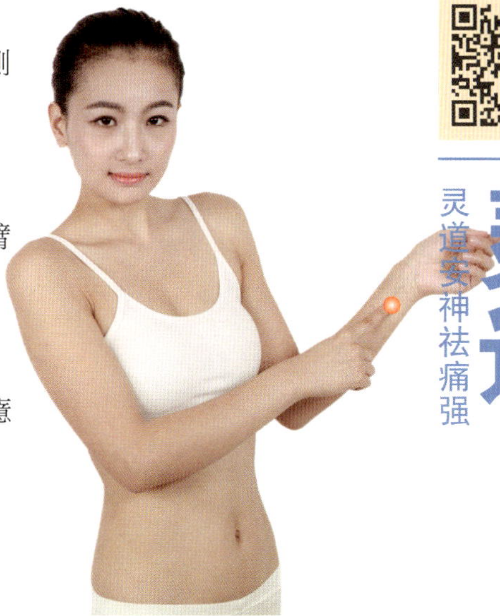

穴位疗法

按摩方法	用拇指揉按或弹拨灵道穴15次，每天坚持，能防治前臂疼痛。
刮痧方法	刮拭灵道穴5分钟，以出痧为度，隔日1次，可治疗心痛、干呕等。

通里

镇静安神调心气

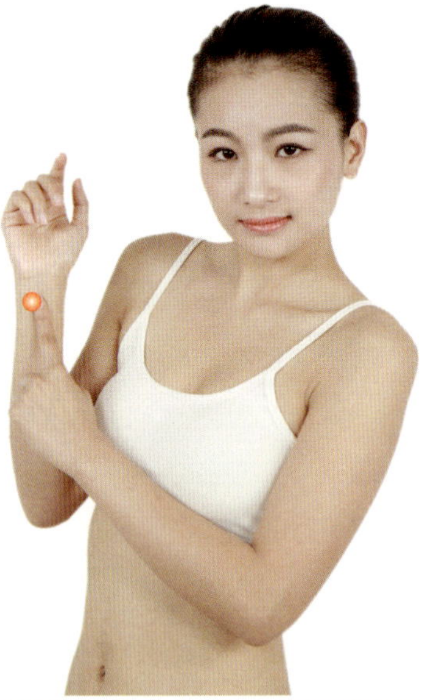

穴位定位

在前臂掌侧，当尺侧腕屈肌腱的桡侧缘，腕横纹上1寸。

功效主治

清心安神，通经活络。主治心悸、崩漏、失眠、心痛、前臂麻木。

配伍治病

通里配腕骨，主治狂证、精神分裂症等病症。

穴位疗法

按摩方法	用拇指揉按或弹拨通里穴15次，每天坚持，能防治前臂麻木、心悸。
艾灸方法	温和灸通里穴5～10分钟，每天1次，可缓解崩漏、失眠、心痛等。

阴郄

清心安神治心痛

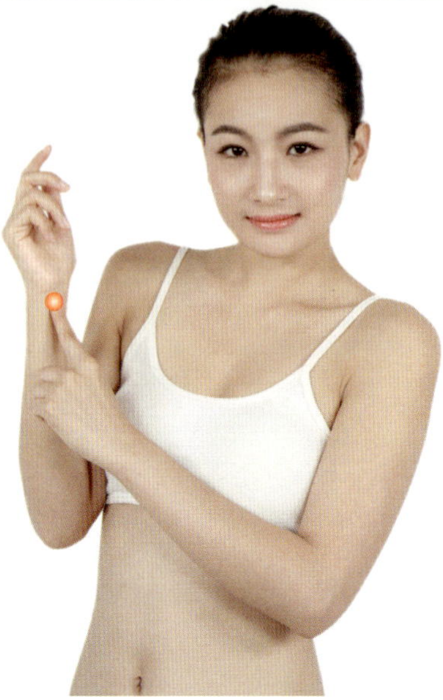

穴位定位

在前臂掌侧，当尺侧腕屈肌腱的桡侧缘，腕横纹上0.5寸。

功效主治

清心安神。主治心痛、咯血、盗汗、鼻出血、胃出血、神经衰弱、前臂麻木。

配伍治病

阴郄配心俞、巨阙，可治心痛。

穴位疗法

按摩方法	用拇指弹拨阴郄穴片刻，然后松开，反复操作15次，每天坚持，能防治前臂麻木、心悸。
艾灸方法	雀啄灸阴郄穴10分钟，每天1次，可改善吐血、心痛等。

神门

失眠怔忡心悸用

穴位定位

在腕部，腕掌侧横纹尺侧端，尺侧腕屈肌腱的桡侧凹陷处。

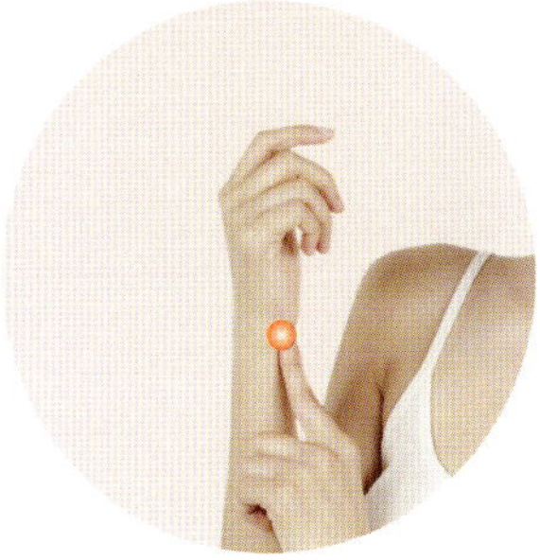

功效主治

宁心安神。主治前臂麻木、失眠、健忘、怔忡。

穴位疗法

按摩方法	弹拨神门穴15次，每天坚持，能防治前臂麻木、失眠、健忘。
刮痧方法	刮拭神门穴5分钟，隔天1次，治疗失眠、怔忡。

少府

止痒止痛疗效佳

穴位定位

在手掌面，第四、第五掌骨之间，握拳时当小指尖处。

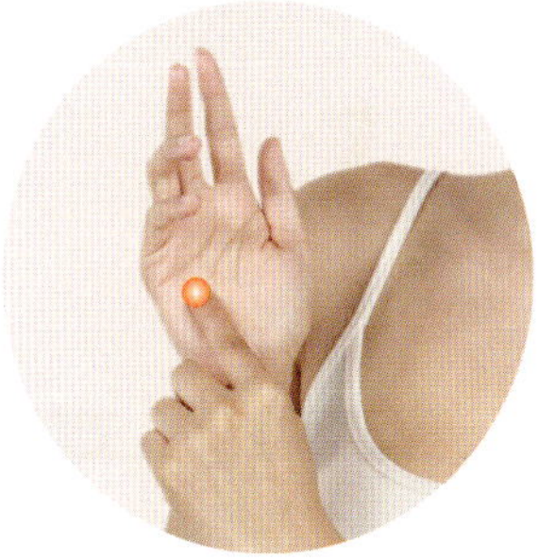

功效主治

清心泻热，理气活络。主治失眠、健忘、手掌麻木、痈疡、小便不利。

穴位疗法

按摩方法	用拇指揉按或弹拨少府穴3～5分钟，每天坚持，能改善失眠、健忘、手掌麻木。
艾灸方法	温和灸少府穴10分钟，每天1次，可缓解失眠、健忘。

少冲

脑卒中十宣百会配

穴位定位

在手小指末节桡侧，距指甲角0.1寸（指寸）。

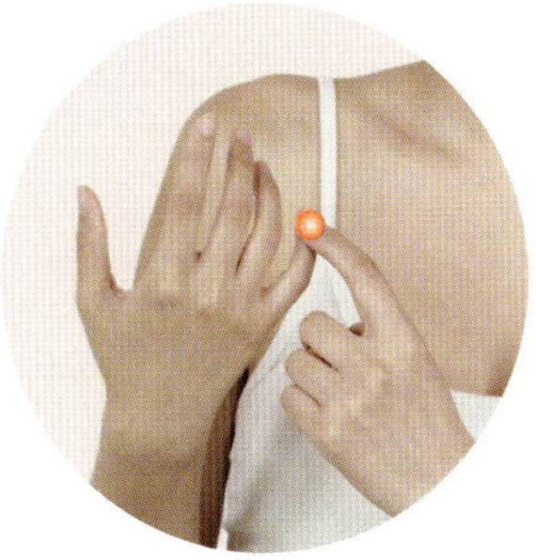

功效主治

清热熄风，醒神开窍。主治心悸、心痛、胸胁痛、癫狂、昏迷等病症。

穴位疗法

按摩方法	掐揉少冲穴15次，可治疗热病昏厥、心悸、心痛。
艾灸方法	用艾炷直接灸少冲穴1～2壮，可治疗昏厥、心悸、心痛、胸胁痛、癫狂。

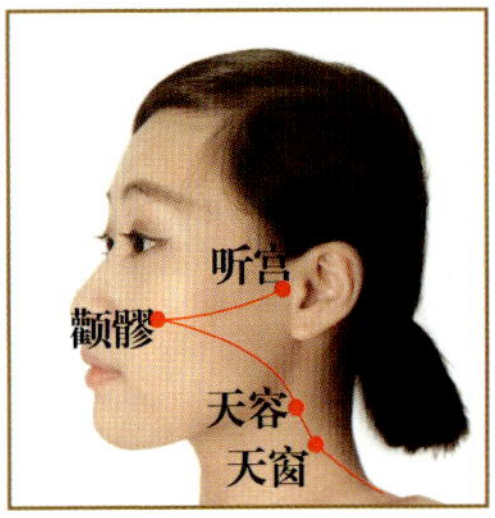

手太阳小肠经

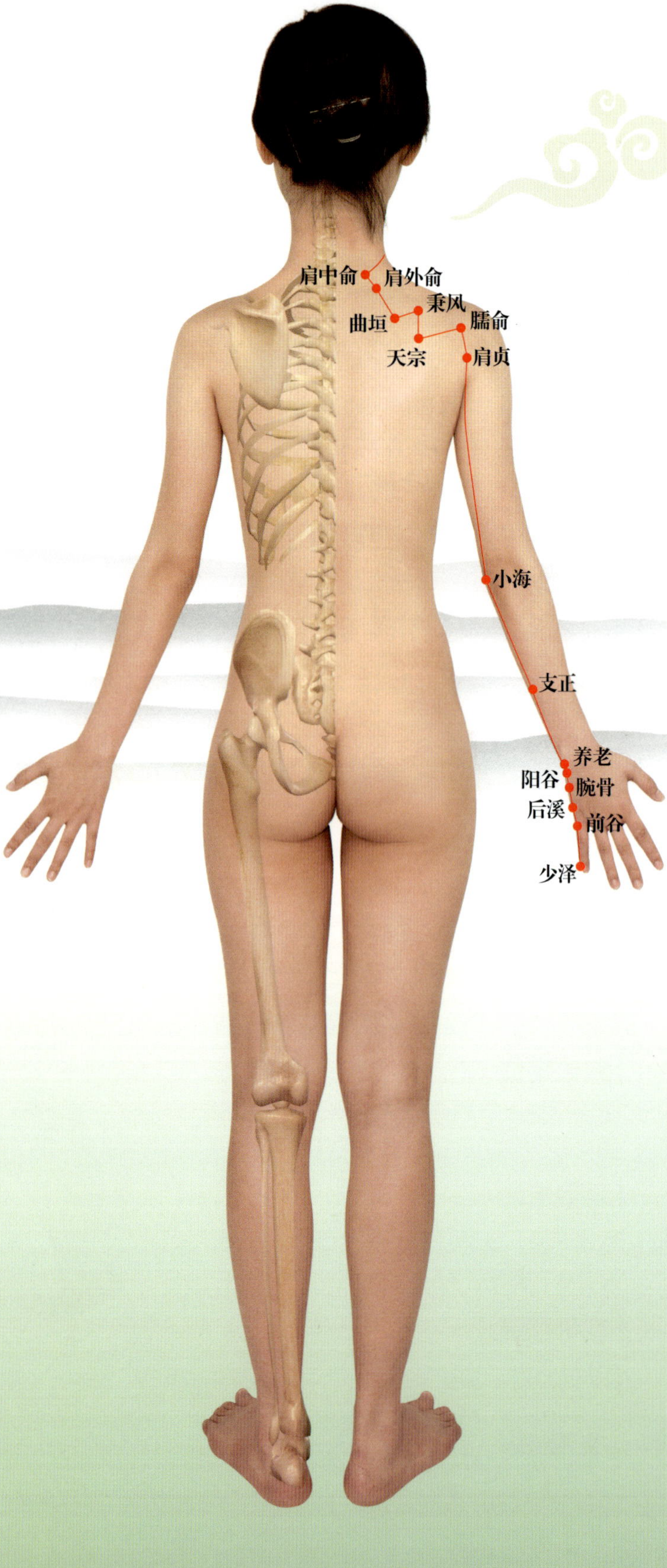

Part 7
手太阳小肠经——拂去阴霾的清洁工

手太阳小肠经起于手小指尺侧端少泽穴，沿手背、上肢外侧后缘，过肘部，到肩关节后面，绕肩胛部，左右交会并与督脉在大椎穴处相会，前行入缺盆，深入体腔，络心，沿食道，穿过膈肌，到达胃部，下行，至小肠。其分支从面颊部分出，向上行于眼下，至目内眦，经气于睛明穴与足太阳膀胱经相接。

小肠经的主治疾患

小肠经发生病变时，会出现口疮、咽痛、下颌和颈部疼痛、耳聋、目黄，以及小肠经经络所过部位的手肩疼痛；小肠经功能下降，影响到脏腑时，会出现自汗不止、小便赤涩、尿闭、尿血、疝气、心烦胸闷、绕脐而痛等症状；小肠经经气异常时，会出现颈、后脑、太阳穴疼痛，耳鸣，听力减退，便秘，腹泻，呕吐，手足冰冷等症状。

小肠经的保养方法

《黄帝内经》中说，手太阳小肠经在未时（即我们现在说的13：00～15：00）循行，此时小肠经最旺，是保养小肠经的最好时段。在这个时段多喝水、多喝茶有利于小肠排毒降火。在13：00之前吃完午餐有助于吸收营养物质。在日常生活中，采用按摩、刮痧、艾灸等方法对小肠经循行路线进行刺激，将有助于强化小肠的功能，加强营养吸收。

少泽

热病昏迷全能疗

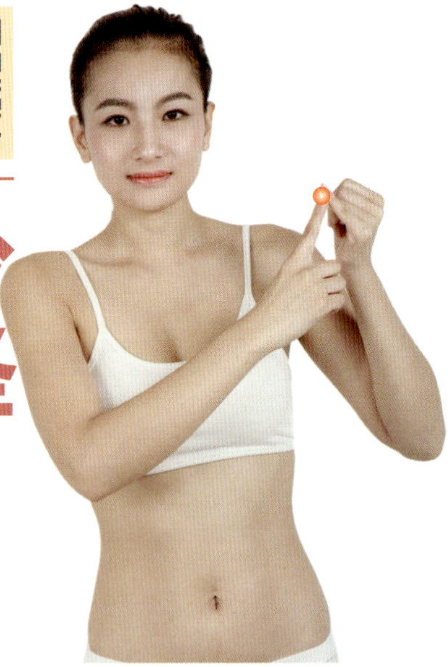

穴位定位

在手小指末节尺侧，距指甲角0.1寸（指寸）。

功效主治

清热利咽，通乳开窍。主治脑卒中昏迷、热病、心痛、咽喉肿痛。

配伍治病

少泽配膻中、乳根，可治乳汁少、乳痈。少泽配人中，可治热病、昏迷、休克等。

穴位疗法

按摩方法	用拇指指尖掐按少泽穴，每天坚持，能够治疗脑卒中昏迷、热病。
艾灸方法	用艾条温和灸少泽穴5～10分钟，1天1次，可治疗心痛。

前谷

癫狂热病都能治

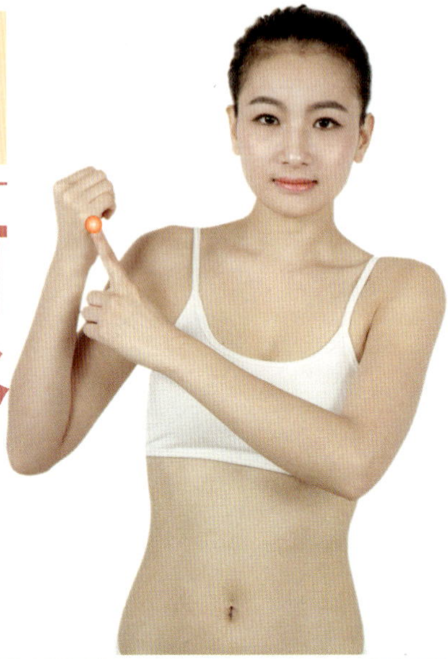

穴位定位

在手尺侧，当小指本节（第五指掌关节）前的掌指横纹头赤白肉际处。

功效主治

舒经活络，提神醒脑。主治癫狂、热病、鼻塞、颈项强痛。

配伍治病

前谷配耳门、翳风，可治耳鸣。

穴位疗法

按摩方法	用拇指指尖掐按前谷穴3～5分钟，每天坚持，能够治疗癫狂、热病。
艾灸方法	用艾条温和灸前谷穴5～10分钟，1天1次，可治疗鼻塞、颈项强痛。

后溪

刮刮按按治项强

穴位定位

在手掌尺侧，微握拳，当小指本节（第五掌骨关节）后的远侧掌横纹头赤白肉际处。

功效主治

清心宁神，舒经活络。主治落枕、颈项强痛、鼻塞、疟疾、耳鸣。

配伍治病

后溪配列缺、悬钟，可治项强痛。

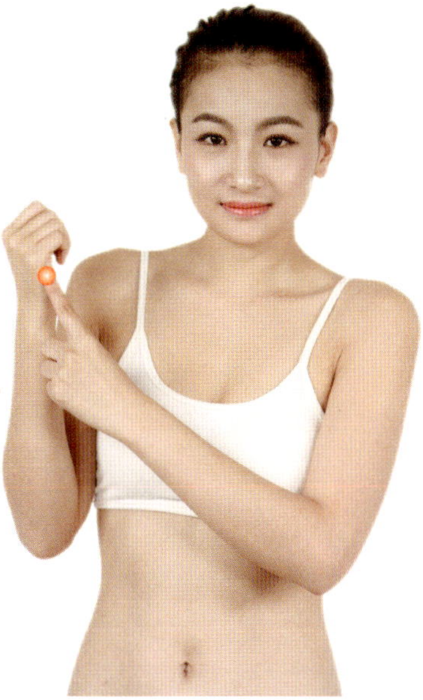

穴位疗法

按摩方法	用拇指指尖掐按后溪穴3～5分钟，每天坚持，能够治疗落枕。
刮痧方法	用刮痧板从上向下刮拭后溪穴3～5分钟，隔天1次，可缓解颈项强痛、疟疾、耳鸣等。

腕骨

消炎祛湿治腕痛

穴位定位

在手掌尺侧，当第五掌骨基底与钩骨之间的凹陷处，赤白肉际处。

功效主治

祛湿退黄，润津止渴。主治头痛、项强、耳鸣、黄疸、腕痛、热病等。

配伍治病

腕骨配阳陵泉、肝俞、胆俞，主治黄疸。

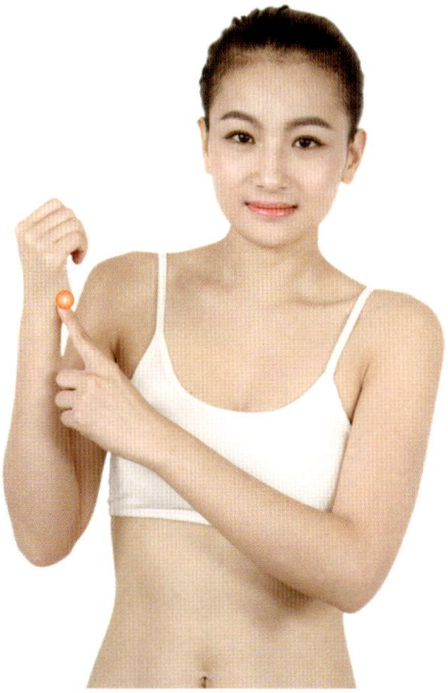

穴位疗法

按摩方法	用拇指指尖掐按腕骨穴2～3分钟，每天坚持，能够治疗手腕痛。
艾灸方法	用艾条温和灸腕骨穴5～10分钟，1天1次，可治疗颈项强痛。

阳谷

牙痛腕痛均可止

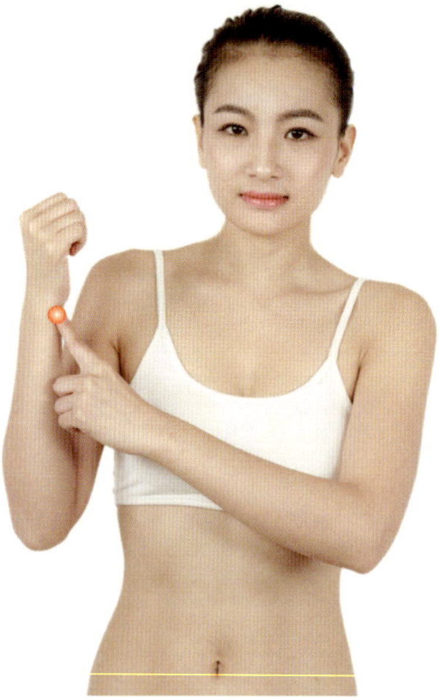

穴位定位

在手腕尺侧，当尺骨茎突与三角骨之间的凹陷处。

功效主治

明目安神，通经活络。主治手腕痛、牙痛、肩痛、热病无汗、疥疮。

配伍治病

阳谷配曲池、外关，主治腕痛、上肢痿痹。

穴位疗法

按摩方法	用拇指指尖掐按阳谷穴3～5分钟，每天坚持，能够治疗手腕痛。
刮痧方法	用刮痧板从上向下刮拭阳谷穴3～5分钟，隔天1次，可缓解热病无汗、疥疮等。

养老

晚年安康养老按

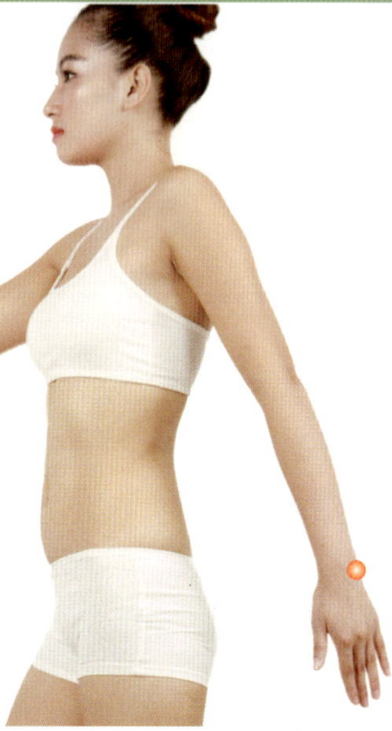

穴位定位

在前臂背面尺侧，当尺骨小头近端桡侧凹陷中。

功效主治

清头明目，舒经活络。主治急性腰扭伤、视物模糊、耳聋、耳鸣、前臂痛。

配伍治病

养老配肩髃，主治肩背肘疼痛。

穴位疗法

按摩方法	用拇指指尖掐按养老穴3～5分钟，每天坚持，能够治疗急性腰扭伤。
艾灸方法	用艾条温和灸养老穴5～10分钟，1天1次，可改善视物模糊、耳聋、耳鸣等疾病。

支正

支正尚能调头颈

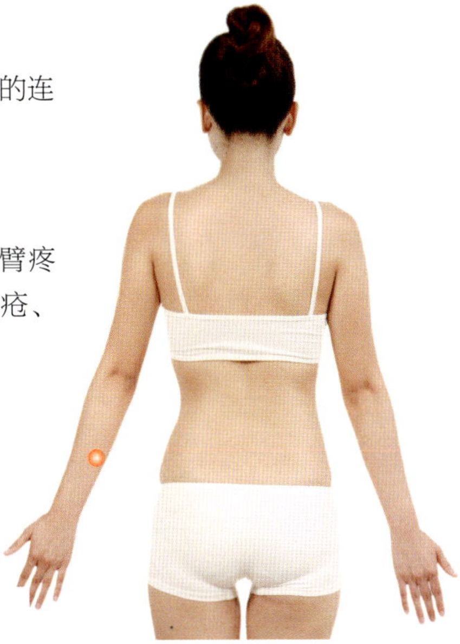

穴位定位

在前臂背面尺侧，当阳谷与小海的连线上，腕背横纹上5寸。

功效主治

活血止痛，安神定志。主治前臂疼痛、头痛、颈项痛、黄褐斑、疥疮、健忘。

配伍治病

支正配合谷，主治头痛。

穴位疗法

按摩方法	用拇指指尖掐按支正穴3～5分钟，每天坚持，能够治疗前臂疼痛。
艾灸方法	用艾条温和灸支正穴5～10分钟，1天1次，可改善黄褐斑、疥疮、健忘、颈项痛等疾病。

小海

手臂疼痛按能消

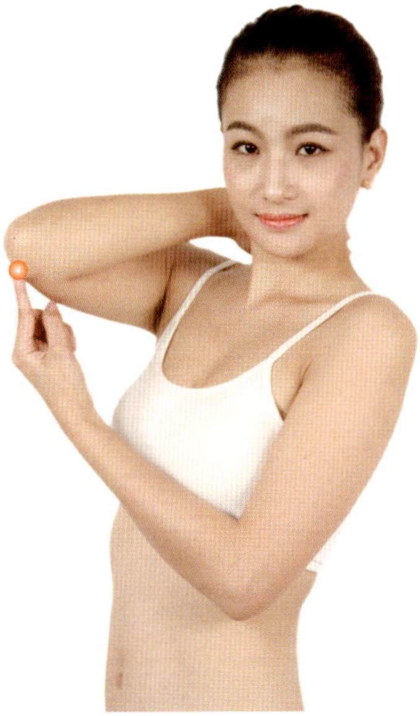

穴位定位

在肘内侧，当尺骨鹰嘴与肱骨内上髁之间凹陷处。

功效主治

清热止痛，安神定志。主治前臂疼痛、颊肿、高尔夫球肘、颈项痛。

配伍治病

小海配曲池、臂臑，主治肘臂疼痛。

穴位疗法

按摩方法	用拇指指尖掐按小海穴100～200次，每天坚持，可治疗前臂疼痛。
艾灸方法	用艾条温和灸小海穴5～10分钟，1天1次，可改善颊肿、高尔夫球肘等病症。

肩贞

肩痛耳病刮痧疗

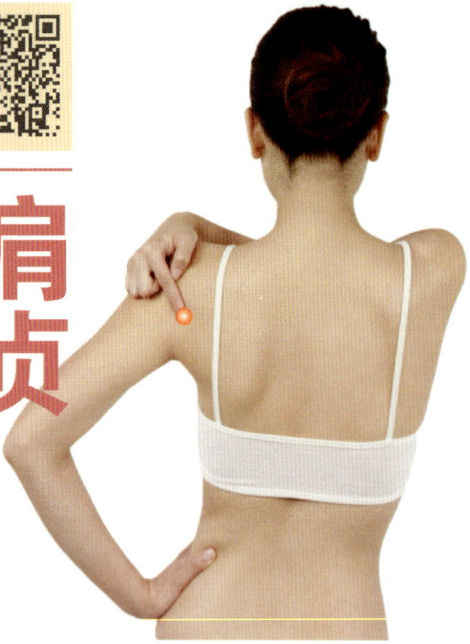

穴位定位

在肩关节后下方，臂内收时，腋后纹头上1寸（指寸）。

功效主治

醒脑聪耳，通经活络。主治耳鸣、耳聋、肩周炎。

配伍治病

肩贞配天井，主治淋巴结炎。

穴位疗法

按摩方法	用拇指指尖掐按肩贞穴100~200次，每天坚持，能够治疗肩周炎。
拔罐方法	用火罐吸拔肩贞穴，留罐5~10分钟，隔天1次，可改善颈项痛、肩周炎。

臑俞

化痰消肿舒筋络

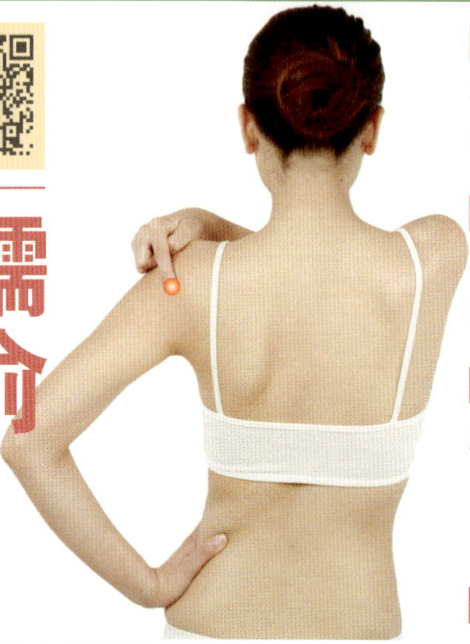

穴位定位

在肩部，当腋后纹头直上，肩胛冈下缘凹陷中。

功效主治

化痰消肿，舒经活络。主治肩臂肘酸痛无力、肩周炎、咳喘等病症。

配伍治病

臑俞配肺俞，主治咳嗽、气喘。

穴位疗法

按摩方法	用拇指指尖掐按臑俞穴100~200次，每天坚持，能够治疗肩周炎。
刮痧方法	用角刮法从上向下刮拭臑俞穴3~5分钟，隔天1次，可缓解肩周炎。

天宗

活血通络止疼痛

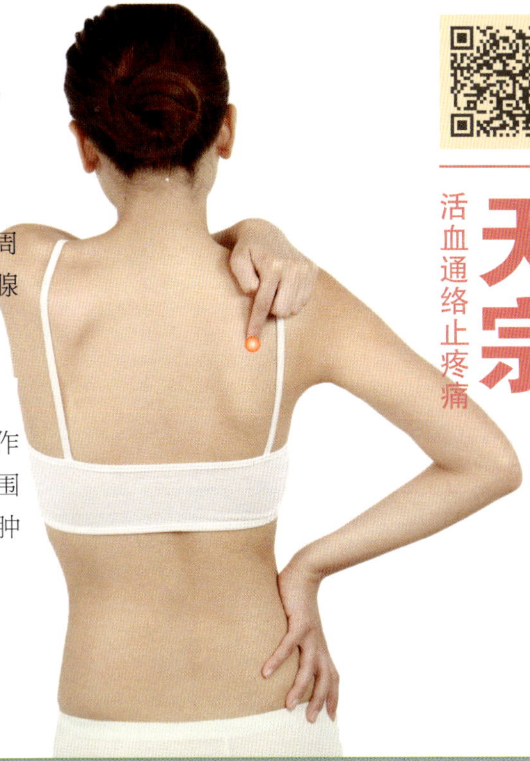

穴位定位

在肩胛部，当冈下窝中央凹陷处，与第四胸椎相平。

功效主治

理气消肿，舒经活络。主治肩周炎、肘臂外后侧痛、乳腺炎、乳腺增生、胸痛、肩胛痛、咳喘。

配伍治病

天宗配臑会，有舒筋通络止痛的作用，主治肩臂肘痛、肩关节周围炎。天宗配膻中，有理气散结消肿的作用，主治乳痈、乳腺增生。

穴位疗法

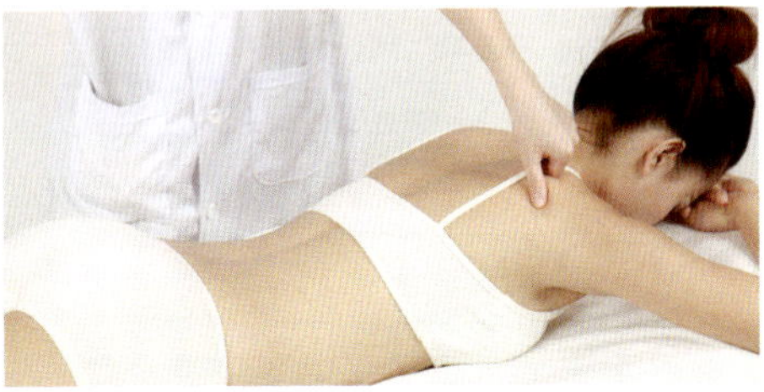

按摩方法：按揉天宗穴100～200次，每天坚持，能够治疗肩背疼痛。

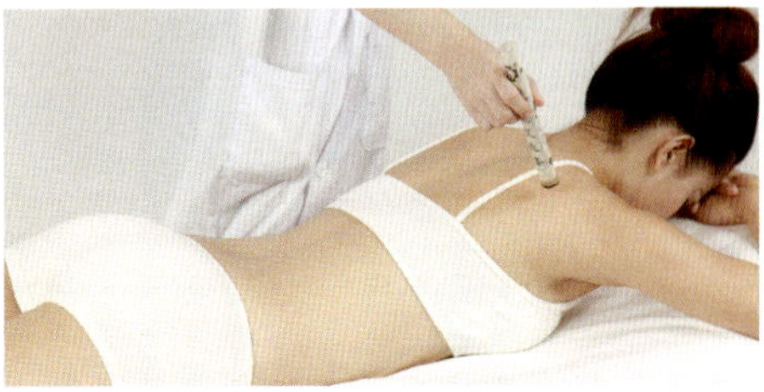

艾灸方法：用艾条温和灸天宗穴5～10分钟，1天1次，可改善肩胛痛、咳喘。

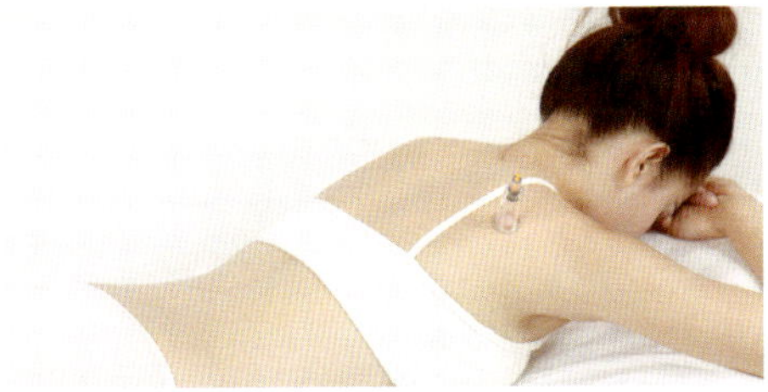

拔罐方法：用拔罐器将气罐吸附在天宗穴上，留罐5～10分钟，隔天1次，可改善肩背疼痛、肘臂外后侧痛。

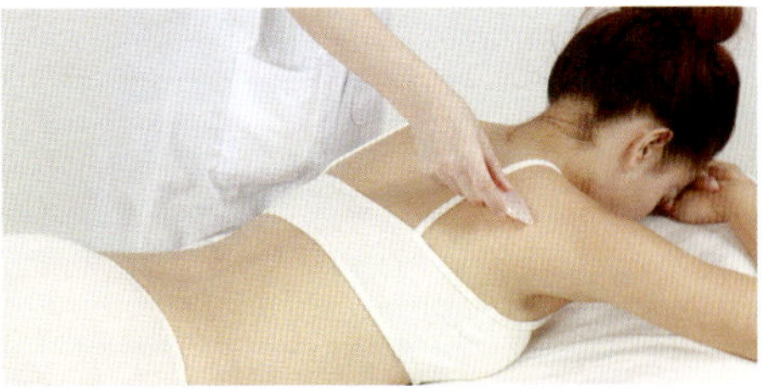

刮痧方法：用角刮法从上而下刮拭天宗穴3～5分钟，隔天1次，可缓解乳痈。

秉风

肩周克星找秉风

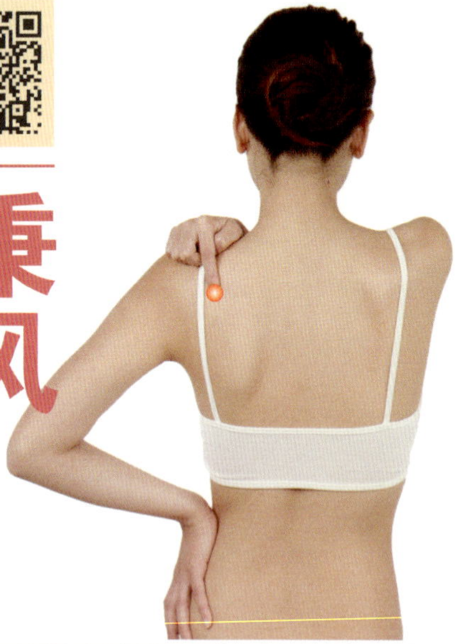

穴位定位

在肩胛部，冈上窝中央，天宗直上，举臂有凹陷处。

功效主治

散风活络，止咳化痰。主治肩胛疼痛、上肢酸麻、肩周炎、冈上肌腱炎、肩胛神经痛、支气管炎。

配伍治病

秉风配太渊、肺俞，主治咳嗽、咯痰。

穴位疗法

按摩方法	用拇指指腹揉按秉风穴100～200次，每天坚持，能够治疗肩背疼痛。
刮痧方法	用面刮法刮拭秉风穴3～5分钟，隔天1次，可缓解肩膀疼痛。

曲垣

肩胛肩背曲垣灸

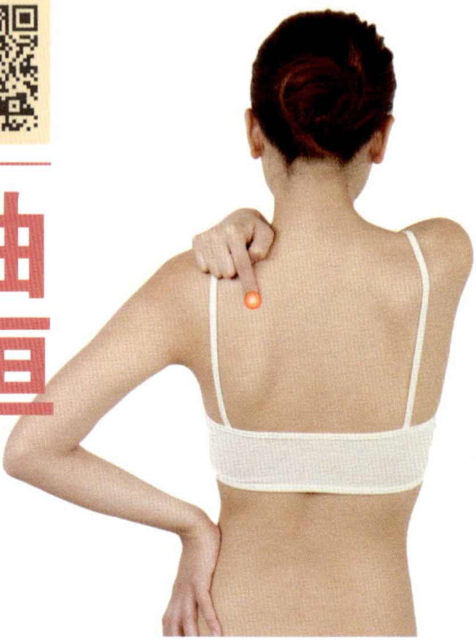

穴位定位

在肩胛部，冈上窝内侧端，当臑俞与第二胸椎棘突连线的中点处。

功效主治

舒经活络，疏风止痛。主治肩背疼痛、肩胛痛。

配伍治病

曲垣配天宗，可治肩背疼痛。

穴位疗法

按摩方法	用拇指按揉曲垣穴100～200次，每天坚持，能够治疗肩背疼痛。
艾灸方法	用艾条温和灸曲垣穴5～10分钟，1天1次，可改善肩胛痛。

肩外俞

通经防治颈椎病

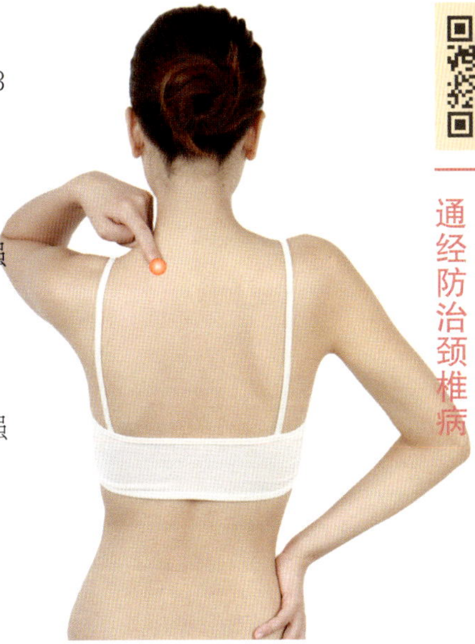

穴位定位

在背部，当第一胸椎棘突下，旁开3寸。

功效主治

舒经活络。主治肩背疼痛、颈项强急、颈椎病、臂痛等病症。

配伍治病

肩外俞配大椎、后溪，主治颈项强直、颈椎病、胸椎病、肩背酸痛。

穴位疗法

按摩方法	用拇指按揉肩外俞穴100～200次，每天坚持，可治疗颈椎病。
艾灸方法	温和灸肩外俞穴10分钟，1天1次，可改善臂痛。

肩中俞

解表宣肺，养肝明目

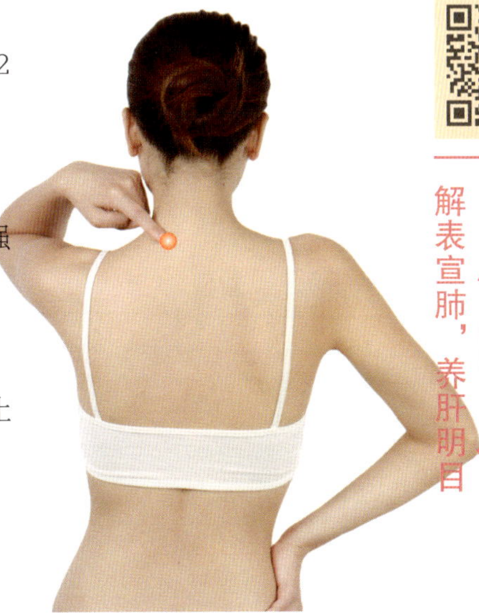

穴位定位

在背部，当第七颈椎棘突下，旁开2寸。

功效主治

解表宣肺，养肝明目。主治颈项强痛、咳嗽、气喘。

配伍治病

肩中俞配肩髎、外关，有舒筋活络止痛的作用，主治肩背疼痛、肩周炎。

穴位疗法

按摩方法	用拇指按揉肩中俞穴100～200次，每天坚持，能够治疗颈项强痛。
艾灸方法	用艾条温和灸肩中俞穴5～10分钟，1天1次，可改善咳嗽、气喘。

天窗

利咽聪耳喉清爽

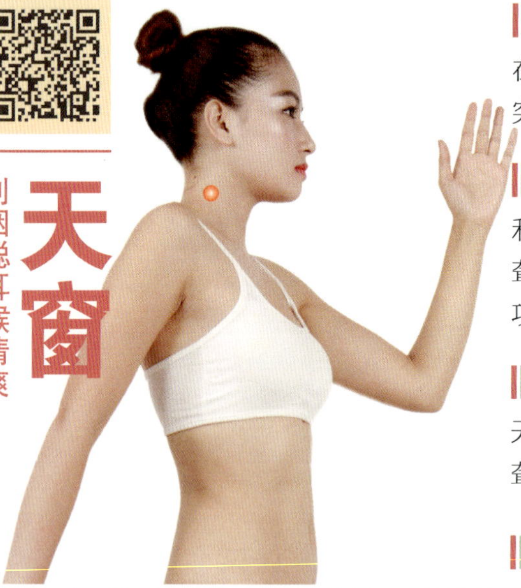

穴位定位

在颈外侧部，胸锁乳突肌的后缘，扶突后，与喉结相平。

功效主治

利咽聪耳。主治咽喉炎、失语、耳聋、耳鸣、甲状腺肿大及肩周炎、颈项强痛、咽喉肿痛。

配伍治病

天窗配翳风、中渚，主治耳鸣、耳聋。

穴位疗法

按摩方法	按揉天窗穴100～200次，每天坚持，能够治疗颈项强痛。
刮痧方法	用面刮法刮拭天窗穴2分钟，隔天1次，可改善咽喉肿痛。

天容

利咽消肿治耳病

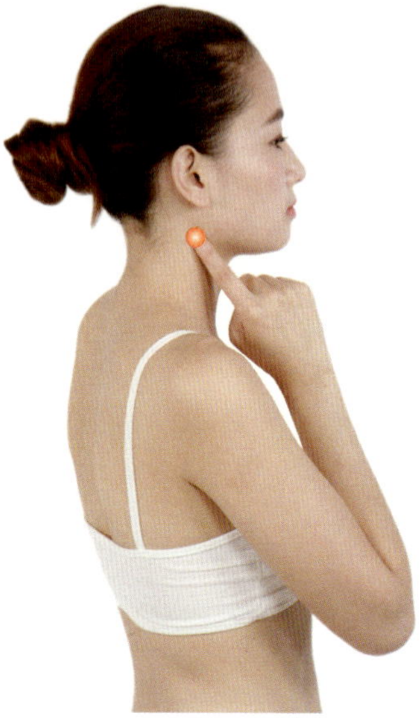

穴位定位

在颈外侧部，当下颌角的后方，胸锁乳突肌的前缘凹陷中。

功效主治

清热利咽，消炎消肿。主治耳鸣、耳聋、咽喉肿痛、颈项强痛、呕吐、咳嗽、气喘。

配伍治病

天容配听宫、中渚，主治耳鸣、耳聋。

穴位疗法

按摩方法	按揉天容穴200次，每天坚持，能够治疗颈项强痛、呕吐。
艾灸方法	雀啄灸天容穴10分钟，1天1次，可改善咳嗽、气喘。

颧髎

面部疾病颧髎治

穴位定位

在面部，当目外眦直下，颧骨下缘凹陷处。

功效主治

祛风镇痉，清热消肿。主治面肌痉挛、口眼㖞斜、面肿。

配伍治病

颧髎配肝俞、太冲，主治面肌痉挛。

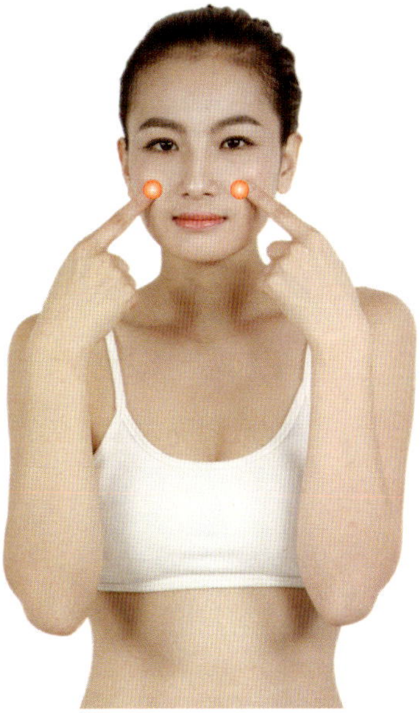

穴位疗法

按摩方法	用拇指按揉颧髎穴100～200次，每天坚持，能够治疗面肿。
刮痧方法	用角刮法刮拭颧髎穴3～5分钟，1天1次，可改善口眼㖞斜。

听宫

聪耳开窍配翳风

穴位定位

在面部，耳屏前，下颌骨髁状突的后方，张口时呈凹陷处。

功效主治

聪耳开窍，祛风止痛。主治耳聋、耳鸣、牙痛、头痛。

配伍治病

听宫配颊车、合谷，主治牙龈炎。

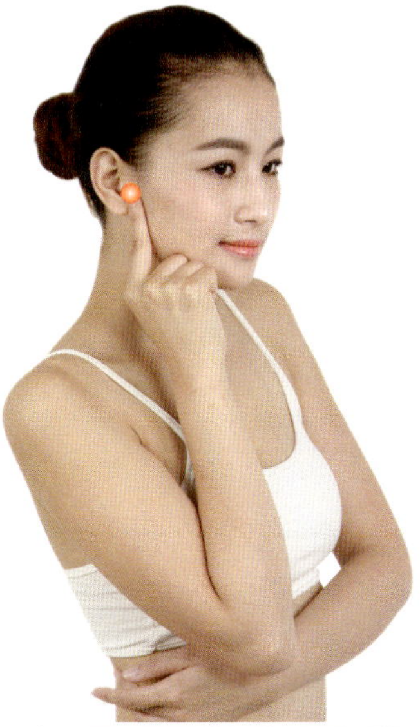

穴位疗法

按摩方法	用拇指按揉听宫穴100～200次，每天坚持，能够治疗耳聋、耳鸣。
刮痧方法	用角刮法刮拭听宫穴3～5分钟，力度稍轻，隔天1次，可改善头痛。

足太阳膀胱经

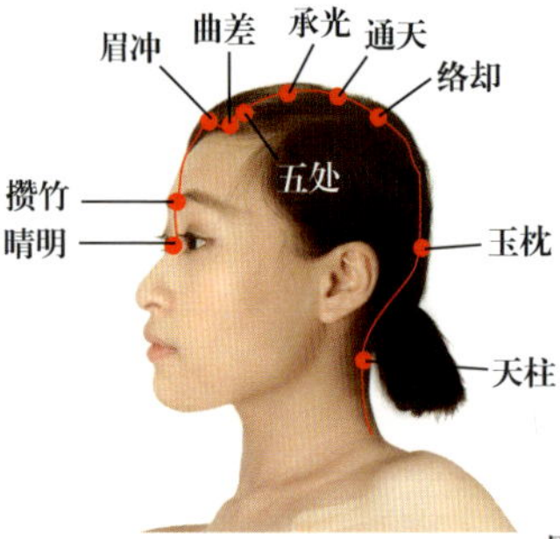
眉冲
曲差
承光
通天
络却
五处
攒竹
睛明
玉枕
天柱

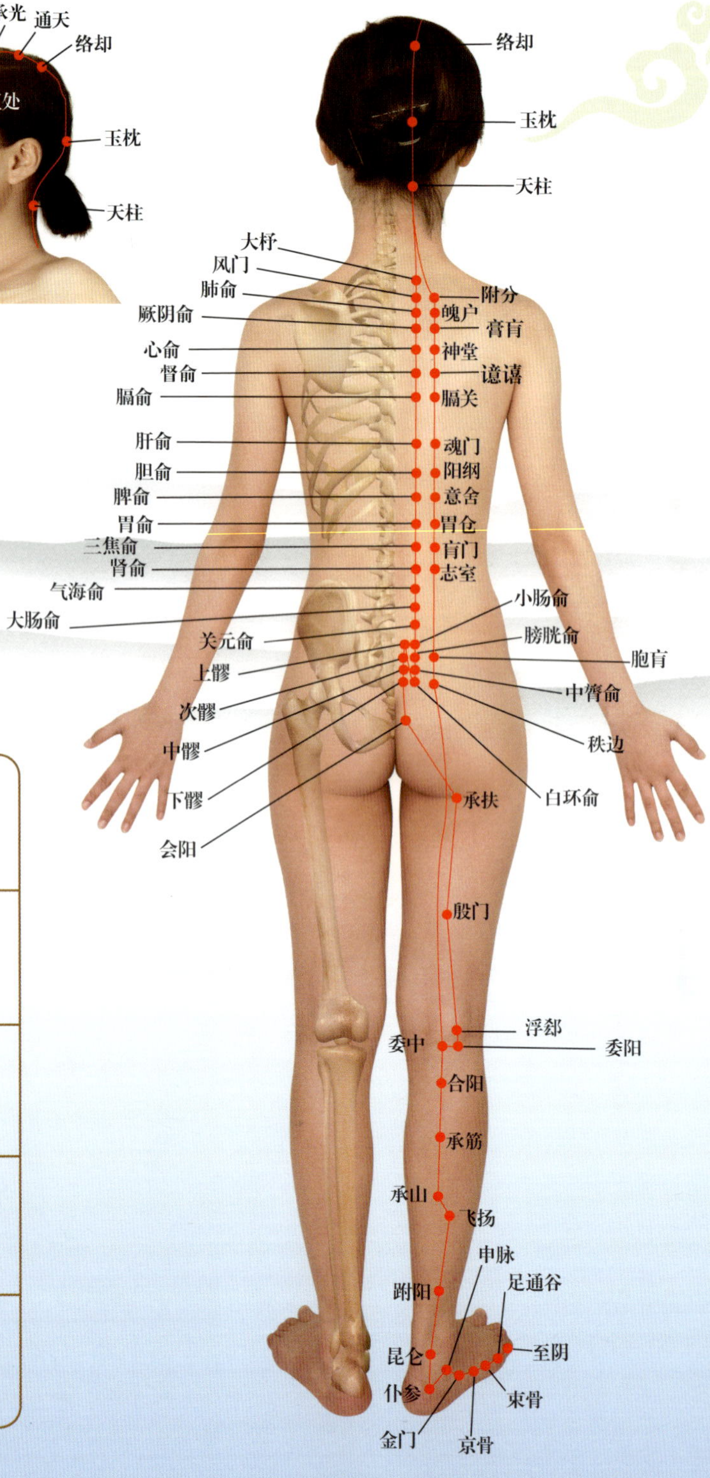
络却
玉枕
天柱
大杼
风门
肺俞
附分
魄户
厥阴俞
膏肓
心俞
神堂
督俞
譩譆
膈俞
膈关
肝俞
魂门
胆俞
阳纲
脾俞
意舍
胃俞
胃仓
三焦俞
肓门
肾俞
志室
气海俞
小肠俞
大肠俞
关元俞
膀胱俞
胞肓
上髎
中膂俞
次髎
秩边
中髎
下髎
承扶
白环俞
会阳
殷门
浮郄
委中
委阳
合阳
承筋
承山
飞扬
申脉
跗阳
足通谷
至阴
昆仑
仆参
束骨
金门
京骨

Part 8
足太阳膀胱经——人体排毒的主干道

足太阳膀胱经起于睛明穴，上达额部，交会于头顶百会穴，向后行至枕骨处，进入颅腔，络脑，回出下行会于大椎穴，再分左右沿脊柱两旁1.5寸，到达肾俞穴，进入脊柱两旁的肌肉，深入体腔，络肾，属膀胱。本经脉一分支从腰部分出，沿脊柱下行，从大腿后侧外缘下行至腘窝中。另一分支从项分出，经肩胛内侧下行至髀枢，经大腿后侧至腘窝中与前一支脉会合，出走于足外踝后，沿足背外侧缘至小趾外侧端，交于足少阴肾经。

膀胱经的主治疾患

膀胱经在目内眦与手太阳小肠经衔接，其循行过程中与之相联系的器官有目、鼻、脑，属膀胱，络肾，在足小趾与足少阴肾经相接。主治怕风怕冷，流鼻涕，项、背、腰、小腿疼痛及运动障碍；小便不利，遗尿，尿浊，尿少，尿血，目反直视；泌尿生殖器疾病，后背肌肉强直酸痛，脊椎部酸痛，下肢痉挛疼痛；生殖器肿胀，背部肌肉胀痛，四肢倦重无力，眩晕，腰背无力。

膀胱经的保养方法

《黄帝内经》中说膀胱经在是在申时（即我们现在所说的15：00~17：00）循行，此时膀胱经最旺。膀胱经负责贮藏水液和津液，水液排出体外，津液循环在体内。此时宜适时饮水，适当运动，有助于体内津液循环，喝滋阴泻火的茶水对阴虚的人最有效。平时可用双手拇指和食指捏住脊柱两旁肌肉，尽可能从颈椎一直推到尾骨，然后十指并拢，按住脊柱向上推回到开始的位置。

睛明

护眼常把睛明揉

穴位定位

在面部，目内眦角稍上方凹陷处。

功效主治

通络明目。主治眼部疾患。

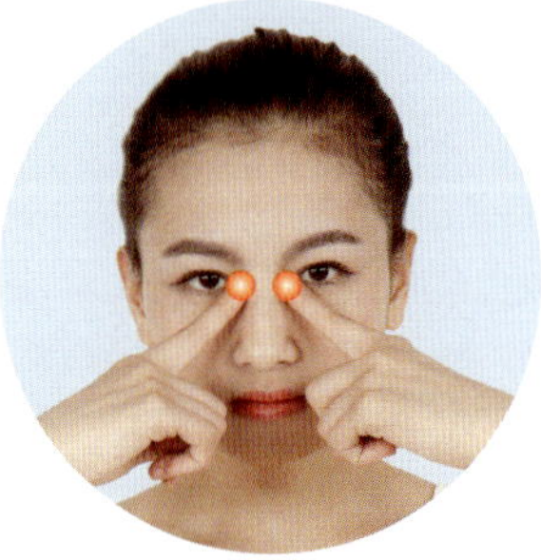

穴位疗法

按摩方法	按揉睛明穴100～200次，每天坚持，能够防治眼病。
刮痧方法	轻闭双眼，取刮痧板沿着鼻子的方向往下刮拭睛明穴1～3分钟，每天1次，可治疗眼疾。

攒竹

清热明目祛眼疾

穴位定位

在面部，眉头凹陷中，眶上切迹处。

功效主治

清热明目，祛风通络。主治头痛、眼疾、呃逆。

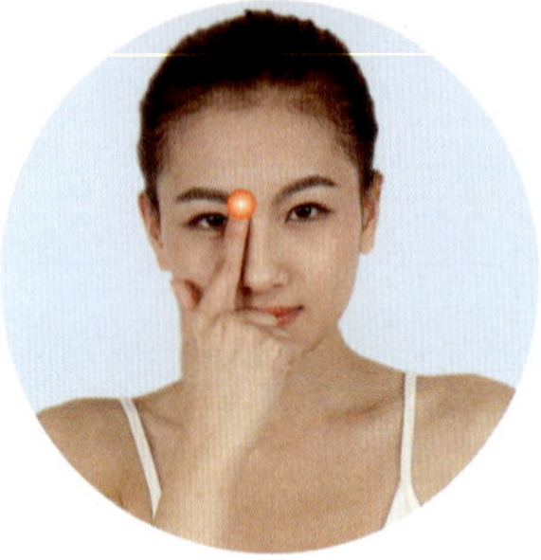

穴位疗法

按摩方法	按揉攒竹穴200次，每天坚持，能够治疗呃逆、头痛。
刮痧方法	用面刮法沿眼眶从内往外刮拭攒竹穴至眉尾，刮拭3～5分钟，隔天1次，可缓解头痛，治疗眼疾。

眉冲

眩晕头痛均能止

穴位定位

在头部，当攒竹直上入发际0.5寸，神庭与曲差连线之间。

功效主治

通经活络，止痛明目。主治头痛、眩晕、鼻塞。

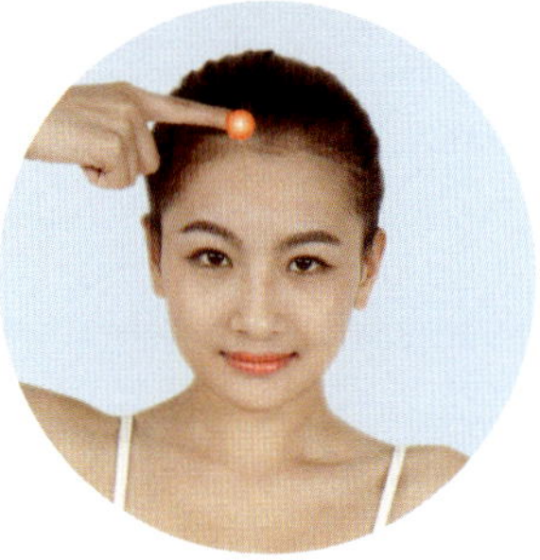

穴位疗法

按摩方法	掐揉眉冲穴3～5分钟，每天坚持，能够治疗头痛、眩晕。
艾灸方法	用艾条温和灸眉冲穴5～10分钟，1天1次，可改善鼻塞、眩晕等。

曲差
通窍明目找曲差

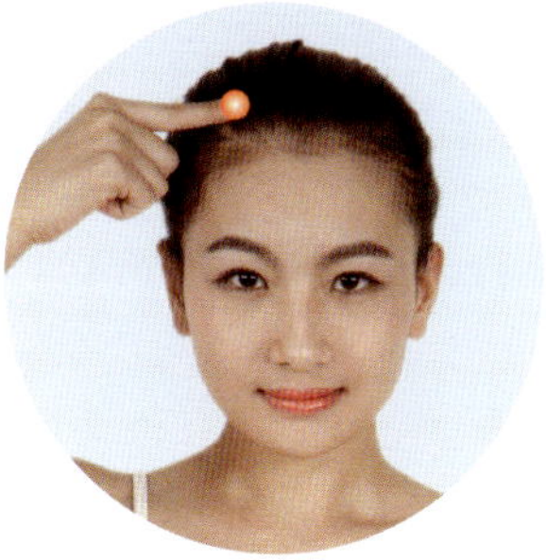

穴位定位
在头部，当前发际正中直上0.5寸，旁开1.5寸。

功效主治
清热明目，安神利窍。主治头痛、头晕、鼻塞、咳喘、目视不明等病症。

穴位疗法

按摩方法	掐按曲差穴3～5分钟，每天坚持，能够治疗头晕。
刮痧方法	用角刮法刮拭曲差穴3～5分钟，隔天1次，可缓解鼻塞、咳喘等。

五处
宁神止痛又活血

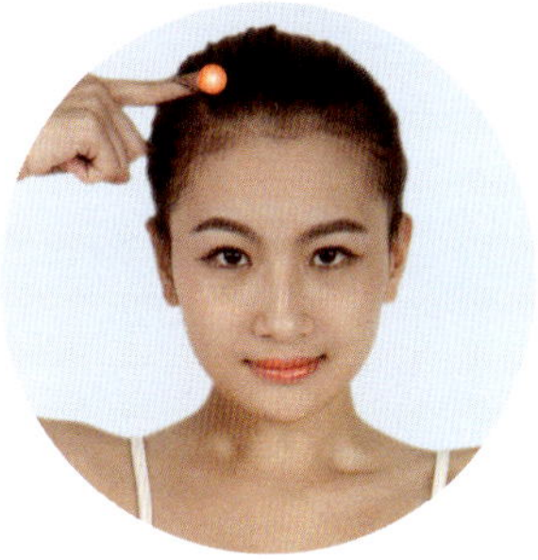

穴位定位
在头部，当前发际正中直上1寸，旁开1.5寸。

功效主治
宁神止痛，活血通络。主治头痛、目眩、癫痫等病症。

穴位疗法

按摩方法	按压五处穴5分钟，每天坚持，可治疗头痛。
刮痧方法	取刮痧板呈45度角，在五处穴以梳头的方法刮拭3分钟，可治疗癫痫。

承光
清热祛风又通窍

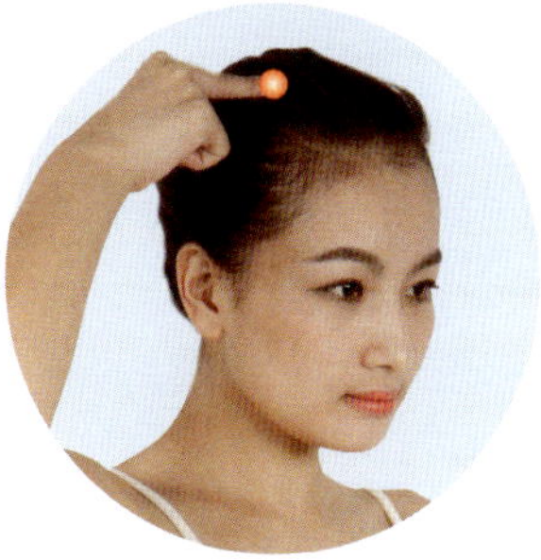

穴位定位
在头部，当前发际正中直上2.5寸，旁开1.5寸。

功效主治
清热明目，祛风通窍。主治头痛、目眩、鼻塞、视物不清、呕吐。

穴位疗法

按摩方法	按揉承光穴200次，每天坚持，能够治疗头痛、目眩。
艾灸方法	用艾条温和灸承光穴5～10分钟，1天1次，可治疗呕吐、目眩。

通天

治鼻灵药找通天

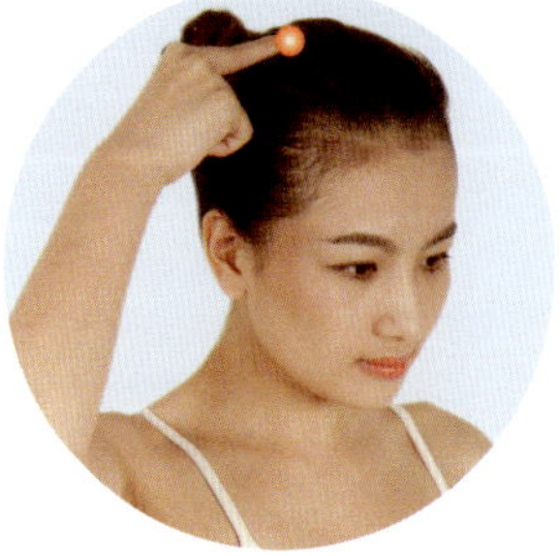

穴位定位

在头部，当前发际正中线上4寸，旁开1.5寸

功效主治

清热祛湿，通窍止痛。主治头痛、眩晕、鼻塞、鼻渊、面肿、口眼㖞斜。

穴位疗法

按摩方法	按揉通天穴200次，每天坚持，能够治疗头痛、眩晕。
艾灸方法	用艾条温和灸通天穴5～10分钟，1天1次，可治疗面肿、口眼㖞斜等。

络却

祛风通络治癫痫

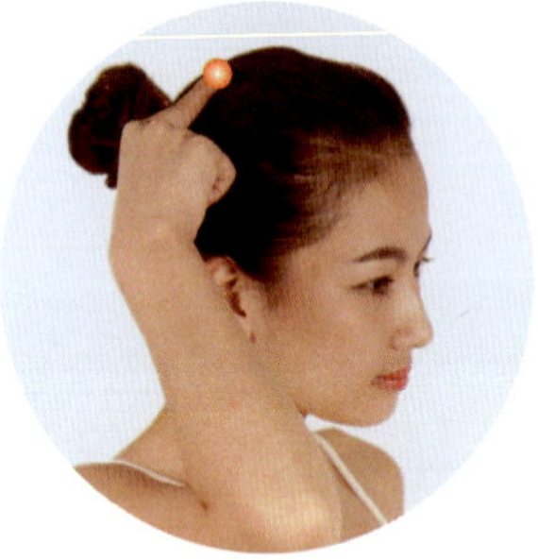

穴位定位

在头部，前发际正中直上5.5寸，旁开1.5寸

功效主治

疏风清头，通经活络。主治目视不明、头晕、脑卒中偏瘫、癫痫、耳鸣等病症。

穴位疗法

按摩方法	按压络却穴3分钟，长期坚持，能缓解目视不明、鼻塞。
艾灸方法	用艾条温和灸络却穴5～10分钟，1天1次，可治疗耳鸣、癫痫等疾病。

玉枕

治后头痛常用穴

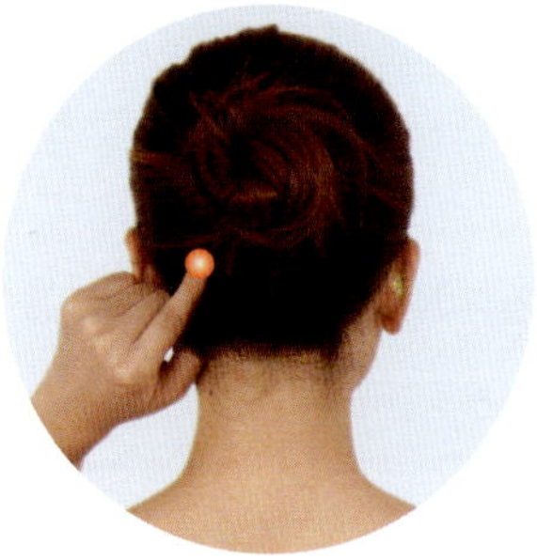

穴位定位

在后头部，后发际正中直上2.5寸，旁开1.3寸，平枕外隆凸上缘的凹陷处。

功效主治

升清降浊。主治后头痛、鼻塞、目痛、近视。

穴位疗法

按摩方法	按揉玉枕穴100～200次，每天坚持，能够治疗头痛。
艾灸方法	用艾条温和灸玉枕穴5～10分钟，1天1次，可治疗鼻塞、近视。

天柱

益气补脑壮阳气

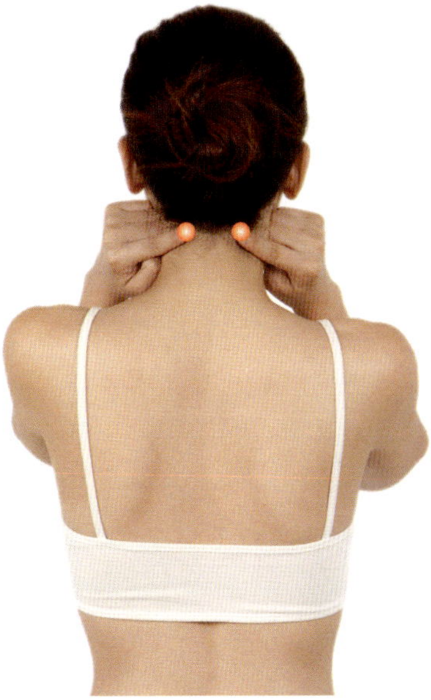

穴位定位

在项部，大筋（斜方肌）外缘之后发际凹陷中，约当后发际正中旁开1.3寸。

功效主治

益气壮阳。主治后头痛、颈肩僵硬、癫狂痫、鼻塞、热病、肩背痛等。

配伍治病

天柱配列缺、后溪，主治头痛、颈项强痛。

穴位疗法

按摩方法	用拇指按揉天柱穴100～200次，每天坚持，能够治疗后头痛。
艾灸方法	用艾条温和灸天柱穴5～10分钟，1天1次，可治疗鼻塞、肩背痛等。

大杼

肩背疼痛鼻渊疗

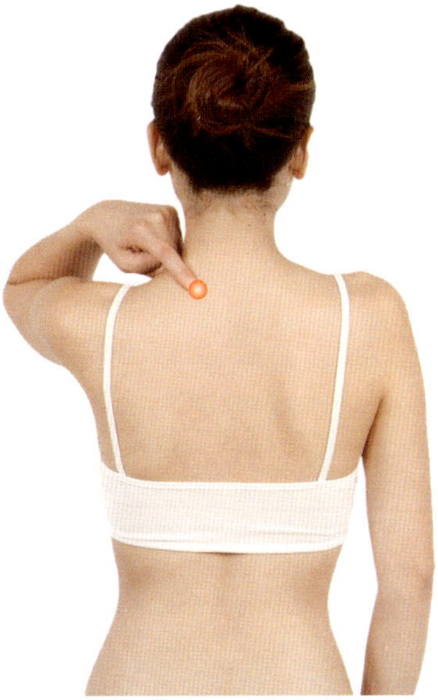

穴位定位

在背部，当第一胸椎棘突下，旁开1.5寸。

功效主治

强筋骨，清热祛痛。主治肩背疼痛、鼻塞、鼻渊、咳嗽痰多。

配伍治病

大杼配夹脊、绝骨，主治颈椎病。大杼配列缺、尺泽，主治咳嗽、气喘。

穴位疗法

按摩方法	用拇指按揉大杼穴100～200次，每天坚持，能够治疗肩背疼痛。
艾灸方法	用艾条温和灸大杼穴5～10分钟，1天1次，可治疗咳嗽痰多。

风门

伤风咳嗽找风门

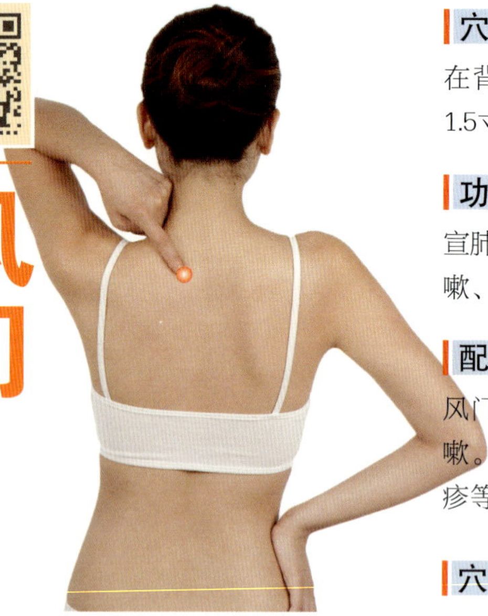

穴位定位

在背部，当第二胸椎棘突下，旁开1.5寸。

功效主治

宣肺解表，益气固表。主治伤风、咳嗽、发热、头痛。

配伍治病

风门配合谷、外关，主治发热、咳嗽。风门配曲池、血海，主治荨麻疹等。

穴位疗法

按摩方法	用拇指按揉风门穴100～200次，每天坚持，能够治疗肩背疼痛。
刮痧方法	从中间向外侧刮拭风门穴3～5分钟，隔天1次，可治疗发热、伤风。

肺俞

肺系疾病肺俞疗

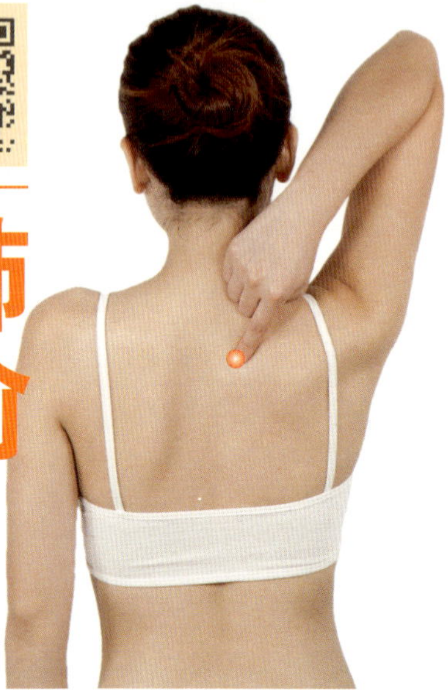

穴位定位

在背部，当第三胸椎棘突下，旁开1.5寸

功效主治

解表宣肺，清热理气。主治肩背疼痛、胸闷、咳嗽、气喘、伤风、头痛。

配伍治病

肺俞配中府，能宣肺止咳，主治咳嗽。肺俞配膏肓、三阴交，能补虚损、清热，主治骨蒸、潮热、盗汗。

穴位疗法

按摩方法	用拇指按揉肺俞穴100～200次，每天坚持，能够治疗肺部疾患。
艾灸方法	用艾条温和灸肺俞穴5～10分钟，1天1次，可改善胸闷、咳嗽、气喘等病症。

厥阴俞

祛烦解闷心胸畅

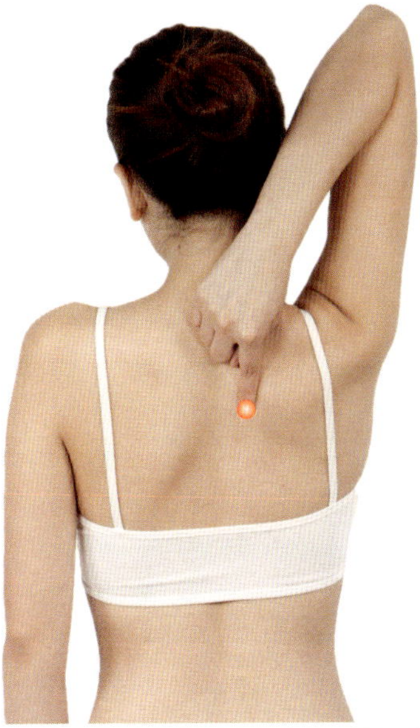

穴位定位

在背部，当第四胸椎棘突下，旁开1.5寸。

功效主治

除烦解闷。主治咳嗽、胸闷、心痛、心悸、肩背痛。

配伍治病

厥阴俞配膻中，有宽胸理气，活血止痛作用，主治心痛心悸、烦闷。厥阴俞配内关、胃俞，主治胃痛。

穴位疗法

按摩方法	用拇指按揉厥阴俞穴100～200次，每天坚持，治疗心痛、心悸。
拔罐方法	用火罐吸拔厥阴俞穴，留罐10分钟，隔天1次，可缓解咳嗽、肩背痛。

心俞

心悸失眠心俞按

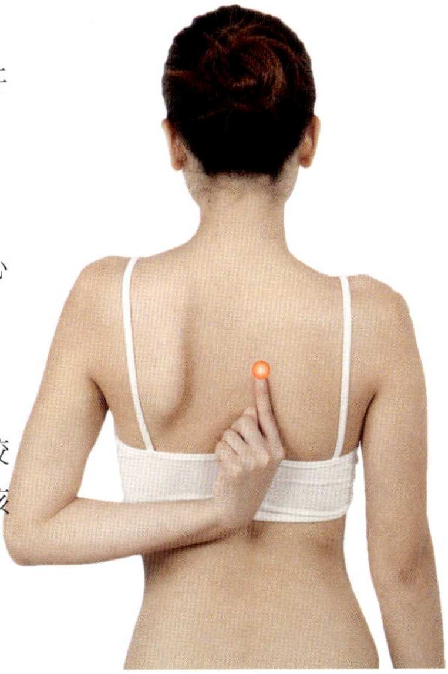

穴位定位

在背部，当第五胸椎棘突下，旁开1.5寸。

功效主治

宽胸理气，通络安神。主治心痛、心悸、失眠、健忘、咳嗽、咯血。

配伍治病

心俞配巨阙，主治冠心病、心绞痛。心俞配太渊、孔最，主治咳嗽、咯血。

穴位疗法

按摩方法	用拇指按揉心俞穴100～200次，每天坚持，能够治疗心痛、心悸。
艾灸方法	用艾条温和灸心俞穴5～10分钟，1天1次，可改善心痛、咳嗽、咯血等。

督俞

强心通脉又止痛

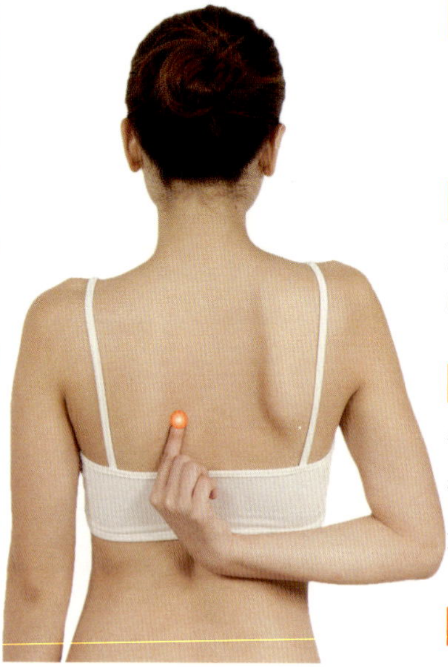

穴位定位

在背部，当第六胸椎棘突下，旁开1.5寸。

功效主治

理气止痛，强心通脉。主治心痛、咳嗽、咯血、脾胃病。

配伍治病

督俞配肩井、膻中，主治乳腺增生。督俞配合谷、足三里，主治胃痛、呃逆、腹胀。

穴位疗法

按摩方法	用拇指按揉督俞穴100～200次，每天坚持，能够治疗各种脾胃病。
艾灸方法	用艾条温和灸督俞穴5～10分钟，1天1次，可改善心悸、胃痛等。

膈俞

血证膈俞疗效佳

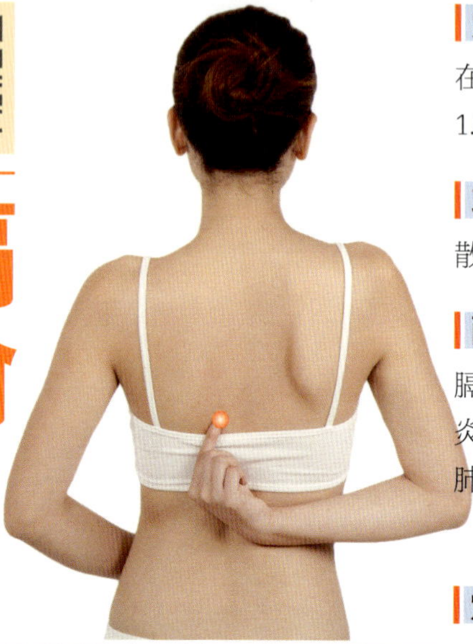

穴位定位

在背部，当第七胸椎棘突下，旁开1.5寸。

功效主治

散热化血。主治各种血证、呃逆。

配伍治病

膈俞配中脘、内关，主治胃痛、肠炎。膈俞配肺俞、膻中，主治咳嗽、肺炎。

穴位疗法

按摩方法	用拇指按揉膈俞穴100～200次，每天坚持，能够治疗各种血证。
刮痧方法	从上向下刮拭膈俞穴3～5分钟，隔天1次，可治疗呃逆等疾病。

肝俞

疏肝利胆降肝火

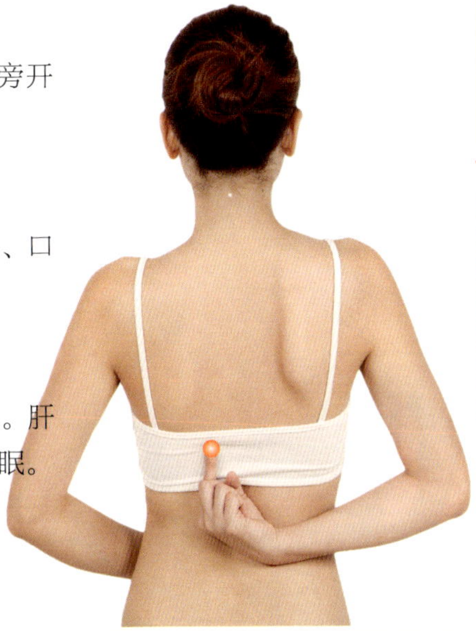

穴位定位

在背部，当第九胸椎棘突下，旁开1.5寸。

功效主治

疏肝利胆，降火止痉。主治咳嗽、口苦、眼疾、疝气、腹痛。

配伍治病

肝俞配期门，主治肝炎、胆囊炎。肝俞配肾俞、太溪，主治健忘、失眠。

穴位疗法

按摩方法	用拇指按揉肝俞穴100～200次，每天坚持，能够治疗咳嗽、口苦。
艾灸方法	用艾条温和灸肝俞穴5～10分钟，1天1次，可改善疝气、腹痛。

胆俞

胆疾问题求胆俞

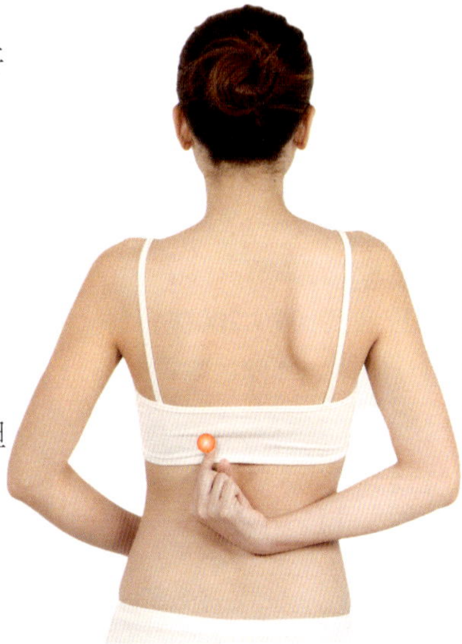

穴位定位

在背部，当第十胸椎棘突下，旁开1.5寸。

功效主治

疏肝利胆，清热化湿。主治胆囊炎、胸闷、口苦、肝炎等。

配伍治病

胆俞配日月，主治黄疸、胆囊炎。胆俞配膏肓、三阴交，主治咽喉肿痛、潮热。

穴位疗法

按摩方法	用拇指按揉胆俞穴100～200次，每天坚持，能够治疗胸闷、口苦。
拔罐方法	用火罐吸拔胆俞穴，留罐5～10分钟，隔天1次，可缓解胆疾等。

关元俞

温肾壮阳此穴魁

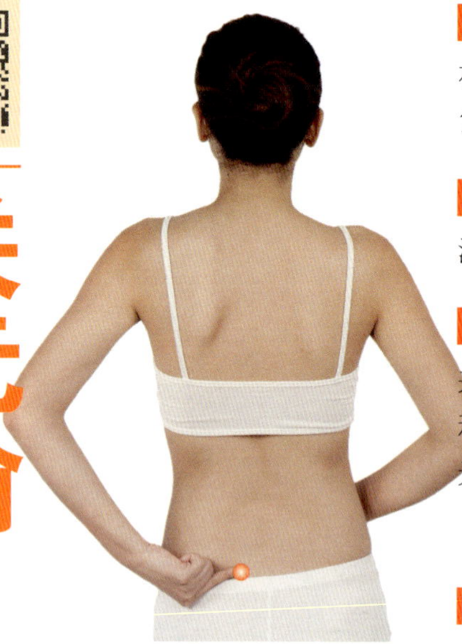

穴位定位

在腰部，当第五腰椎棘突下，旁开1.5寸。

功效主治

温肾壮阳。主治肠鸣、便秘、泄泻。

配伍治病

关元俞配中极、水道，主治小便不利。关元俞配关元、复溜，有固本培元补肾的作用，主治腰痛、遗尿。

穴位疗法

按摩方法	用拇指按揉关元俞穴100～200次，每天坚持，能够治疗肠鸣、便秘、泄泻等疾病。
艾灸方法	用艾条温和灸关元俞穴5～10分钟，1天1次，可改善泄泻。

小肠俞

通调二便治肾病

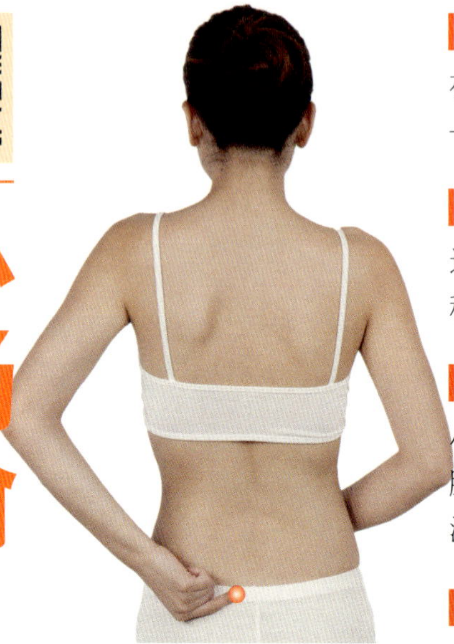

穴位定位

在骶部，当骶正中嵴旁1.5寸，平第一骶后孔。

功效主治

通调二便，清热利湿。主治腹痛、便秘、遗尿、遗精。

配伍治病

小肠俞配关元，主治遗精、遗尿。小肠俞配大横、下巨虚，有清热健脾祛湿的作用，主治肠炎、泄泻、痢疾。

穴位疗法

按摩方法	用拇指按揉小肠俞穴100～200次，每天坚持，能够治疗腹痛、便秘。
艾灸方法	用艾条温和灸小肠俞穴5～10分钟，1天1次，可改善遗尿、遗精。

膀胱俞

遗尿便秘泄泻调

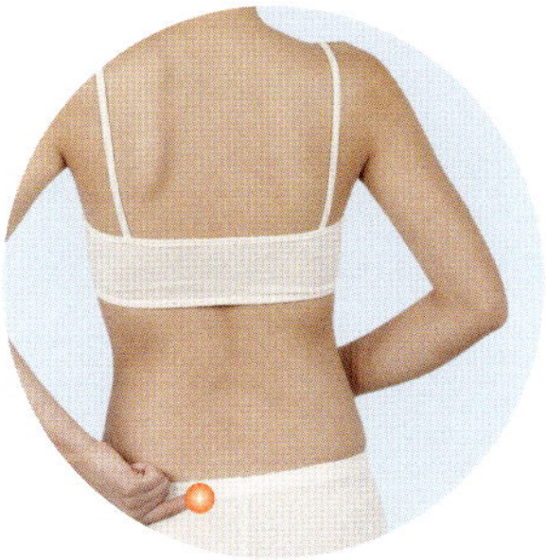

穴位定位

在骶部，当骶正中嵴旁1.5寸，平第二骶后孔。

功效主治

清热利湿，通经活络。主治泄泻、便秘、遗尿。

穴位疗法

按摩方法	按揉膀胱俞穴200次，每天坚持，能够治疗泄泻、便秘。
艾灸方法	用艾条温和灸膀胱俞穴5～10分钟，1天1次，可改善遗尿、遗精。

中膂俞

温肾壮阳调肠腑

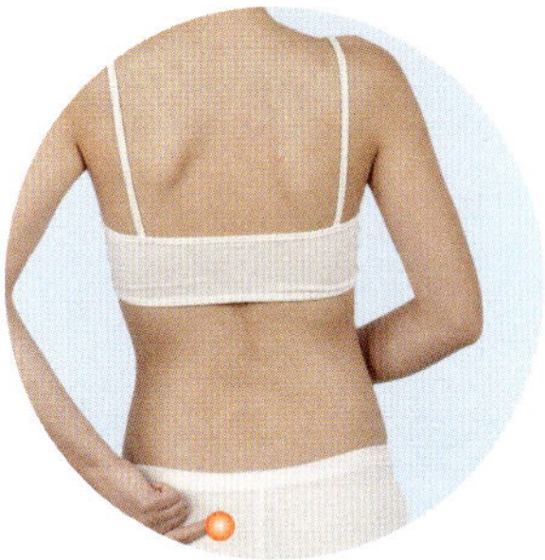

穴位定位

在骶部，当骶正中嵴旁1.5寸，平第三骶后孔。

功效主治

益肾温阳，强健腰膝。主治泄泻、疝气、腰骶痛、坐骨神经痛、糖尿病等。

穴位疗法

按摩方法	揉按中膂俞穴100次，每天坚持，治疗泄泻、糖尿病。
刮痧方法	用刮痧板的边缘刮拭中膂俞穴，刮拭30次，隔天1次，治疗坐骨神经痛。

白环俞

益肾固精调气血

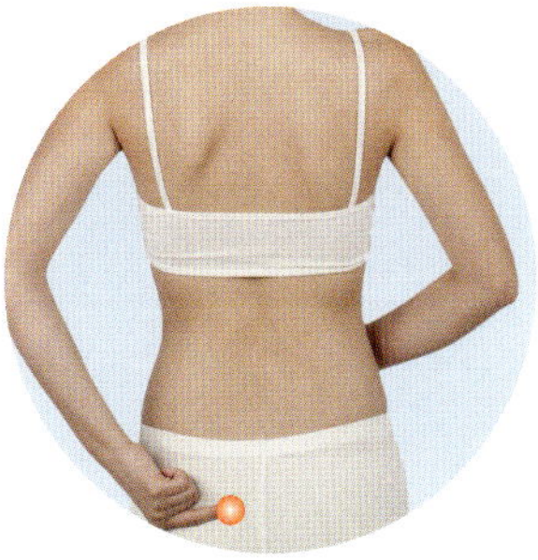

穴位定位

在骶部，当骶正中嵴旁1.5寸，平第四骶后孔。

功效主治

温补下元，调理气血。主治遗精、遗尿、月经不调、疝气、腰腿痛。

穴位疗法

按摩方法	按揉白环俞穴200次，每天坚持，可治疗各种腰腿痛。
艾灸方法	用艾条温和灸白环俞穴5～10分钟，1天1次，可改善遗尿、遗精。

八髎

男科妇科八髎治

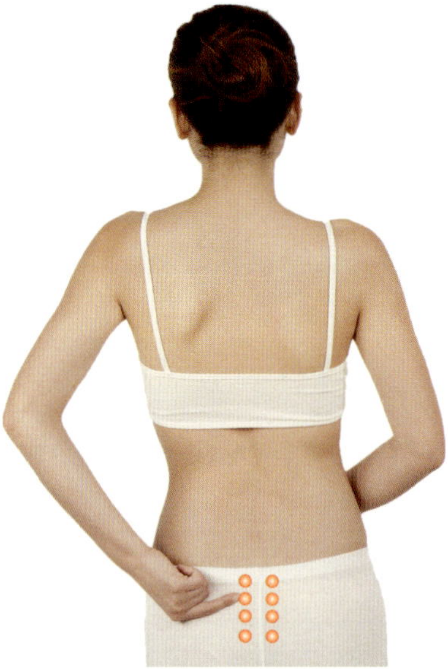

穴位定位

在骶部，为上髎、次髎、中髎、下髎，左右共八个，在第一、二、三、四骶后孔中。

功效主治

调理下焦，强腰利膝。主治月经不调、痛经、带下、小便不利、阳痿。

配伍治病

八髎配三阴交、中极，主治小便不利。八髎配气海，主治腹痛。

穴位疗法

按摩方法	按揉八髎穴100～200次，每天坚持，能够治疗月经不调、痛经。
艾灸方法	用艾条温和灸八髎穴5～10分钟，1天1次，可改善小便不利、阳痿。

会阳

下焦不利找会阳

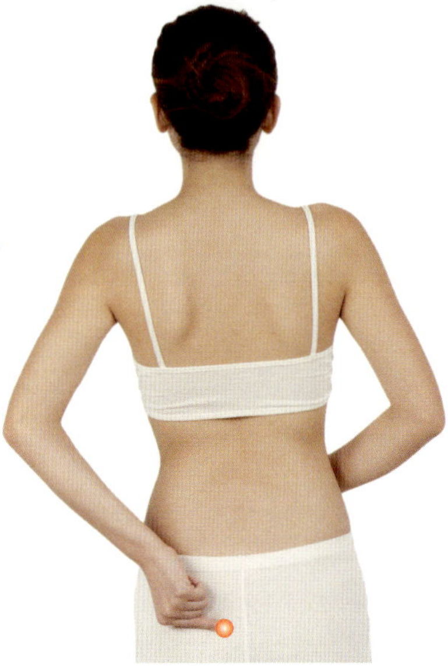

穴位定位

在骶部，尾骨端旁开0.5寸。

功效主治

清热利湿，益肾固带。主治阳痿、小便不利、痛经、水肿、带下异常。

配伍治病

会阳配百会、长强，主治脱肛、痔疮。会阳配曲池、血海，有祛风除湿、活血止痒的作用，主治阴部皮炎、瘙痒。

穴位疗法

按摩方法	用拇指按揉会阳穴100～200次，每天坚持，能够治疗阳痿。
艾灸方法	用艾条温和灸会阳穴5～10分钟，1天1次，可改善小便不利、痛经、阳痿。

承扶

通便消痔活络用

穴位定位

在大腿后面，臀下横纹的中点。

功效主治

通便消痔，舒经活络。主治下肢疼痛、腰痛、便秘。

配伍治病

承扶配秩边、承山，主治便秘。承扶配环跳、悬钟，主治坐骨神经痛、下肢瘫痪。

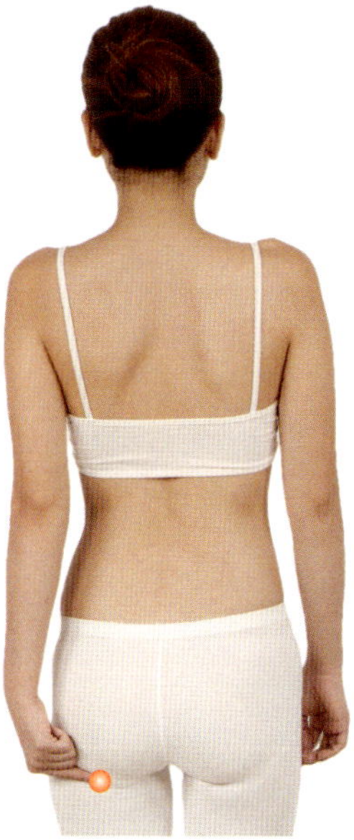

穴位疗法

按摩方法	用拇指按揉或弹拨承扶穴100～200次，每天坚持，能够治疗下肢疼痛。
艾灸方法	用艾条温和灸承扶穴5～10分钟，1天1次，可改善下肢疼痛。

殷门

下肢不利寻殷门

穴位定位

在大腿后面，当承扶与委中的连线上，承扶下6寸。

功效主治

舒经活络，强膝壮腰。主治下肢痿痹、坐骨神经痛、小儿麻痹后遗症等病症。

配伍治病

殷门配肾俞、委中，主治腰脊疼痛。

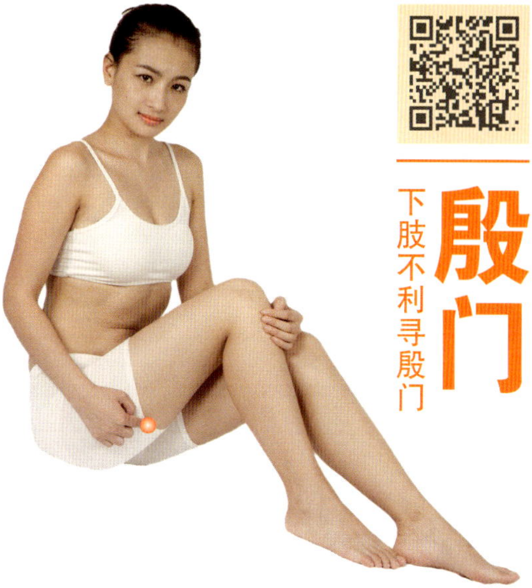

穴位疗法

按摩方法	用拇指按揉殷门穴100～200次，每天坚持，治疗下肢后侧疼痛。
艾灸方法	用艾条温和灸殷门穴5～10分钟，1天1次，可改善下肢疼痛。

浮郄

理气和胃舒经络

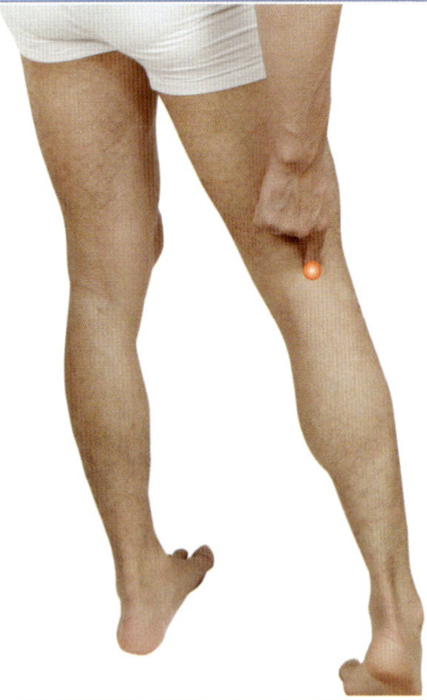

穴位定位

在腘横纹外侧端，委阳上1寸，股二头肌腱的内侧。

功效主治

舒经通络，理气和胃。主治急性肠胃炎、便秘、膀胱炎、膝关节疼痛等。

配伍治病

浮郄配尺泽、上巨虚，主治急性胃肠炎。浮郄配承山、昆仑，主治臀股麻木、小腿挛急。

穴位疗法

按摩方法	用拇指弹拨浮郄穴100～200次，每天坚持，可治疗膝关节疼痛。
刮痧方法	用角刮法从前向后刮拭浮郄穴3～5分钟，隔天1次，可缓解便秘、膀胱炎。

委阳

水湿不利委阳刮

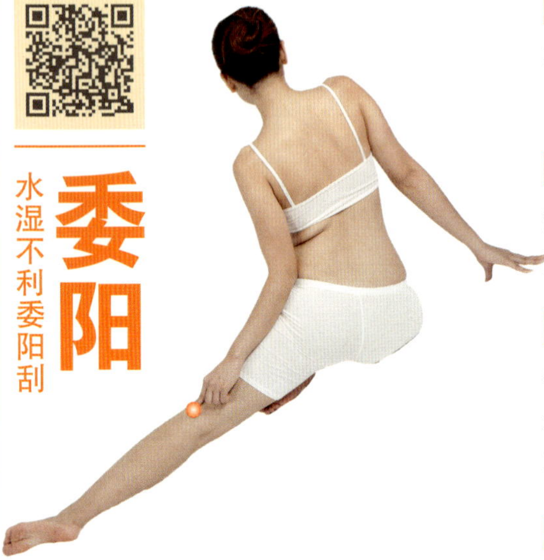

穴位定位

在腘横纹外侧端，当股二头肌腱的内侧。

功效主治

舒经活络，通利水湿。主治腹胀、膝关节疼痛、癃闭、遗尿、水肿。

配伍治病

委阳配三阴交、昆仑，主治小便不利。委阳配殷门、太白，主治腰痛不可俯仰。

穴位疗法

按摩方法	用拇指按揉委阳穴100～200次，每天坚持，可治疗膝关节疼痛、遗尿。
艾灸方法	用艾条温和灸委阳穴5～10分钟，1天1次，可改善腹胀、水肿。

委中

腰背有痛委中求

穴位定位

在腘横纹中点，当股二头肌腱与半腱肌肌腱的中间。

功效主治

舒经活络，凉血解毒。主治头痛、恶风寒、小便不利、腰背痛、遗尿、下肢疼痛。

配伍治病

委中配曲池、风市，主治湿疹、疔疮。委中配肾俞、腰阳关，主治腰腿痛、坐骨神经痛。委中配阳陵泉、悬钟，主治下肢痿痹。

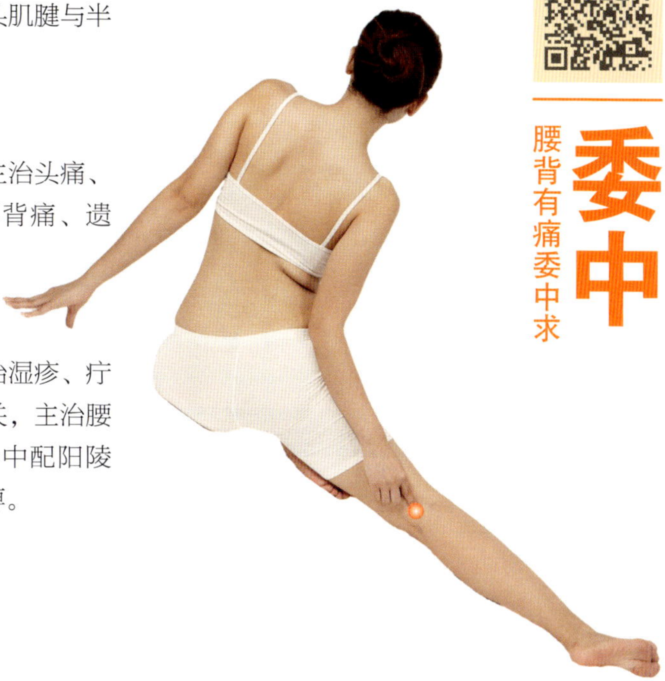

穴位疗法

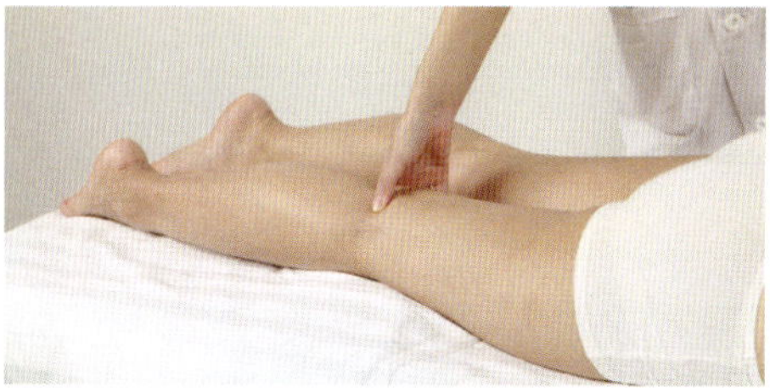

按摩方法：按揉委中穴100～200次，每天坚持，能够治疗腰腹痛、头痛。

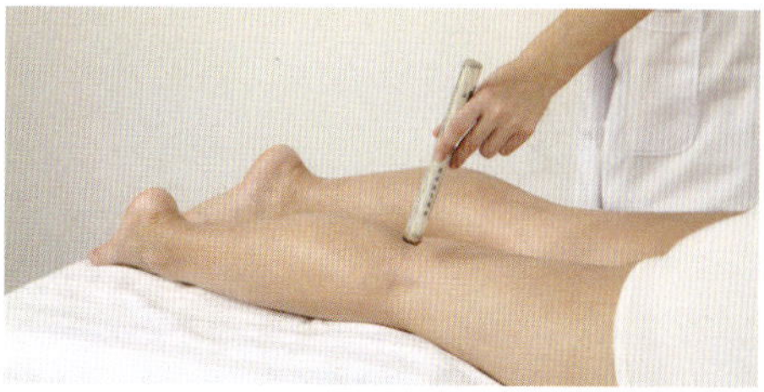

艾灸方法：温和灸委中穴5～10分钟，1天1次，可改善小便不利、腰腿疼等。

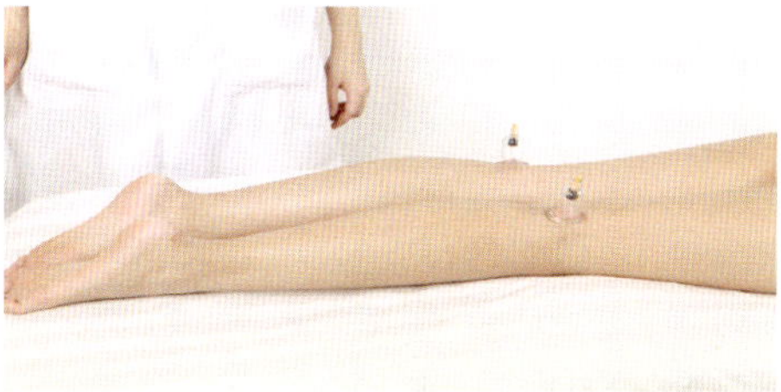

拔罐方法：用气罐吸拔委中穴5分钟，隔天1次，可治疗腰腹痛、头痛。

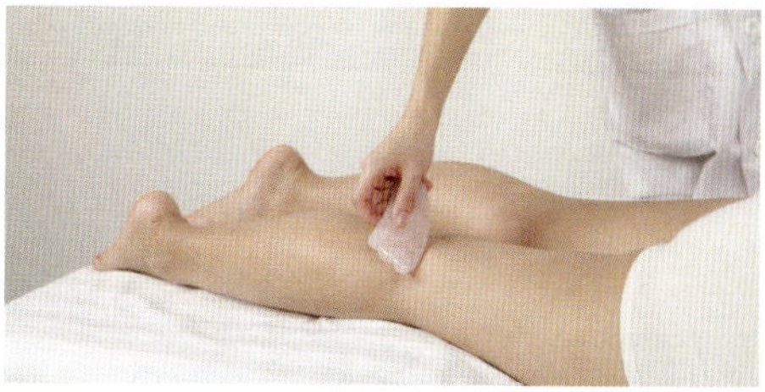

刮痧方法：用面刮法从上向下刮拭委中穴3～5分钟，隔天1次，可治疗腰腿疼、下肢疼痛等。

附分

祛风散寒舒筋络

穴位定位

在背部，当第二胸椎棘突下，旁开3寸。

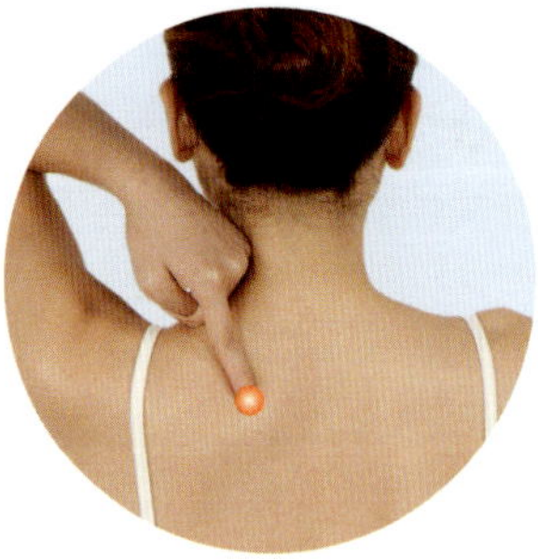

功效主治

舒经活络，祛风散寒。主治颈椎病、肘臂麻木、肺炎、感冒、肋神经痛等。

穴位疗法

按摩方法	按揉附分穴100～200次，每天坚持，治疗肩背疼痛。
刮痧方法	用面刮法从上向下刮拭附分穴3～5分钟，隔天1次，可治疗肘臂麻木等。

魄户

理气清肺平喘咳

穴位定位

在背部，当第三胸椎棘突下，旁开3寸。

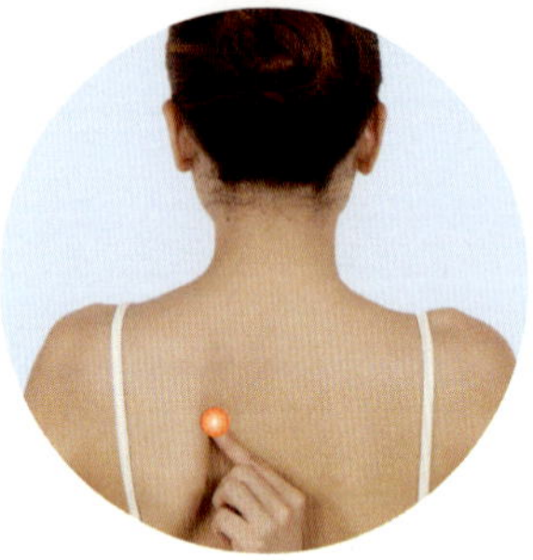

功效主治

养阴清肺，平喘止咳。主治气短、咳嗽、气喘、支气管炎、肺结核、项强、肩背痛。

穴位疗法

按摩方法	揉按魄户穴2～3分钟，每天坚持，可改善气喘、咳嗽。
艾灸方法	用艾条温和灸魄户穴5～10分钟，1天1次，可改善气短、咳嗽、气喘。

膏肓俞

补虚益损膏肓俞

穴位定位

在背部，当第四胸椎棘突下，旁开3寸。

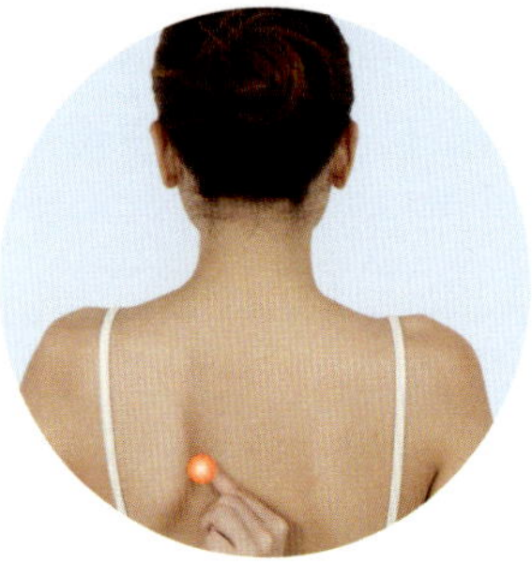

功效主治

补虚益损，调理肺气。主治肺结核、气喘、咳嗽、四肢疲倦、健忘、气喘。

穴位疗法

按摩方法	按揉膏肓俞穴200次，每天坚持，能够治疗咳嗽、气喘。
拔罐方法	用火罐吸拔膏肓俞穴，留罐5～10分钟，隔天1次，可缓解四肢疲倦。

神堂

镇静安神泻心火

穴位定位

在背部，当第五胸椎棘突下，旁开3寸。

功效主治

清心泻火，镇静安神。主治咳嗽、气喘、胸闷、脊背强直等病症。

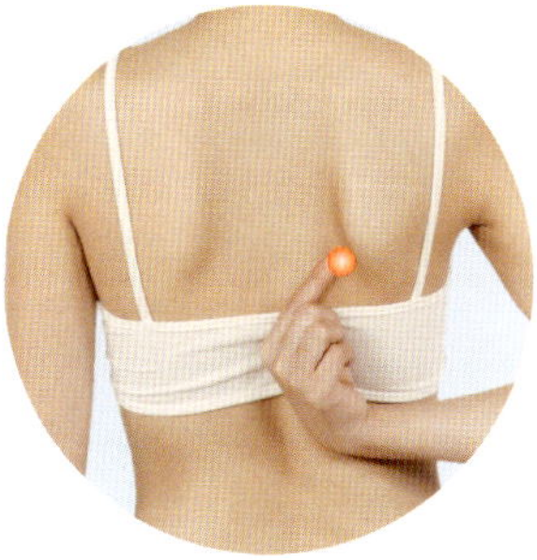

穴位疗法

按摩方法	点按神堂穴1～3分钟，每天坚持，可治脊背强直。
拔罐方法	用火罐吸拔神堂穴，留罐10分钟，隔天1次，可治胸闷。

譩譆

养阴润肺治咳嗽

穴位定位

在背部，当第六胸椎棘突下，旁开3寸。

功效主治

养阴清肺，疏风解表。主治肩背痛、咳嗽、气喘、目眩、目痛、呕吐、热病。

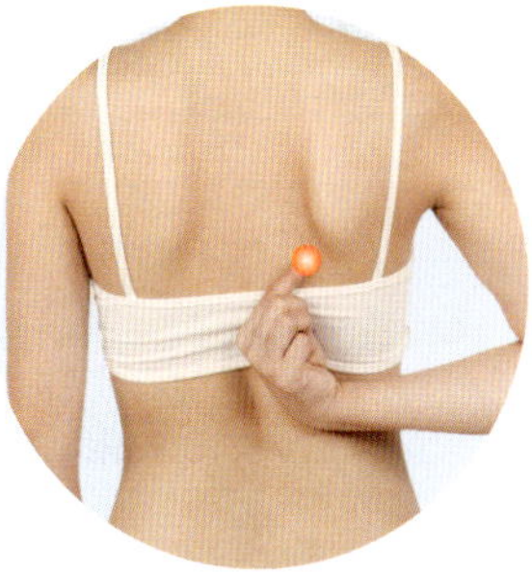

穴位疗法

按摩方法	揉按譩譆穴上2～3分钟，每天坚持，可治肩背痛。
拔罐方法	用火罐吸拔譩譆穴，留罐10分钟，隔天1次，可治热病。

膈关

宽胸理气呕吐消

穴位定位

在背部，当第七胸椎棘突下，旁开3寸。

功效主治

和胃降逆，宽胸利膈。主治食欲不振、呃逆、呕吐、胸胁胀满、脊背强痛、热病。

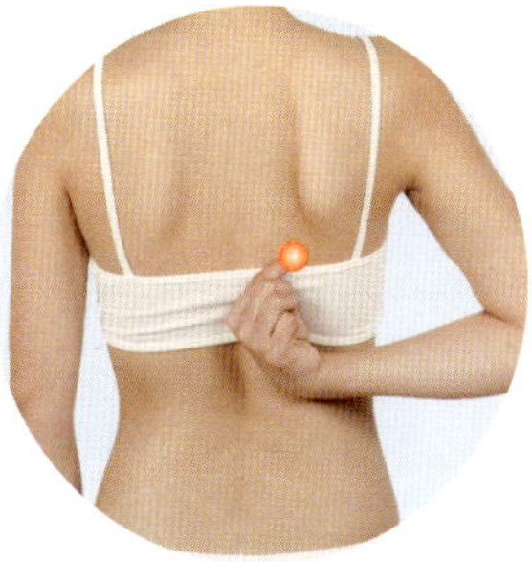

穴位疗法

按摩方法	按揉膈关穴200次，每天坚持，能够治疗嗳气、呃逆。
艾灸方法	用艾条温和灸膈关穴5～10分钟，1天1次，可改善呃逆、呕吐、胸胁胀满。

魂门

健脾养胃疏肝气

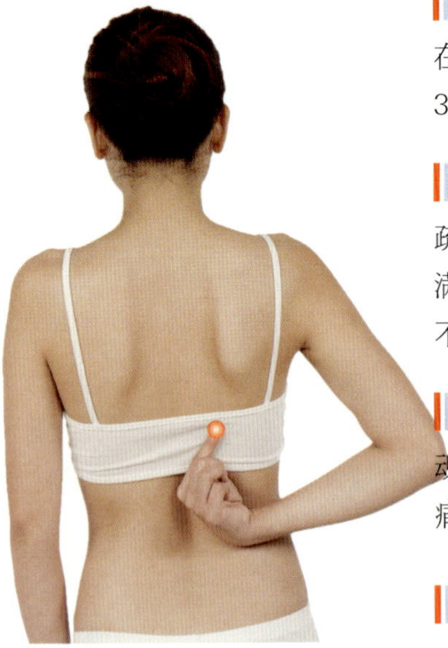

穴位定位

在背部，当第九胸椎棘突下，旁开3寸。

功效主治

疏肝理气，健脾和胃。主治胸胁胀满、呕吐、泄泻、背痛、胃痛、消化不良。

配伍治病

魂门配中都、阳陵泉，主治胸胁胀痛。

穴位疗法

按摩方法	按揉魂门穴100～200次，每天坚持，能够治疗肠鸣泄泻、呕吐。
艾灸方法	用艾条温和灸魂门穴5～10分钟，1天1次，可改善胸胁胀满。

阳纲

调理肠胃利肝胆

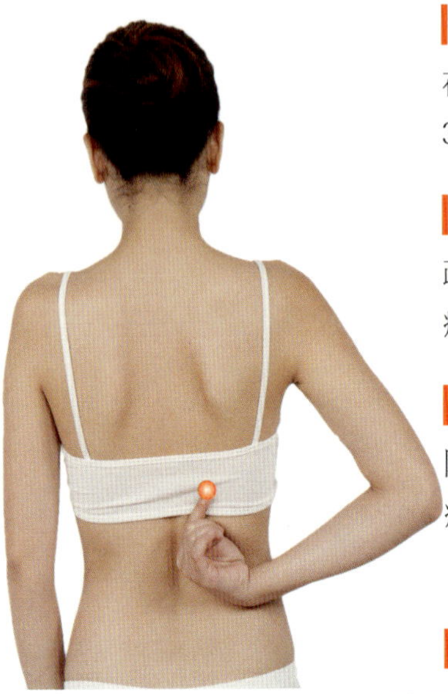

穴位定位

在背部，当第十胸椎棘突下，旁开3寸。

功效主治

疏肝利胆，清热利湿。主治黄疸、腹痛、腹胀、肠鸣、泄泻、消化不良等。

配伍治病

阳纲配天枢、气海，主治肠鸣、腹痛、泄泻。

穴位疗法

按摩方法	按揉阳纲穴100～200次，每天坚持，能够治疗肠鸣、腹胀、腹痛。
拔罐方法	用火罐吸拔阳纲穴，留罐5～10分钟，隔天1次，可缓解消化不良。

意舍

促进消化胃口好

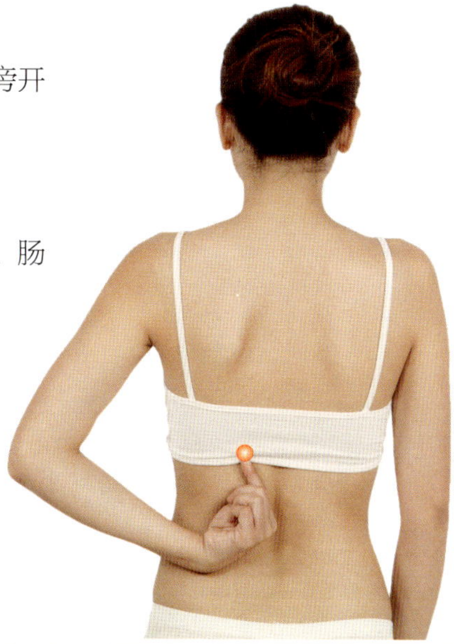

穴位定位

在背部，当第十一胸椎棘突下，旁开3寸。

功效主治

健脾和胃，化湿消滞。主治腹胀、肠鸣、呕吐、泄泻等病症。

配伍治病

意舍配期门、阳陵泉，主治黄疸。

穴位疗法

按摩方法	按揉意舍穴100～200次，每天坚持，可治疗肠鸣、腹胀、泄泻。
艾灸方法	用艾条温和灸意舍穴5～10分钟，1天1次，可改善肠鸣、腹胀、泄泻。

胃仓

健胃消食化积滞

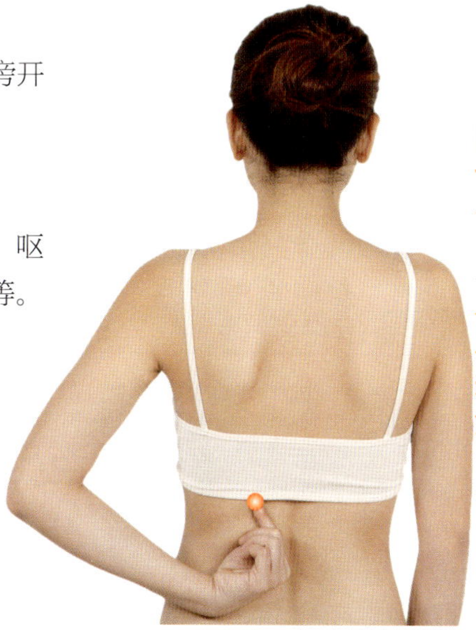

穴位定位

在背部，当第十二胸椎棘突下，旁开3寸。

功效主治

健脾和胃，理气消滞。主治胃痛、呕吐、腹胀、消化不良、水肿、便秘等。

配伍治病

胃仓配脾俞、四缝，主治腹胀。

穴位疗法

按摩方法	用拇指按揉胃仓穴100～200次，每天坚持，能够治疗消化不良、胃痛。
拔罐方法	用火罐吸拔胃仓穴，留罐5～10分钟，隔天1次，可缓解胃痛、呕吐。

肓门

清热消肿通乳汁

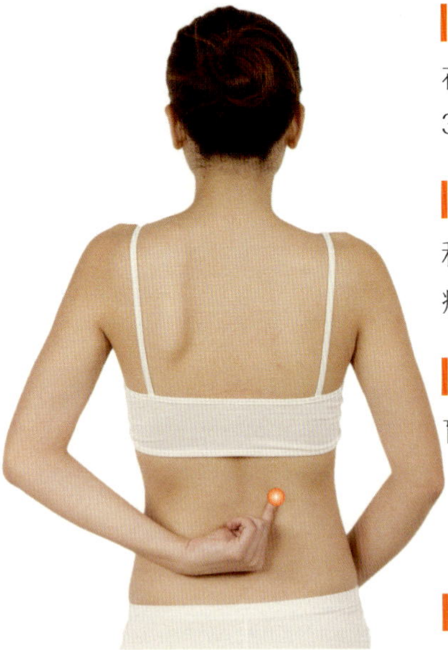

穴位定位

在腰部，当第一腰椎棘突下，旁开3寸。

功效主治

和胃止痛，化滞通乳。主治胃炎、腹痛、乳腺炎、腰肌劳损、便秘、上腹痛。

配伍治病

肓门配气海、天枢，主治便秘。

穴位疗法

按摩方法	用拇指按揉肓门穴100～200次，每天坚持，能够治疗便秘、上腹痛。
艾灸方法	用艾条温和灸肓门穴5～10分钟，1天1次，可治疗乳腺病、上腹痛。

志室

补肾利湿强腰膝

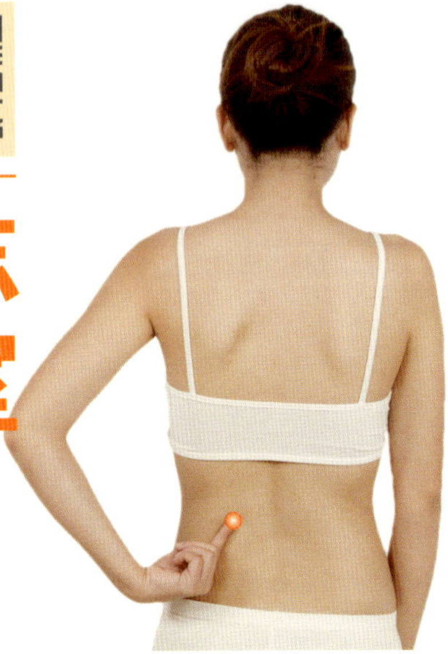

穴位定位

在腰部，当第二腰椎棘突下，旁开3寸。

功效主治

补肾，利湿，强腰膝。主治阳痿、遗精、腹痛、小便不利、水肿。

配伍治病

志室配肾俞、关元，主治阳痿、遗精。志室配命门、委中，主治腰膝疼痛。

穴位疗法

按摩方法	用拇指按揉志室穴100～200次，每天坚持，能够治疗阳痿、遗精。
艾灸方法	用艾条温和灸志室穴5～10分钟，1天1次，可改善小便不利、水肿。

胞肓

通利二便强腰身

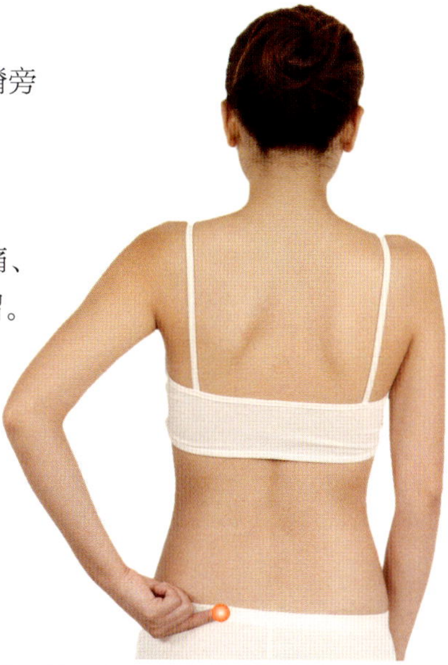

穴位定位

在臀部，平第二骶后孔，骶正中嵴旁开3寸。

功效主治

补肾强腰，通利二便。主治腰脊痛、肠炎、肠鸣、腹胀、便秘、尿潴留。

配伍治病

胞肓配委中，主治腰痛。

穴位疗法

按摩方法	用拇指揉压胞肓穴，压揉2～3分钟，每天坚持，治疗腰脊痛。
刮痧方法	用刮痧板边缘刮拭胞肓穴，稍出痧即可，隔天1次，治疗肠炎、尿潴留。

秩边

腰痛腿痛寻秩边

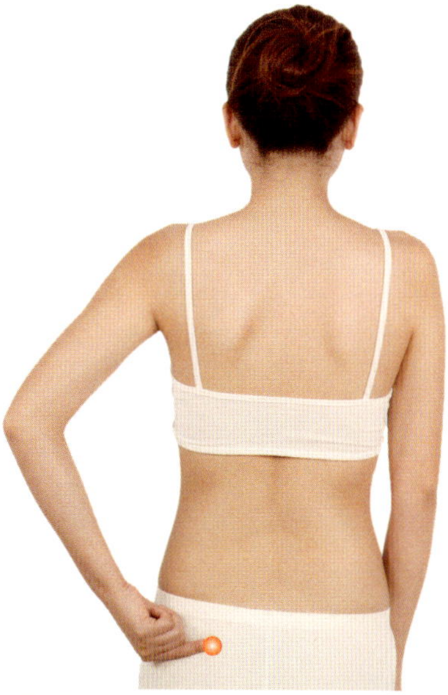

穴位定位

在臀部，平第四骶后孔，骶正中嵴旁开3寸。

功效主治

舒经活络，强腰膝。主治腰骶痛、下肢痿痹、阴部肿痛、小便不利、便秘。

配伍治病

秩边配阳陵泉、委中，主治下肢痿痹等。

穴位疗法

按摩方法	用拇指按揉秩边穴100～200次，每天坚持，能够治疗腰腿疼痛。
艾灸方法	用艾条温和灸秩边穴5～10分钟，1天1次，可改善阴部肿痛、下肢痿痹。

合阳

舒筋通络健腰膝

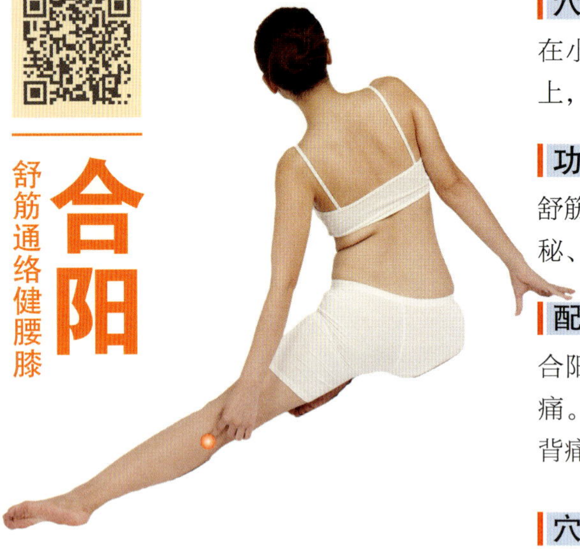

穴位定位

在小腿后面，当委中与承山的连线上，委中下2寸。

功效主治

舒筋通络，强健腰膝。主治腹痛、便秘、痔疮、小腿疼痛等病症。

配伍治病

合阳穴配腰阳关，可治疗腰痛、背痛。合阳配大椎、肩外俞，主治肩背痛。

穴位疗法

按摩方法	用拇指按揉合阳穴100～200次，每天坚持，能够治疗腹痛、便秘。
刮痧方法	用面刮法从上向下刮合阳穴3～5分钟，隔天1次，可治痔疮、下肢疼痛。

承筋

舒经活络化水湿

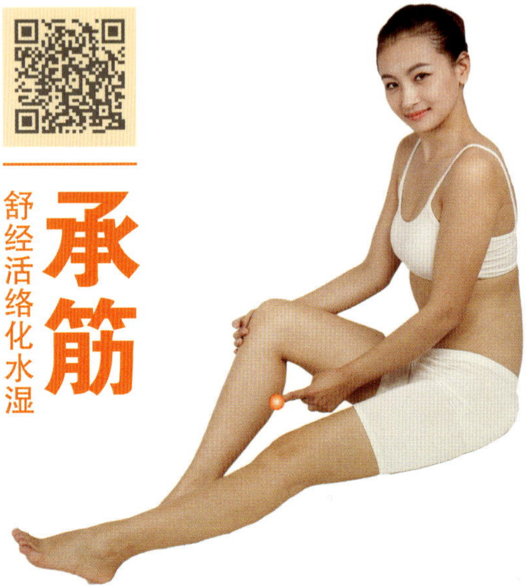

穴位定位

在小腿后面，当委中与承山的连线上，腓肠肌肌腹中央，委中下5寸。

功效主治

运化水湿，舒经活络。主治抽筋、小腿肌肉酸胀、急性腰扭伤等病症。

配伍治病

承筋配阳陵泉、足三里，主治下肢痿痹。

穴位疗法

按摩方法	用拇指按揉或弹拨承筋穴100～200次，每天坚持，可治疗腰腿疼痛。
刮痧方法	用面刮法从上向下刮拭承筋穴3～5分钟，隔天1次，可治疗抽筋。

承山

理气止痛力量雄

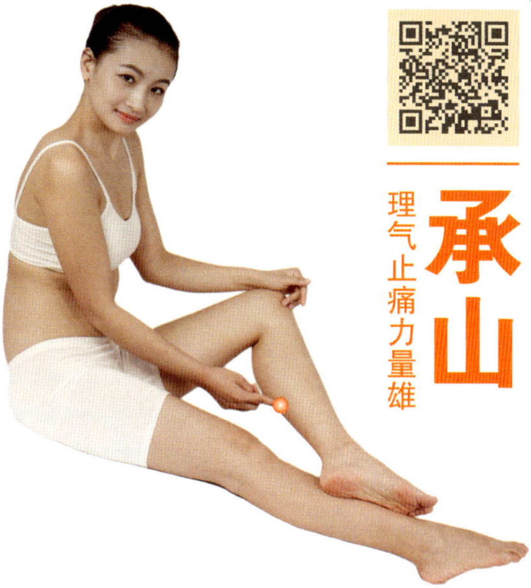

穴位定位

在委中与昆仑之间，当伸直小腿或足跟上提时腓肠肌肌腹下出现的尖角凹陷处。

功效主治

理气止痛，舒经活络。主治腹痛、便秘、小腿疼痛、疝气、腰背痛。

配伍治病

承山配环跳、阳陵泉，主治腓肠肌痉挛、下肢痿痹。

穴位疗法

按摩方法	用拇指按揉承山穴100~200次，每天坚持，可治疗腹痛、便秘。
艾灸方法	用艾条温和灸承山穴5~10分钟，1天1次，可改善疝气、小腿疼痛、腰背痛等。

飞扬

健步如飞靠飞扬

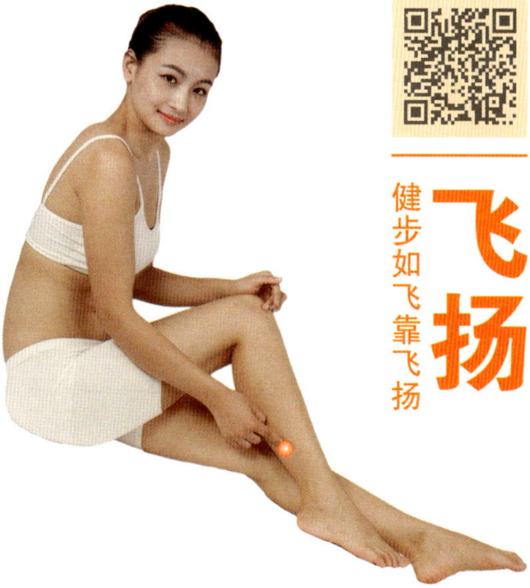

穴位定位

在小腿后面，当外踝后，昆仑穴直上7寸，承山外下方1寸处。

功效主治

祛风健腰，通经活络。主治风湿性关节炎、风寒感冒、膀胱炎、腰腿酸软。

配伍治病

飞扬配百会、后溪，主治癫狂、痫证。飞扬配太溪，主治头痛、目眩、鼻出血。

穴位疗法

按摩方法	用拇指按揉飞扬穴100~200次，每天坚持，可治疗腰腿疼痛。
刮痧方法	用面刮法从上向下刮拭飞扬穴3~5分钟，隔天1次，可治疗风寒感冒、小腿疼痛等。

跗阳

退热散风精神好

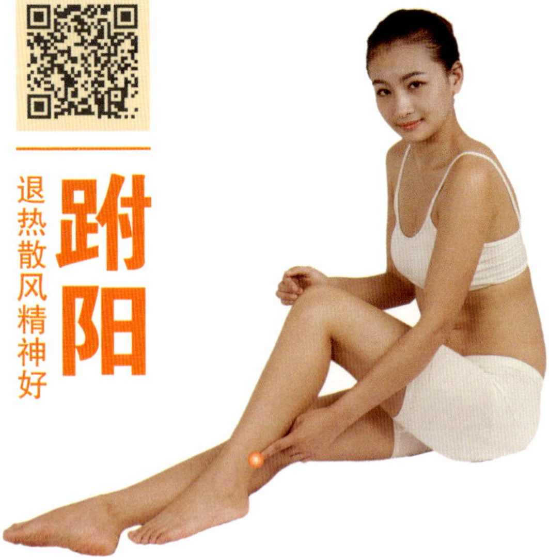

穴位定位

在小腿后区，外踝后，昆仑直上3寸。

功效主治

舒经活络，清利头目。主治头痛、头重、腰骶疼痛、下肢瘫痪、外踝肿痛等病症。

配伍治病

跗阳配环跳、委中，主治下肢痿痹。

穴位疗法

按摩方法	用拇指按揉跗阳穴100～200次，每天坚持，治疗头痛、腰腿疼痛。
艾灸方法	用艾条温和灸跗阳穴5～10分钟，1天1次，可改善下肢痹痛。

昆仑

舒经活络按昆仑

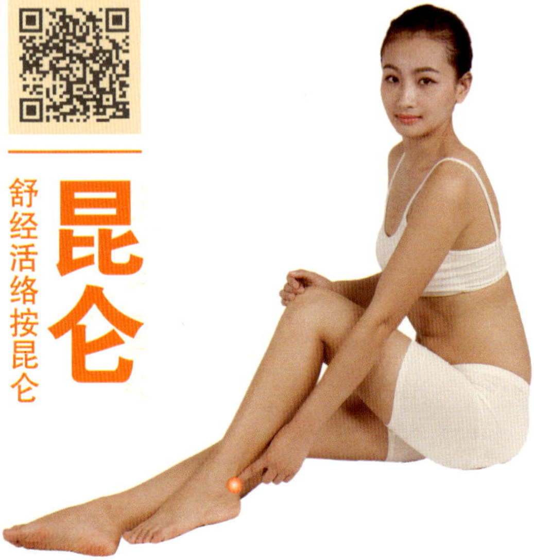

穴位定位

在足部外踝后方，当外踝尖与跟腱之间的凹陷处。

功效主治

安神清热，舒经活络。主治目眩、头痛、颈项强痛、腰痛、足跟痛、心痛等病症。

配伍治病

昆仑配风池、后溪，主治头痛、惊痫。

穴位疗法

按摩方法	按揉昆仑穴100～200次，每天坚持，能够治疗各种头痛、颈项强痛。
艾灸方法	用艾条温和灸昆仑穴5～10分钟，1天1次，可改善目眩、心痛等。

仆参

濡养筋脉强筋骨

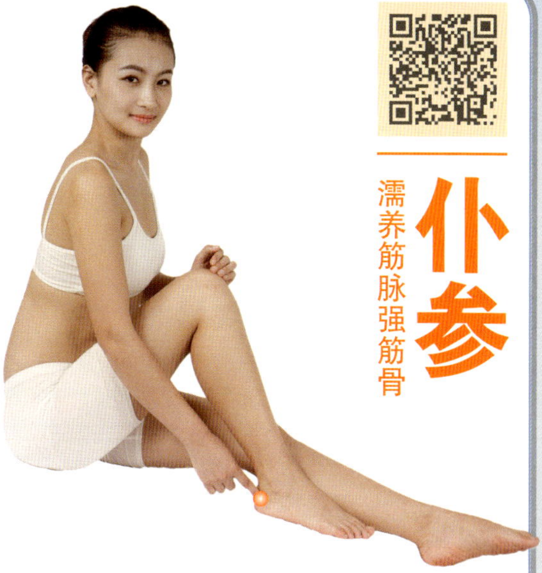

穴位定位

在足外侧部，外踝后下方，昆仑直下，跟骨外侧，赤白肉际处。

功效主治

疏经活络，舒筋健骨。主治下肢痿痹、足跟痛、癫痫等病症。

配伍治病

仆参配阳陵泉、承山，主治足跟痛。仆参配人中、十宣，主治癫痫、晕厥。

穴位疗法

按摩方法	用拇指按揉仆参穴100~200次，每天坚持，能够治疗足跟痛。
刮痧方法	用角刮法从上向下刮拭仆参穴3~5分钟，隔天1次，可治疗下肢痿痹。

申脉

肢节不利找申脉

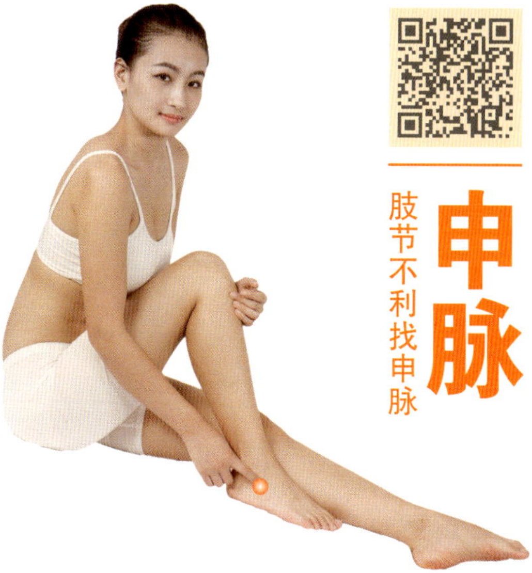

穴位定位

在足外侧部，外踝直下方凹陷中。

功效主治

申筋，利节，通脉。主治下肢麻木、转侧不利、瘫痪、目赤肿痛、失眠等病症。

配伍治病

申脉配阳陵泉、足三里，主治下肢痿痹。仆参配人中、十宣，主治癫痫、晕厥。

穴位疗法

按摩方法	用拇指按揉申脉穴100~200次，每天坚持，能够治疗目赤肿痛、失眠。
刮痧方法	用角刮法从上向下刮拭申脉穴3~5分钟，隔天1次，可治疗下肢痿痹。

金门

醒神镇惊开关窍

穴位定位

在足背外侧，当外踝前缘直下，骰骨下缘处。

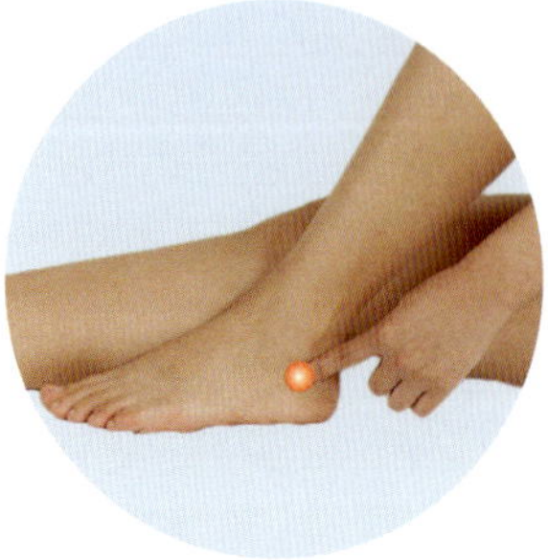

功效主治

疏经活络，宁神熄风。主治癫痫、小儿惊风、头痛、腰痛、下肢痿痹、足跟痛。

穴位疗法

按摩方法	按揉金门穴100～200次，每天坚持，治疗头痛、足跟痛。
艾灸方法	用艾条温和灸金门穴5～10分钟，1天1次，可改善腰痛。

京骨

祛风舒筋止疼痛

穴位定位

在足外侧，第五跖骨粗隆下方，赤白肉际处。

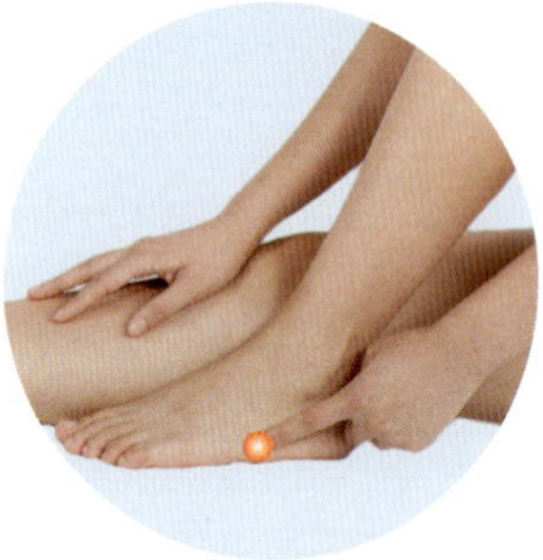

功效主治

疏经活络，散风清热。主治头痛、脑膜炎、项强、目翳、鼻出血、腰腿痛。

穴位疗法

按摩方法	按揉京骨穴100～200次，每天坚持，能够治疗头痛、目翳。
艾灸方法	用艾条温和灸京骨穴5～10分钟，1天1次，可改善目翳、鼻出血、头痛。

束骨

清利头目平肝风

穴位定位

在足外侧，足小趾本节（第五跖趾关节）的后方，赤白肉际处。

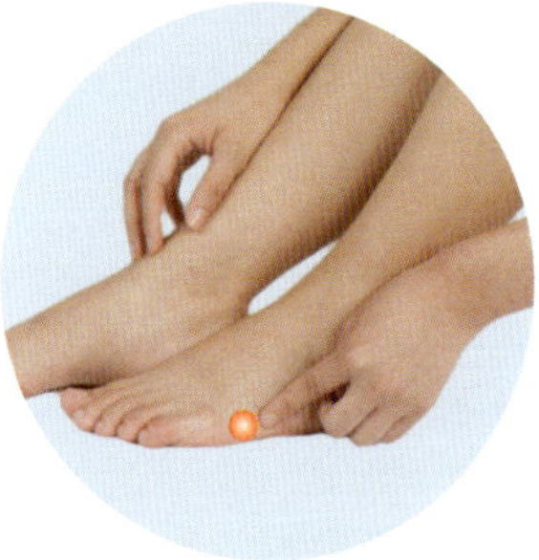

功效主治

散风清热，清利头目。主治结膜炎、头痛、目眩、项强、目翳、足痛。

穴位疗法

按摩方法	按揉束骨穴200次，每天坚持，能够治疗头痛、足痛。
刮痧方法	用面刮法从上向下刮拭束骨穴3～5分钟，隔天1次，可治疗头痛。

足通谷

安神定志祛痰湿

穴位定位

在足外侧，足小趾本节（第五跖趾关节）的前方，赤白肉际处。

功效主治

疏经活络，散风清热。主治头痛、项强、目眩、鼻出血、癫狂、痔疮。

配伍治病

足通谷配上星、内庭，主治鼻出血。足通谷配章门、丰隆，主治癫痫、精神分裂症。

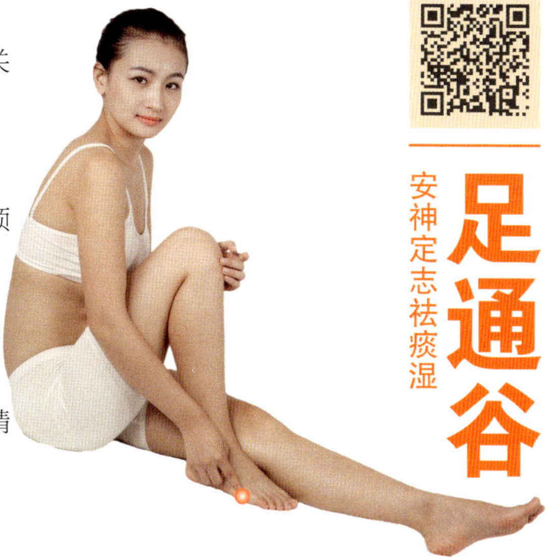

穴位疗法

按摩方法	用拇指按揉足通谷穴100～200次，每天坚持，能够治疗头痛。
艾灸方法	用艾条温和灸足通谷穴5～10分钟，1天1次，可改善头痛、痔疮等。

至阴

正胎催产灸至阴

穴位定位

在足小趾末节外侧，距趾甲角0.1寸（指寸）。

功效主治

正胎催产，清头明目。主治头痛、胎位不正。

配伍治病

至阴配风池、攒竹，主治头痛、目痛。至阴配三阴交，主治胞衣不下、难产。

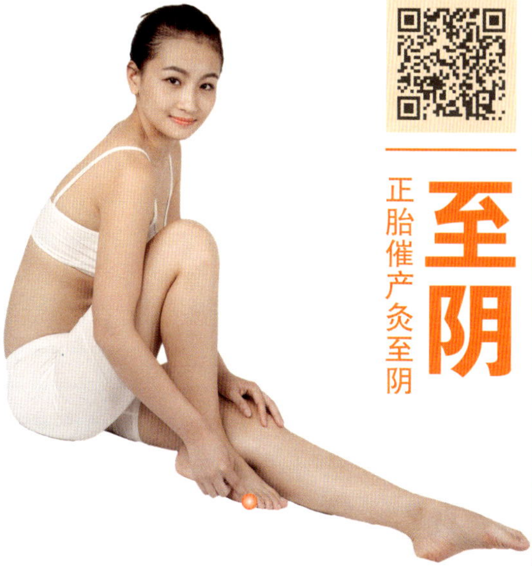

穴位疗法

按摩方法	用拇指按揉至阴穴100～200次，每天坚持，能够治疗头痛。
艾灸方法	用艾条温和灸至阴穴5～10分钟，1天1次，可治疗胎位不正。

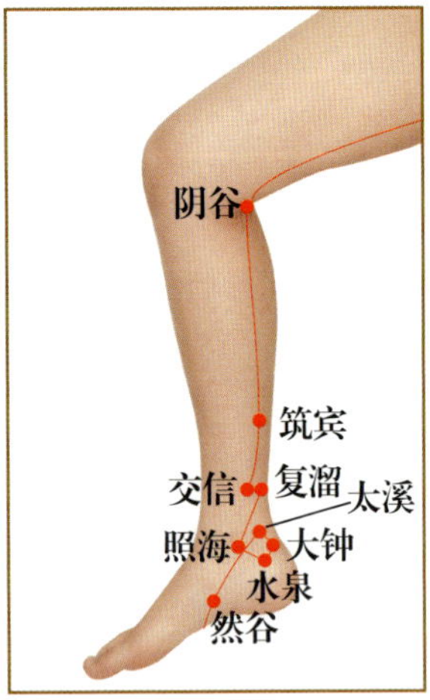
阴谷
筑宾
交信
复溜
太溪
照海
大钟
水泉
然谷

足少阴肾经

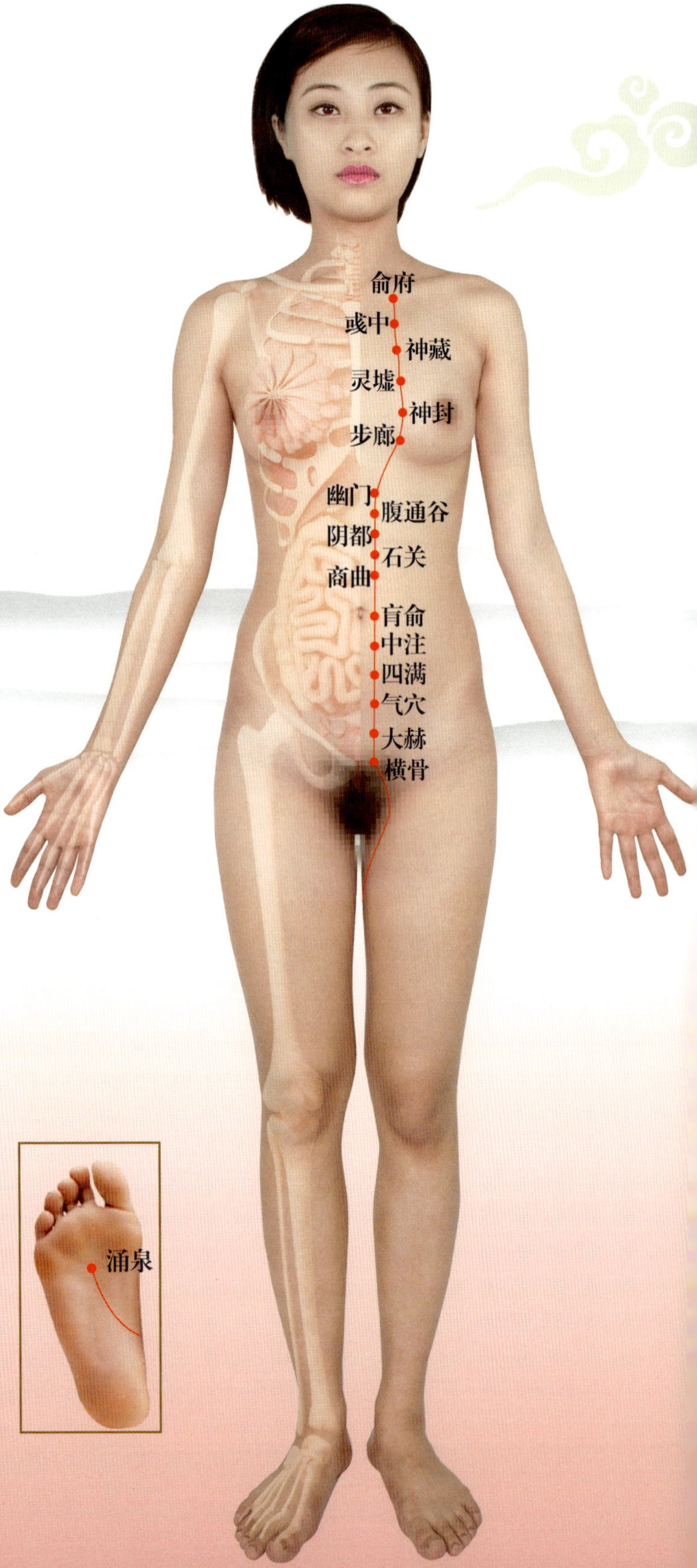
涌泉
俞府
彧中
神藏
灵墟
神封
步廊
幽门
腹通谷
阴都
石关
商曲
肓俞
中注
四满
气穴
大赫
横骨

Part 9
足少阴肾经——幸福长寿的不老泉

足少阴肾经起于足小趾下，斜行于足心涌泉穴，出行于舟骨粗隆之下，沿内踝后，分出进入足跟，向上沿小腿内侧后缘，至腘内侧，上行后缘入脊内，穿过脊柱，属肾，络膀胱。其直行主干从肾分出，上行，穿过肝和膈肌，进入肺，沿喉咙，到舌根两旁。其分支从肺中分出，络心，注于胸中，经气于此处与手厥阴心包经相接。

肾经的主治疾患

肾经不正常时，会带来诸多疾病。肾阴不足，则怕热，容易产生口干舌燥、慢性咽喉炎、气短喘促、心烦心痛、失眠多梦、五心（手心、足心、心胸）发热症状；肾阳不足则怕冷，容易产生手足冰冷、面黑如柴、头昏目眩、腰膝酸软症状。如果两种情况都存在，则冬天怕冷、夏天怕热、上热（咽喉痛）下寒（手脚冷）。

肾经的保养方法

《黄帝内经》中说足少阴肾经在酉时（即我们现在所说的17：00～19：00）循行，此时肾经最旺。肾经是人体协调阴阳能量的经脉，也是维持体内水液平衡的主要经络，人体经过申时泻火排毒，在酉时进入储藏精华的阶段。休息时可用手掌或按摩槌等工具对肾经循行路线上的穴位进行拍打刺激，对于重点穴位，如涌泉穴和太溪穴等，可进行按摩和艾灸，每次拍打5～10分钟即可。

涌泉

肾经保健第一穴

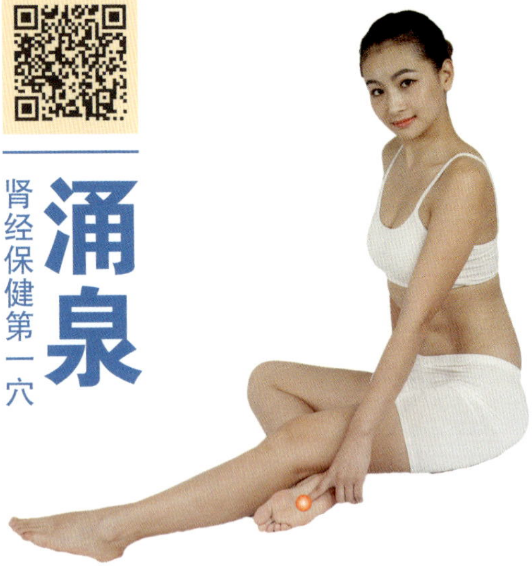

穴位定位

在足底，当足底二、三趾趾缝纹头端与足跟连线的前1/3与后2/3交点上。

功效主治

苏厥开窍，滋阴益肾。主治头晕、小便不利、头顶痛、喉痹。

配伍治病

涌泉配百会、人中，主治昏厥、癫痫、休克。

穴位疗法

按摩方法	用力按揉涌泉穴100～200次，每天坚持，能够治疗头晕、小便不利。
艾灸方法	用艾条温和灸涌泉穴5～10分钟，1天1次，可改善头顶痛、喉痹等。

然谷

益气固肾清湿热

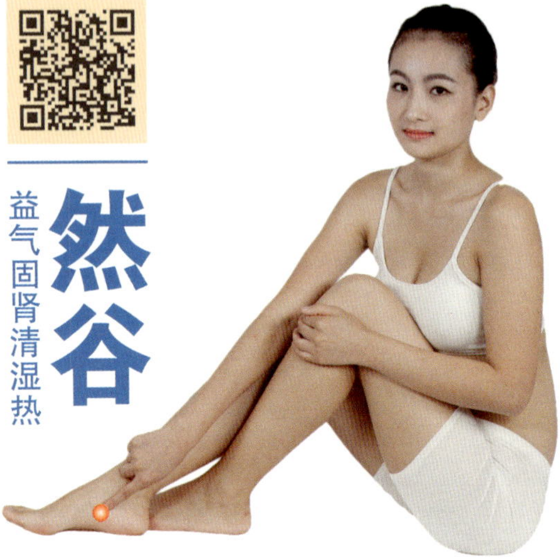

穴位定位

在足内侧缘，足舟骨粗隆下方，赤白肉际处。

功效主治

益气固肾，清热利湿。主治阳痿、遗精、月经不调。

配伍治病

然谷配伏兔、足三里，主治下肢痿痹、足跗痛。

穴位疗法

按摩方法	按揉然谷穴100～200次，每天坚持，可治疗阳痿、遗精、月经不调。
艾灸方法	温和灸然谷穴10分钟，1天1次，可改善阳痿、遗精、月经不调等。

太溪

肾虚耳鸣太溪疗

穴位定位

在足内侧，内踝后方，当内踝尖与跟腱之间的凹陷处。

功效主治

壮阳固肾。主治肾虚、耳鸣、头痛、眩晕。

配伍治病

太溪配飞扬，主治头痛目眩。太溪配少泽，治咽喉炎、齿痛。

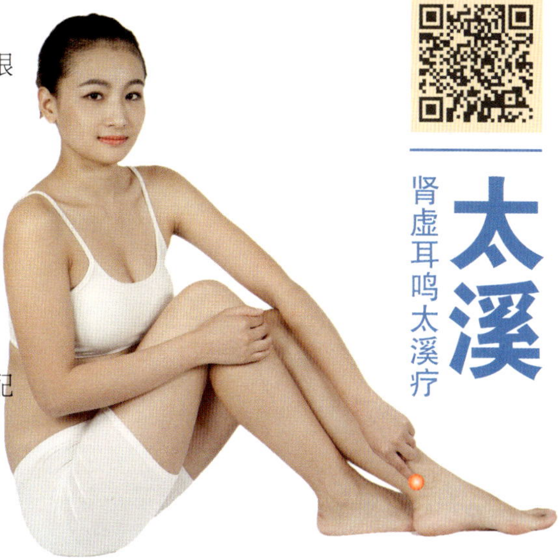

穴位疗法

按摩方法	按揉太溪穴100～200次，每天坚持，能够治疗耳鸣、头痛、眩晕。
艾灸方法	用艾条温和灸太溪穴5～10分钟，1天1次，可改善肾虚引起的症状。

大钟

肾虚气喘灸大钟

穴位定位

在足内侧，内踝后下方，当跟腱附着部的内侧前方凹陷处。

功效主治

益肾平喘，通调二便。主治肾虚气喘、便秘、咯血、足跟痛。

配伍治病

大钟配中极、三阴交，主治尿闭。大钟配神门、太溪，主治心悸、失眠。

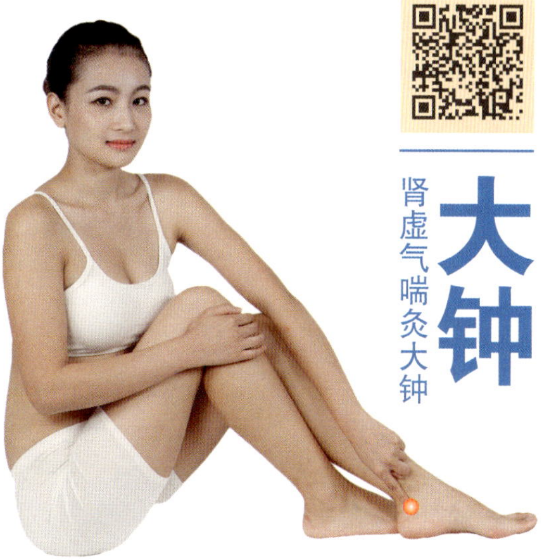

穴位疗法

按摩方法	用力按揉大钟穴100～200次，每天坚持，能够治疗足跟痛。
艾灸方法	用艾条温和灸大钟穴5～10分钟，1天1次，可缓解咯血、肾虚气喘。

水泉

水泉清热又通络

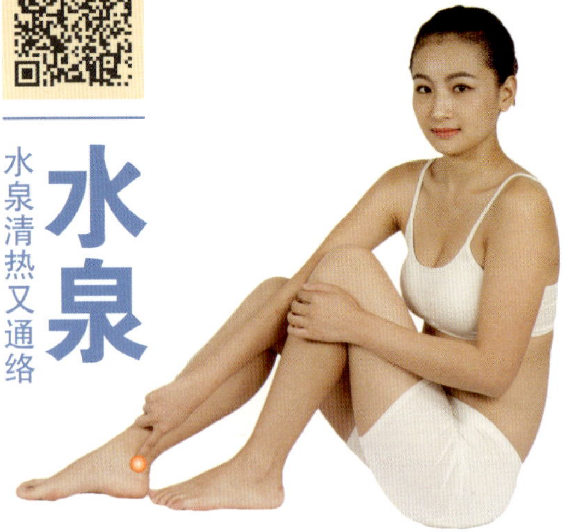

穴位定位

在足内侧，内踝后下方，当太溪直下1寸（指寸），跟骨结节的内侧凹陷处。

功效主治

清热益肾，通经活络。主治痛经、闭经、月经不调、腹痛、视物模糊。

配伍治病

水泉配气海、三阴交，主治月经不调等病症。

穴位疗法

按摩方法	用力按揉水泉穴100～200次，每天坚持，能够治疗腹痛、视物模糊。
艾灸方法	温和灸水泉穴5～10分钟，1天1次，治痛经、闭经、月经不调。

照海

调经止痛水液蒸

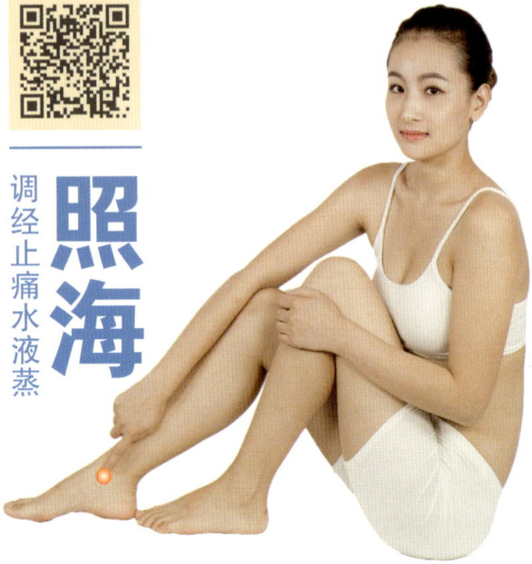

穴位定位

在足内侧，内踝尖下方凹陷处。

功效主治

滋阴清热，调经止痛。主治烦躁不宁、失眠、痛经、月经不调、赤白带下。

配伍治病

照海配合谷、列缺，主治咽喉肿痛。照海配中极、三阴交，主治月经不调、痛经、赤白带下。

穴位疗法

按摩方法	按揉照海穴100～200次，每天坚持，能够治疗烦躁不宁、失眠。
艾灸方法	艾条温和灸照海穴10分钟，1天1次，可改善小便频数、赤白带下、痛经、月经不调。

复溜

补肾益阴治水肿

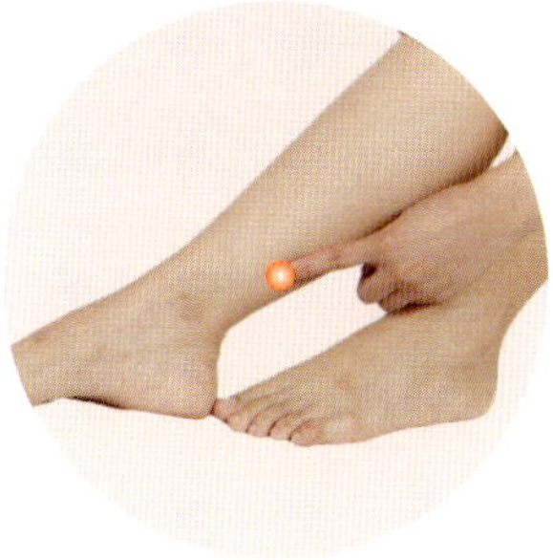

穴位定位

在小腿内侧，太溪直上2寸，跟腱的前方。

功效主治

补肾益阴，温阳利水。主治水肿、腿肿、腹胀、盗汗、腹泻、淋证。

穴位疗法

按摩方法	按揉复溜穴100～200次，每天坚持，能够治疗腿肿。
艾灸方法	用艾条温和灸复溜穴5～10分钟，1天1次，可改善水肿、腹胀、盗汗等。

交信

益肾调经利二便

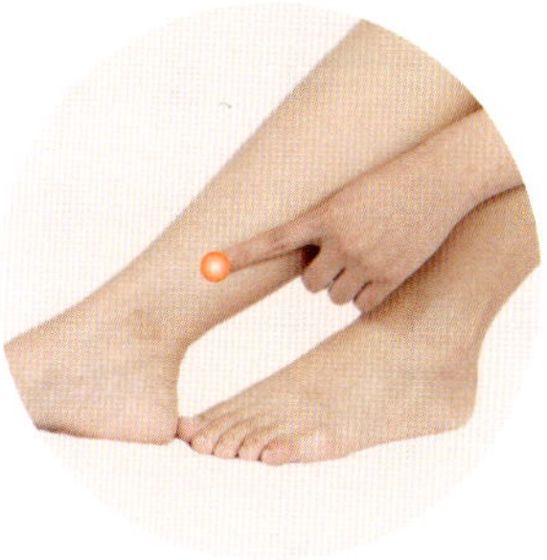

穴位定位

在小腿内侧，当太溪直上2寸，复溜前0.5寸，胫骨内侧缘的后方。

功效主治

益肾调经，调理二便。主治月经不调、崩漏、疝气、大便难、阴痒、下肢内侧痛。

穴位疗法

按摩方法	按揉交信穴200次，每天坚持，能够治疗月经不调。
艾灸方法	用艾条温和灸交信穴5～10分钟，每日1次，可改善阴痒、阴挺、崩漏。

筑宾

宁心安神理下焦

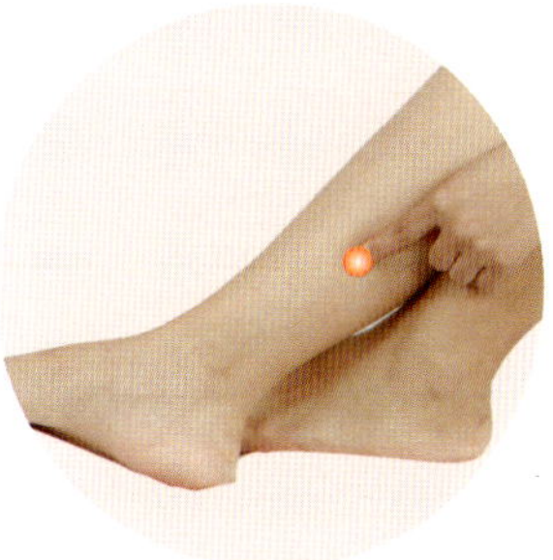

穴位定位

在小腿内侧，当太溪与阴谷的连线上，太溪上5寸，腓肠肌肌腹的内下方。

功效主治

宁心安神，调理下焦。主治癫痫、水肿、小儿脐疝、小腿内侧痛、肾炎。

穴位疗法

按摩方法	按揉筑宾穴200次，每天坚持，能够治疗小腿疼痛。
艾灸方法	用艾条温和灸筑宾穴5～10分钟，1天1次，可改善水肿、疝气等疾病。

阴谷

益肾调经下焦安

穴位定位

在腘窝内侧，屈膝时，当半腱肌肌腱与半膜肌肌腱之间。

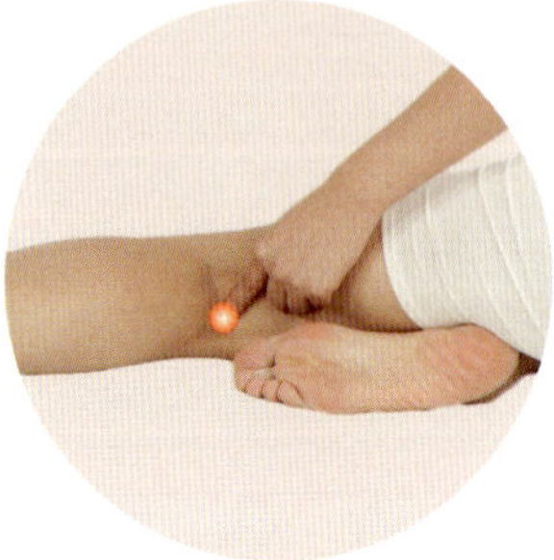

功效主治

调经益肾，理气止痛。主治月经不调、疝气、阳痿。

穴位疗法

按摩方法	按揉阴谷穴200次，每天坚持，能够治疗月经不调、阳痿。
艾灸方法	用艾条温和灸阴谷穴5～10分钟，1天1次，治月经不调、疝气、阳痿等。

横骨

生殖疾病用横骨

穴位定位

在下腹部，当脐中下5寸，前正中线旁开0.5寸。

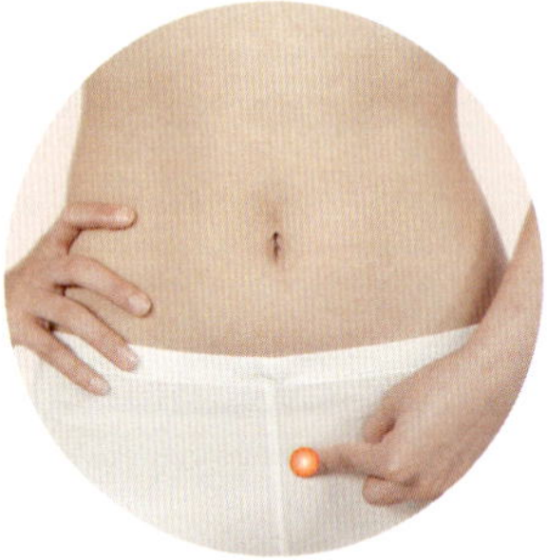

功效主治

清热除燥，益肾助阳。主治遗精、阳痿、遗尿、疝气、尿道炎、膀胱炎、腹痛等。

穴位疗法

按摩方法	压揉横骨穴3分钟，每天坚持，可治阴部痛、小腹疼痛。
艾灸方法	用艾条温和灸横骨穴5～10分钟，每日1次，可改善腹痛、疝气、脱肛、阳痿等疾病。

大赫

补肾助阳调经带

穴位定位

在下腹部，当脐中下4寸，前正中线旁开0.5寸。

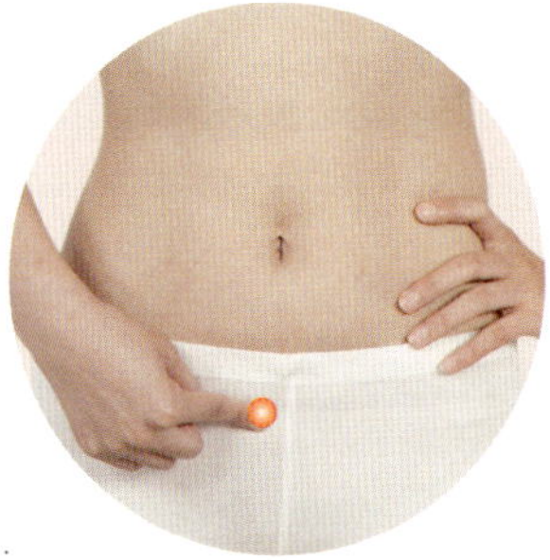

功效主治

调经止带，益肾助阳。主治阴痛、子宫脱垂、遗精、月经不调、阳痿、不孕不育。

穴位疗法

按摩方法	压揉大赫穴1～3分钟，每天坚持，可治月经不调等。
艾灸方法	用艾条温和灸大赫穴5～10分钟，每日1次，可治疗肾阳虚引起的不孕不育症。

气穴

调整冲任又暖胞

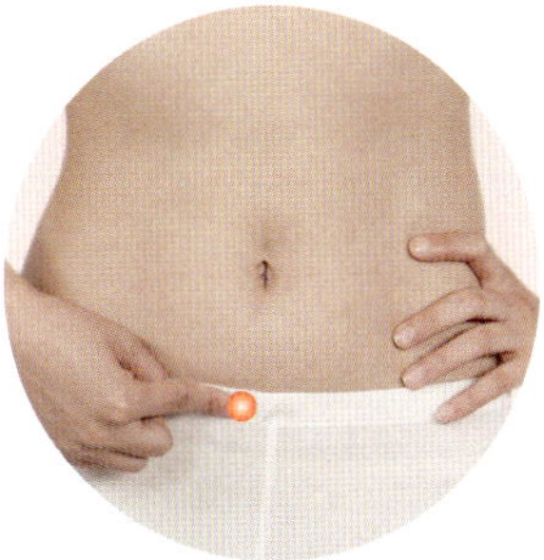

穴位定位

在下腹部，当脐中下3寸，前正中线旁开0.5寸。

功效主治

调理冲任，益肾暖胞。主治腹胀、奔豚证、小便不利、痛经、不孕不育。

穴位疗法

按摩方法	按揉气穴200次，每天坚持，能够治疗腹胀、奔豚证。
艾灸方法	用艾条温和灸气穴5～10分钟，1天1次，可治疗肾阳虚引起的不孕不育症。

四满

女性生殖用四满

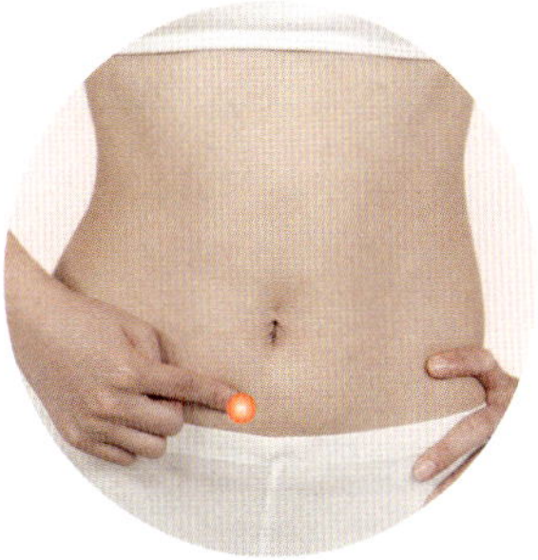

穴位定位

在下腹部，当脐中下2寸，前正中线旁开0.5寸。

功效主治

利水消肿，理气调经。主治月经不调、崩漏、不孕、小腹痛、遗精、遗尿、疝气。

穴位疗法

按摩方法	按揉四满穴200次，每天坚持，可治疗月经不调、遗精。
艾灸方法	用艾条温和灸四满穴5～10分钟，每日1次，可改善遗精、小腹痛、月经不调等疾病。

中注

通调经络肠胃安

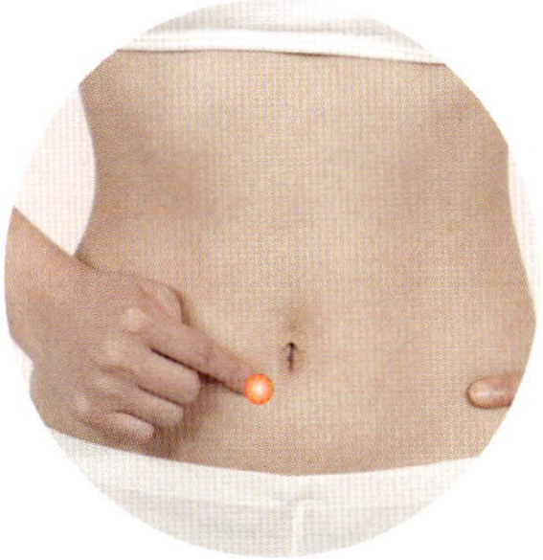

穴位定位

在下腹部，当脐中下 1 寸，前正中线旁开0.5寸。

功效主治

调经止带，利湿健脾。主治月经不调、腰腹疼痛、疝气、便秘、泄泻、痢疾。

穴位疗法

按摩方法	按揉中注穴200次，每天坚持，能够治疗便秘、腹痛。
艾灸方法	用艾条温和灸中注穴5～10分钟，1天1次，可改善疝气、月经不调等疾病。

肓俞

固肾滋阴治腹痛

穴位定位

在腹中部，当脐中旁开0.5寸。

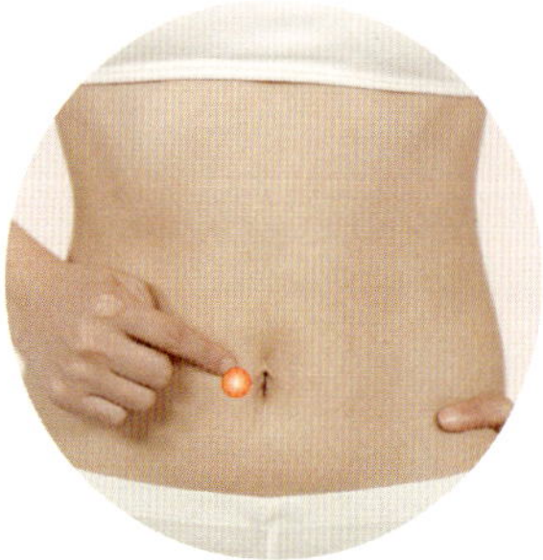

功效主治

固肾滋阴，理气止痛。主治疝气、月经不调、脐痛、便秘、呕吐。

穴位疗法

按摩方法	按揉肓俞穴200次，每天坚持，能够治疗便秘、腹痛。
艾灸方法	用艾条温和灸肓俞穴5～10分钟，1天1次，可改善疝气、月经不调等疾病。

商曲

消积止痛健脾胃

穴位定位

在上腹部，当脐中上2寸，前正中线旁开0.5寸。

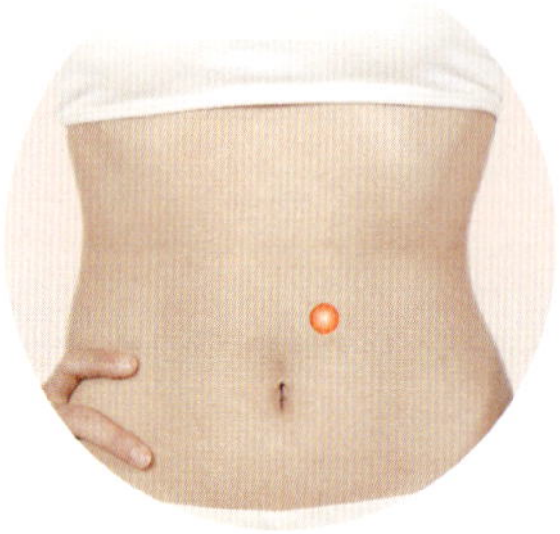

功效主治

健脾和胃，清热降温。主治胃炎、肠炎、腹胀、腹痛、腹中积聚、冷痛。

穴位疗法

按摩方法	按揉商曲穴100～200次，每天坚持，能够治疗腹痛。
艾灸方法	用艾条温和灸商曲穴5～10分钟，1天1次，可改善腹中积聚、冷痛等疾病。

石关

消食通便理气血

穴位定位

在上腹部，当脐中上3寸，前正中线旁开0.5寸。

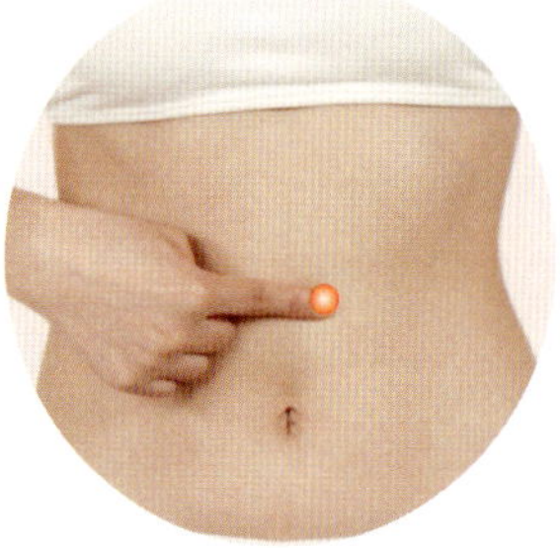

功效主治

消积止痛，调理气血。主治胃肠炎、腹痛、呕吐、便秘、不孕、产后腹痛。

穴位疗法

按摩方法	按揉石关穴200次，每天坚持，能够治疗呕吐、腹胀。
艾灸方法	用艾条温和灸石关穴5～10分钟，每日1次，可改善便秘、呕吐、不孕、产后腹痛等疾病。

阴都

调理肠胃止哮喘

穴位定位

在上腹部，当脐中上4寸，前正中线旁开0.5寸。

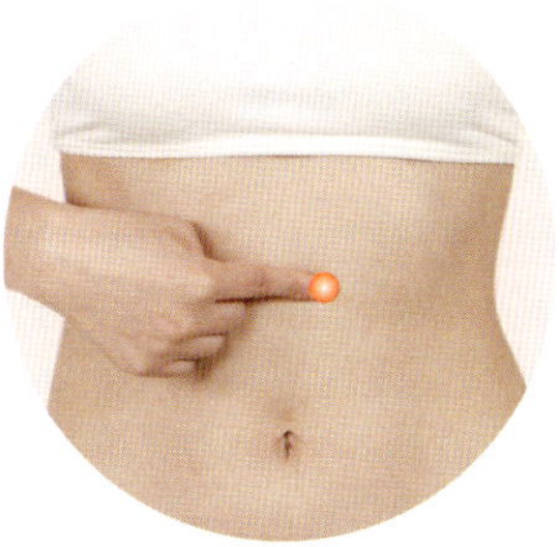

功效主治

宽胸降逆，调理肠胃。主治月经不调、腹胀、肠鸣、腹痛、胃脘胀痛、呕吐。

穴位疗法

按摩方法	按揉阴都穴200次，每天坚持，治疗胃脘胀痛、呕吐。
艾灸方法	用艾条温和灸阴都穴5～10分钟，每日1次，可改善闭经、月经不调、小腹痛等疾病。

腹通谷

健脾和胃排浊气

穴位定位

在上腹部，当脐中上 5 寸，前正中线旁开 0.5 寸。

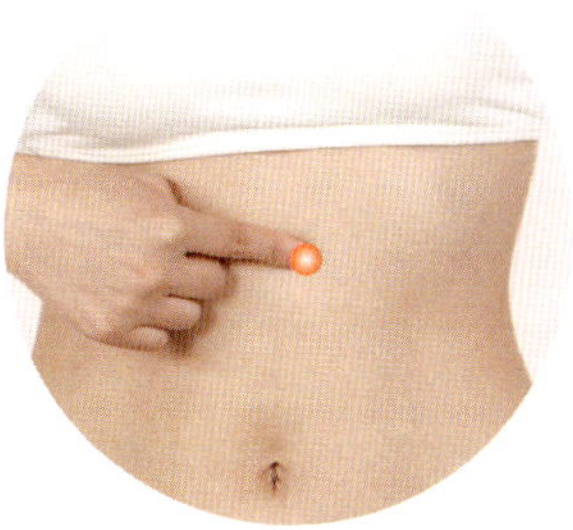

功效主治

清降浊气，健脾除湿，宽胸安神。主治心痛、腹痛、腹胀、呕吐、胸痛。

穴位疗法

按摩方法	按揉腹通谷穴100～200次，每天坚持，可治疗心痛、呕吐、胃脘胀痛。
艾灸方法	温和灸腹通谷穴10分钟，1天1次，可改善心痛、心悸。

幽门

健脾和胃止呕泻

穴位定位

在上腹部，当脐中上6寸，前正中线旁开0.5寸。

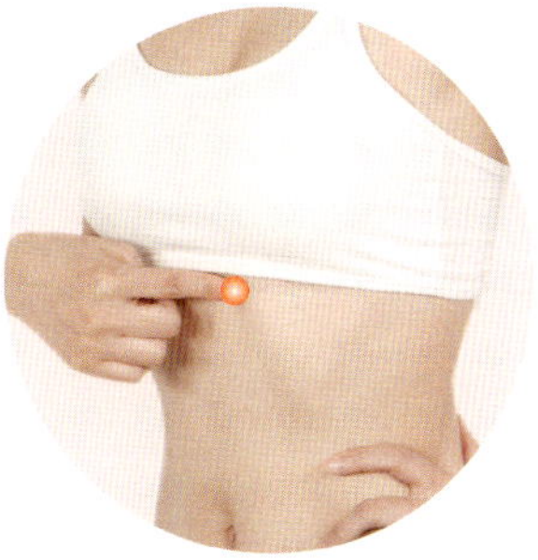

功效主治

健脾和胃，降逆止呕。主治慢性胃炎、腹痛、呕吐、消化不良、泄泻等病。

穴位疗法

按摩方法	按揉幽门穴200次，每天坚持，能够治疗胃脘胀痛、呕吐。
艾灸方法	用艾条温和灸幽门穴10分钟，1天1次，可改善胃痛、消化不良、呕吐等。

步廊

止咳平喘止疼痛

穴位定位

在胸部，当第五肋间隙，前正中线旁开2寸。

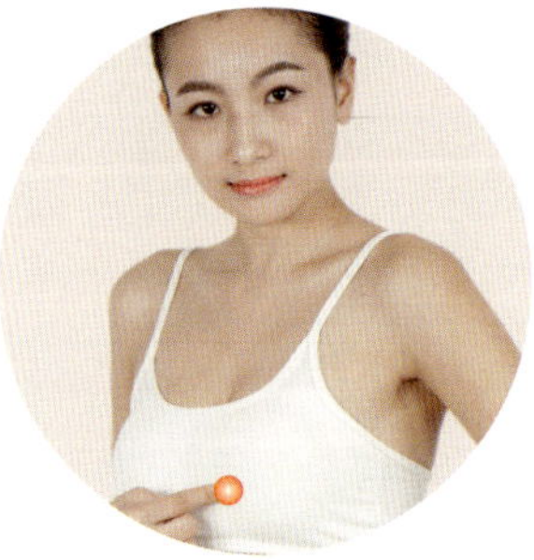

功效主治

宽胸止痛，止咳平喘。主治胸痛、咳嗽、气喘、呕吐、鼻炎、胃炎等病症。

穴位疗法

按摩方法	按揉步廊穴100～200次，每天坚持，主治咳嗽、气喘。
艾灸方法	用艾条温和灸步廊穴5～10分钟，1天1次，可改善咳嗽、呕吐等疾病。

神封

消炎止咳宽膺胸

穴位定位

在胸部，当第四肋间隙，前正中线旁开2寸。

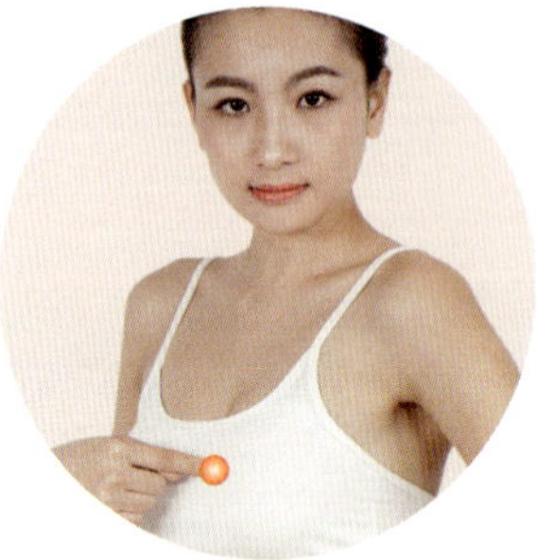

功效主治

降浊升清，宽胸理肺。主治咳嗽、气喘、支气管炎、肺炎、呕吐、乳痈等。

穴位疗法

按摩方法	用手指指腹按揉神封穴1～3分钟，力度略轻，每天坚持，可治支气管炎。
艾灸方法	温和灸神封穴5～10分钟，1天1次，可治咳嗽、气喘。

灵墟

益气平喘疏肝气

穴位定位

在胸部，当第三肋间隙，前正中线旁开2寸。

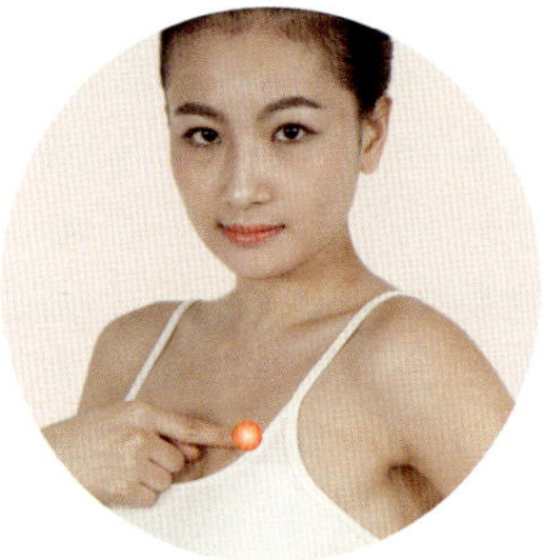

功效主治

壮阳益气，疏肝宽胸。主治气喘、痰多、支气管炎、胸胁胀痛、呕吐等。

穴位疗法

按摩方法	用手指指腹按揉灵墟穴，力度适中，做环状运动，按揉1～3分钟，每天坚持，可治支气管炎、呕吐。
艾灸方法	温和灸灵墟穴5～10分钟，每日1次，可改善胸胁胀痛。

神藏

消炎平喘治疼痛

穴位定位

在胸部，当第二肋间隙，前正中线旁开2寸。

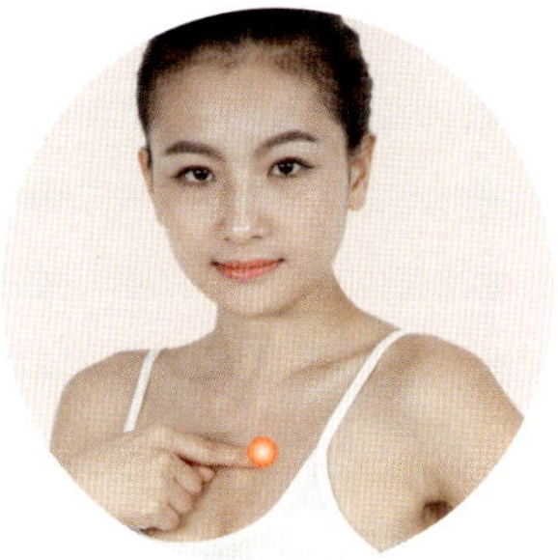

功效主治

宽胸理气，降逆平喘。主治咳嗽、气喘、支气管炎、胸痛、肋间神经痛。

穴位疗法

按摩方法	用手指指腹按揉神藏穴1～3分钟，力度适中，做环状运动，每天坚持，可治胸痛、肋间神经痛。
艾灸方法	温和灸神藏穴5～10分钟，每日1次，可改善咳嗽、呕吐。

彧中

止咳化痰胸中舒

穴位定位

在胸部，当第一肋间隙，前正中线旁开2寸。

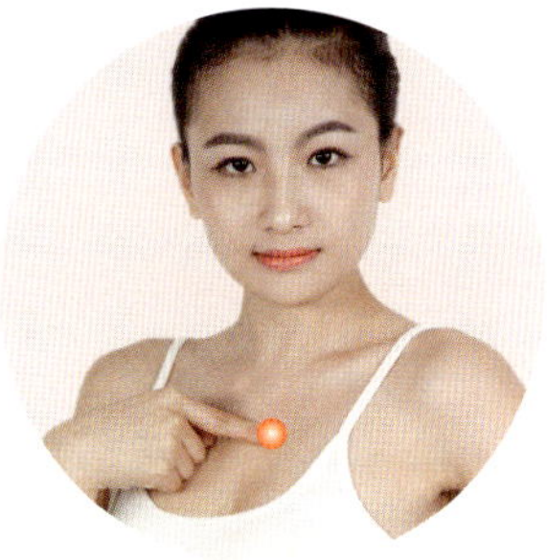

功效主治

止咳化痰，宽胸理气。主治咳嗽、气喘、支气管炎、胸胁胀满、肋间神经痛等。

穴位疗法

按摩方法	用手指指腹按揉彧中穴1～3分钟，每天坚持，可治咳嗽、支气管炎。
艾灸方法	温和灸彧中穴5～10分钟，每日1次，可改善心痛、咳嗽。

俞府

止咳平喘还开胃

穴位定位

在胸部，当锁骨下缘，前正中线旁开2寸。

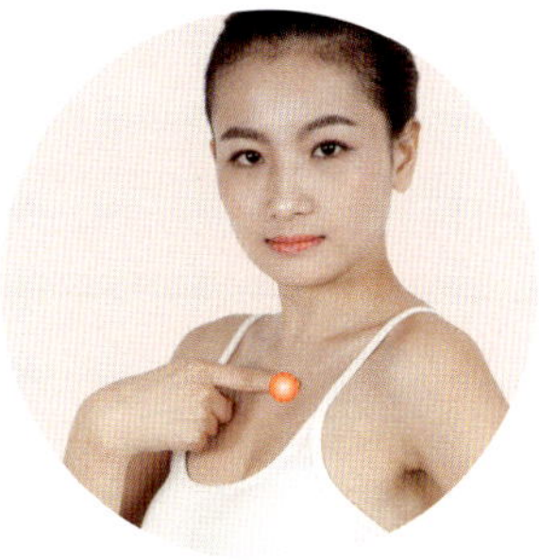

功效主治

止咳平喘。主治咳嗽、气喘、支气管炎、胸痛、呕吐、不嗜食等病症。

穴位疗法

按摩方法	按揉俞府穴100～200次，每天坚持，能够治疗咳嗽、呕吐、胸痛等病症。
艾灸方法	温和灸俞府穴10分钟，1天1次，可改善心痛、咳嗽、气喘。

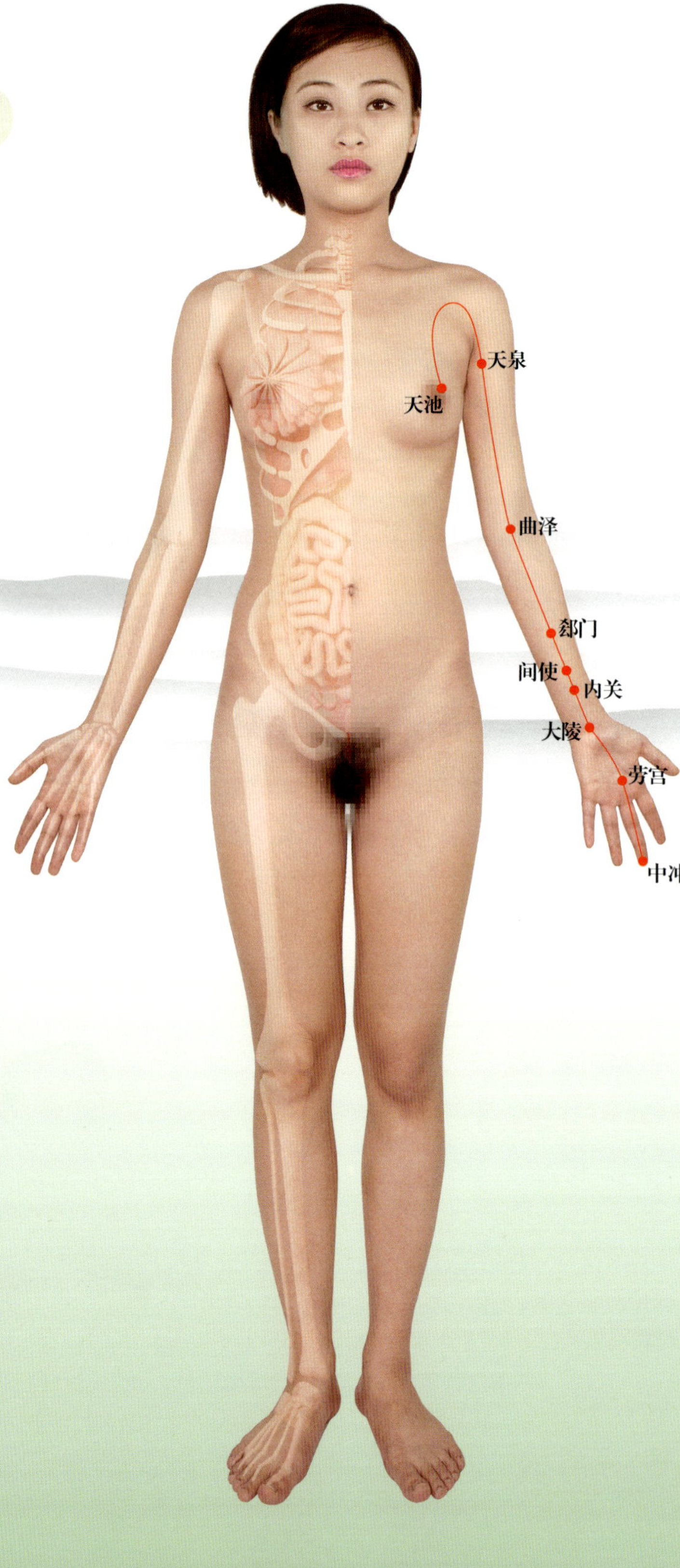

手厥阴心包经

Part 10
手厥阴心包经——心神交汇的核心地带

手厥阴心包经起于胸中，出属心包络，向下穿过膈肌，依次络于上、中、下三焦。它的支脉从胸中分出，沿胁肋到达腋下3寸处（即天池穴）向上至腋窝下，沿上肢内侧中线入肘，过腕部，入掌中劳宫穴，沿中指桡侧，出中指桡侧端中冲穴。另一分支从掌中分出，沿无名指出其尺侧端关冲穴，交于手少阳三焦经。

心包经的主治疾患

心包经发生病变时，经络不畅通，会出现失眠、多梦、易醒、口疮、口臭、全身痛痒、健忘等症状；心包经功能下降，影响到脏腑时，会出现心悸、心烦、胸闷、心痛、心翳神志失常，严重时会眼大无神，面色枯黄；心包经经气异常时，会出现胸痛、头痛、发热、便秘、目赤、上肢疼痛、晕眩、呼吸困难、目黄等。

心包经的保养方法

《黄帝内经》中说手厥阴心包经在戌时（即我们现在说的19：00～21：00）循行，此时心包经最旺，是保养心包经的最好时段。这个时段晚餐切忌油腻，否则易产生亢热而导致胸中产生烦闷、恶心症状。日常生活中，采用按摩、刮痧、艾灸等方法对心包经循行路线进行刺激，有助于强化心脏功能，养心安神，可以使人心情愉悦，从而释放压力。

天池

活血化瘀疗心病

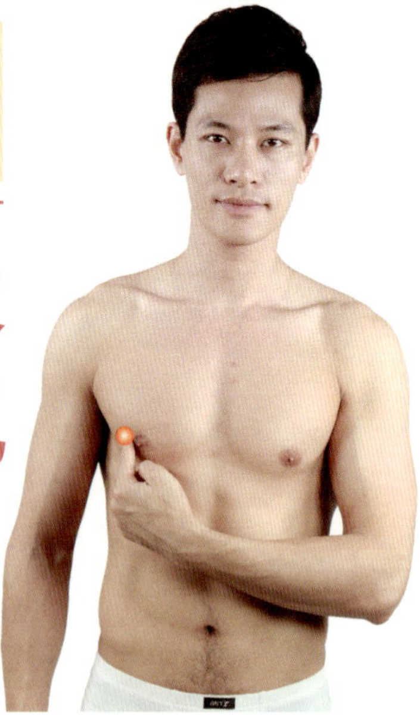

穴位定位

在胸部，当第四肋间隙，乳头外1寸，前正中线旁开5寸。

功效主治

活血化瘀，宽胸理气。主治胸闷、心烦、咳嗽、气喘、心痛、乳痈等。

配伍治病

天池配乳中，有活血散结的作用，主治乳痈。天池配内关，有宽胸理气的作用，主治心绞痛。

穴位疗法

按摩方法	合并食指、中指，两指揉按天池穴100～200次，每天坚持，能够缓解胸闷、气喘、咳嗽等。
艾灸方法	温和灸天池穴5～10分钟，1天1次，可改善心痛、咳嗽、胸闷等。

天泉

活血通脉益心脏

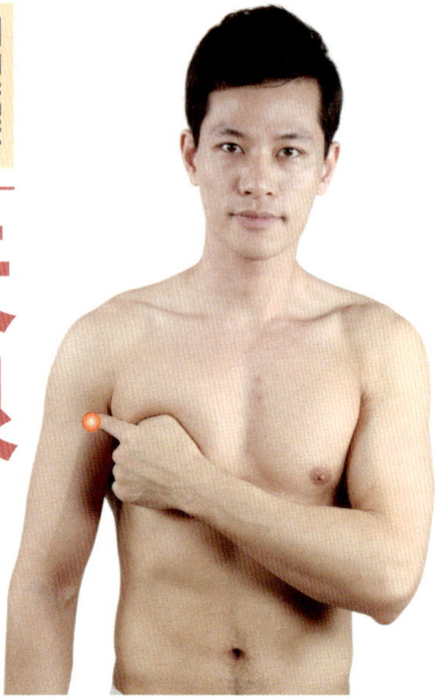

穴位定位

在臂内侧，当腋前纹头下2寸，肱二头肌的长、短头之间。

功效主治

宽胸理气，活血通络。主治心痛、胸胁胀满、心悸、咳嗽、胸背及上臂内侧痛等。

配伍治病

天泉配内关、通里，可治心痛、心悸、胸闷。

穴位疗法

按摩方法	用食指、中指揉按天泉穴100～200次，每天坚持，能够缓解咳嗽、心悸。
艾灸方法	用艾条温和灸天泉穴5～10分钟，可治疗前臂内侧冷痛。

曲泽

疼痛烦闷找曲泽

穴位定位

在肘横纹中，当肱二头肌腱的尺侧缘。

功效主治

清暑泻热，和胃降逆。主治心悸、心痛、烦躁、咯血。

配伍治病

曲泽配内关、大陵，可治疗心胸痛。曲泽配内关、中脘，有调理肠胃的作用，主治呕吐、胃痛。

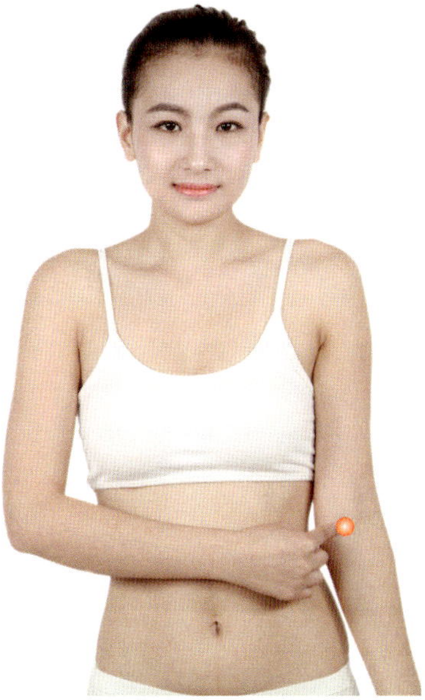

穴位疗法

按摩方法	用拇指弹拨曲泽穴100～200次，每天坚持，能改善心悸、心痛、咯血。
艾灸方法	用艾条温和灸曲泽穴5～10分钟，1天1次，可缓解善惊、心痛。

郄门

止血安神消胸痛

穴位定位

在前臂掌侧，当曲泽与大陵的连线上，腕横纹上5寸。

功效主治

宁心安神，清营止血。主治心痛、心悸、胸痛、心烦、咯血、胸膜炎等病症。

配伍治病

郄门配大陵，可治咯血。

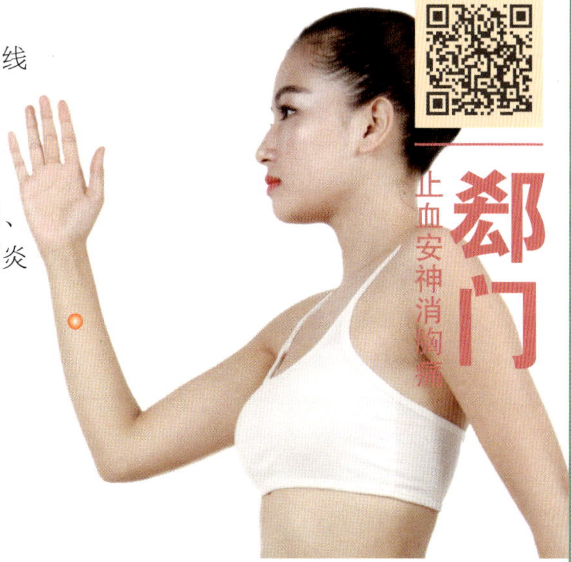

穴位疗法

按摩方法	合并食指、中指揉按郄门穴100～200次，每天坚持，能够缓解心痛、心悸。
艾灸方法	用艾条温和灸郄门穴10分钟，1天1次，可治疗心痛、胸痛。

间使

安神清心又和中

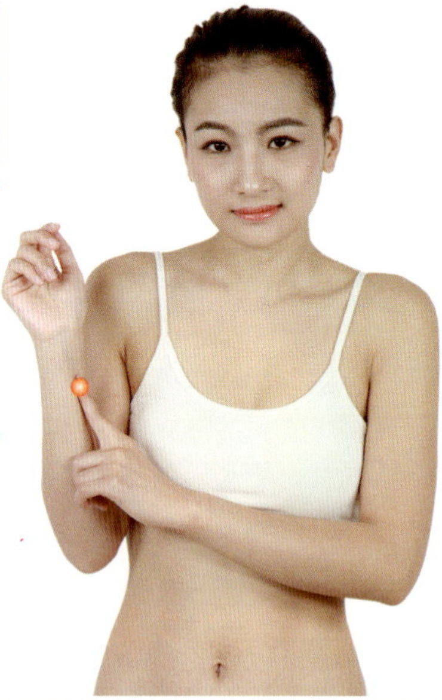

穴位定位

当曲泽与大陵的连线上，腕横纹上3寸，掌长肌腱与桡侧腕屈肌腱之间。

功效主治

宽胸和胃，清心安神。主治心痛、心悸、胃痛、呕吐、热病、烦躁、疟疾、癫狂、痫证、腋肿、肘挛、臂痛等病。

配伍治病

间使配心俞，主治心悸。

穴位疗法

按摩方法	合并食指、中指，两指揉按间使穴100～200次，每天坚持，能够缓解呕吐、反胃、心痛等。
艾灸方法	温和灸间使穴5～10分钟，每日1次，可治疗心悸、前臂冷痛。

内关

安神止痛晕车灵

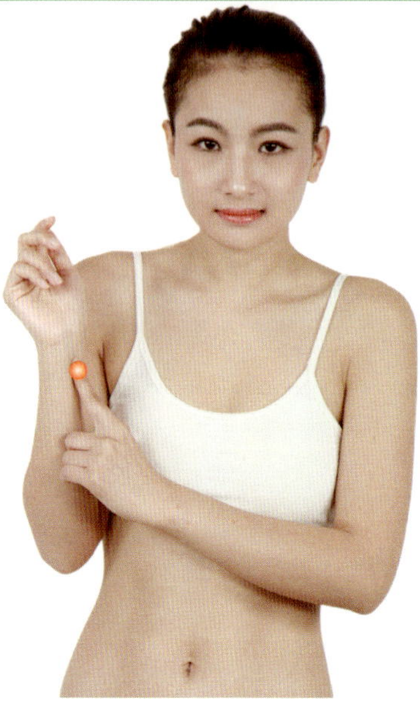

穴位定位

当曲泽与大陵的连线上，腕横纹上2寸，掌长肌腱与桡侧腕屈肌腱之间。

功效主治

宁心安神，理气止痛。主治癫狂、热病、呕吐、晕车、心痛、心悸、前臂痛、痛经。

配伍治病

内关配太渊，主治无脉症。内关配足三里、中脘，主治胃脘痛。

穴位疗法

按摩方法	合并食指、中指，两指揉按内关穴100～200次，每天坚持，能够缓解呕吐、晕车、心痛等。
艾灸方法	用艾条温和灸内关穴5～10分钟，1天1次，可治疗痛经。

大陵

失眠狂躁按大陵

穴位定位

在腕掌横纹的中点处，当掌长肌腱与桡侧腕屈肌腱之间。

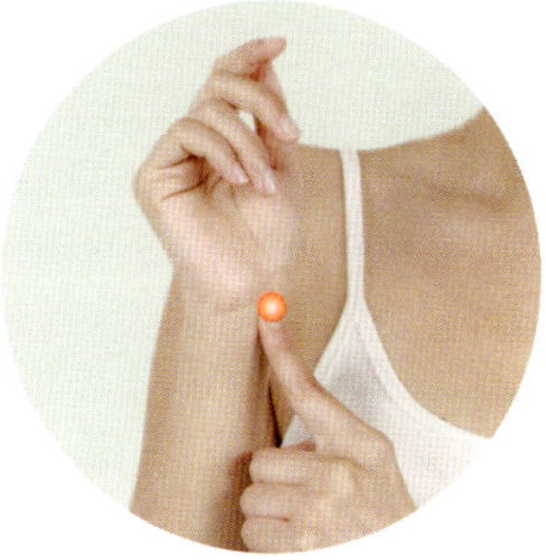

功效主治

清心宁神，宽胸和胃。主治心绞痛、癫狂、呕吐、失眠。

穴位疗法

按摩方法	合并食指、中指，两指揉按大陵穴100~200次，每天坚持，能够缓解心绞痛、失眠。
艾灸方法	用艾条温和灸大陵穴5~10分钟，1天1次，主治心绞痛。

劳宫

急救意外中风按

穴位定位

在手掌心，当第二、第三掌骨之间偏于第三掌骨，握拳屈指时中指尖处。

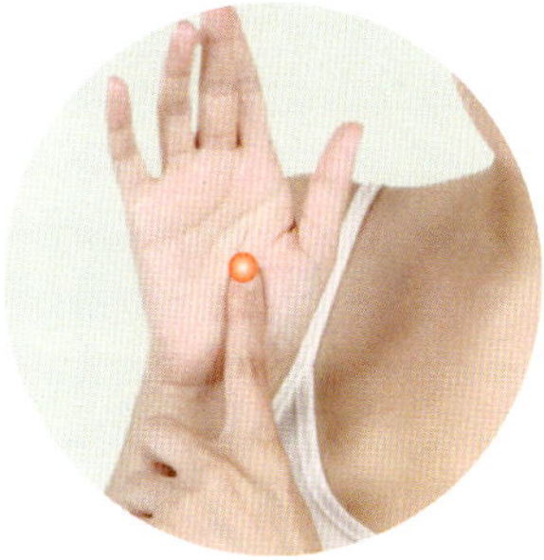

功效主治

清心泻热，开窍醒神，消肿止痒。主治脑卒中昏迷、中暑、心痛、吐血、便血。

穴位疗法

按摩方法	用拇指揉按劳宫穴100~200次，每天坚持，能够缓解心绞痛。
艾灸方法	温和灸劳宫穴5~10分钟，1天1次，主治吐血、便血。

中冲

醒神开窍除热病

穴位定位

在手中指末节尖端中央。

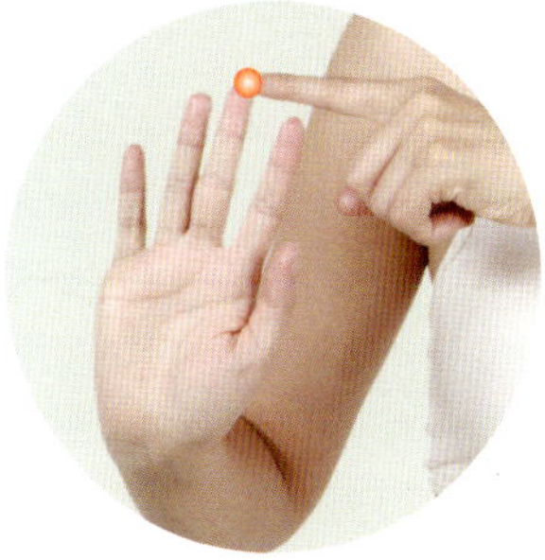

功效主治

清心泻热，醒厥开窍。主治脑卒中昏迷、热病、中暑、昏厥、心痛等。

穴位疗法

按摩方法	用拇指掐按中冲穴3分钟，能够治疗脑卒中昏迷、热病。
艾灸方法	用艾条温和灸中冲穴5~10分钟，1天1次，可治疗心痛。

手少阳三焦经

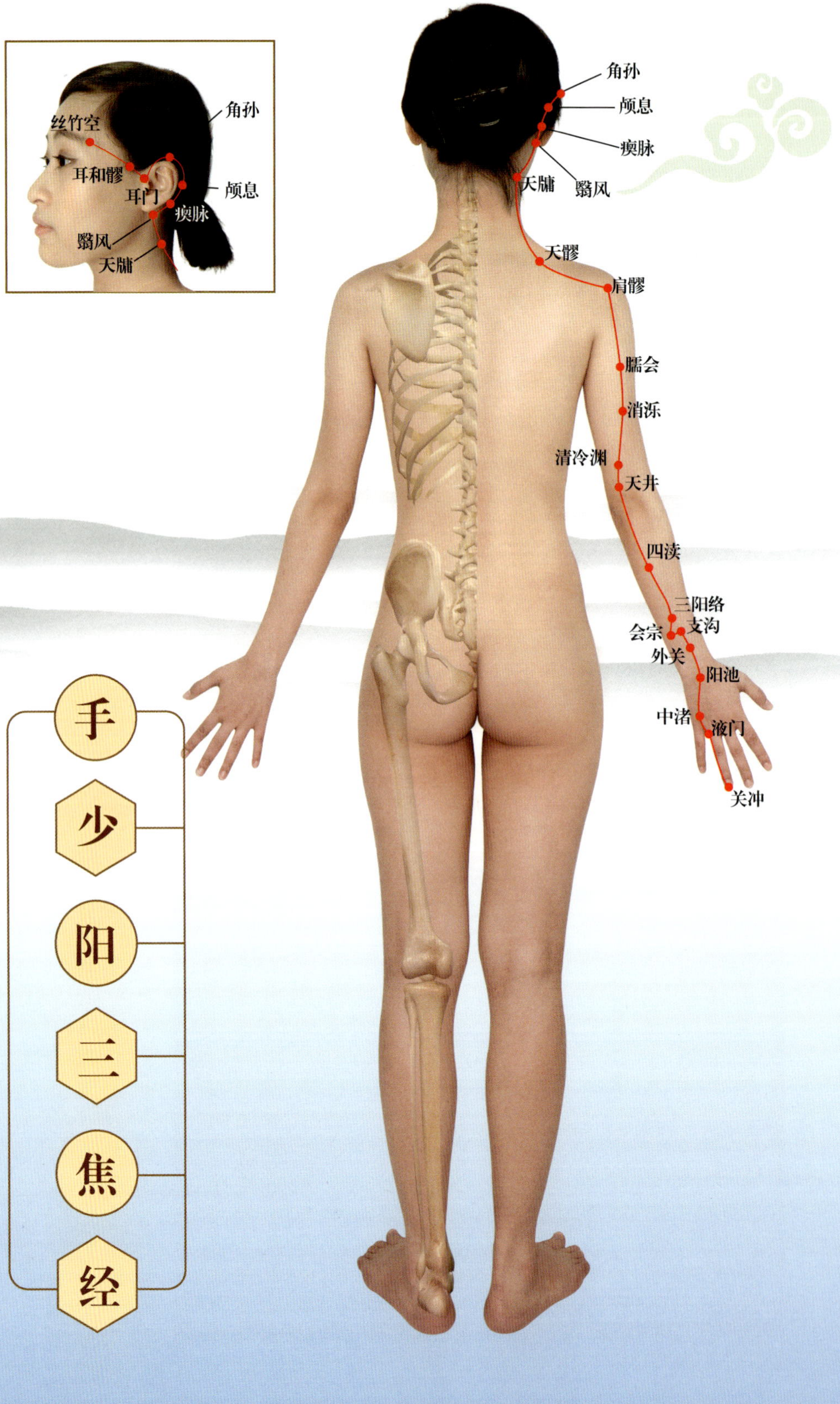
丝竹空
角孙
耳和髎
颅息
耳门
瘈脉
翳风
天牖
角孙
颅息
瘈脉
天牖
翳风
天髎
肩髎
臑会
消泺
清冷渊
天井
四渎
三阳络
会宗
支沟
外关
阳池
中渚
液门
关冲

Part 11
手少阳三焦经——气血运行的王牌统帅

手少阳三焦经起于无名指尺侧端关冲穴，向上沿无名指尺侧至手腕背面，上行尺骨、桡骨之间，通过肘尖，沿上臂外侧向上至肩部，向前行入缺盆，布于膻中，散络心包，穿过膈肌，属上、中、下三焦。其分支从膻中分出，上行出缺盆，至肩部，左右交会并与督脉相会于大椎，上行到项，沿耳后直上出耳上角，然后屈曲向下经面颊部至目眶下。其另一分支从耳后分出，出走耳前，至目内眦，经气于瞳子髎穴与足少阳胆经相接。

三焦经的主治疾患

三焦经经络不畅时，会导致偏头痛、耳鸣耳聋、咽喉肿痛、眼痛等头面五官病症，以及经脉所过的地方疼痛及运动障碍。三焦发生病变时，会出现心烦胸闷、心悸咳喘、脾胃胀痛、不思饮食、水肿、遗尿、大小便异常等症状。

三焦经的保养方法

在经络子午流注中，晚上9点至晚上11点是三焦经运行的时间，是人体内分泌系统最活跃的时候，此时休息是对三焦经最好的保养。但处于习惯夜生活的时代，好多人不到晚上12点左右是不会卧床休息的。因此，沿经络循行拍打，再采用刮痧、拔罐等方法是对三焦经最好的保养。

关冲

头痛目赤少商配

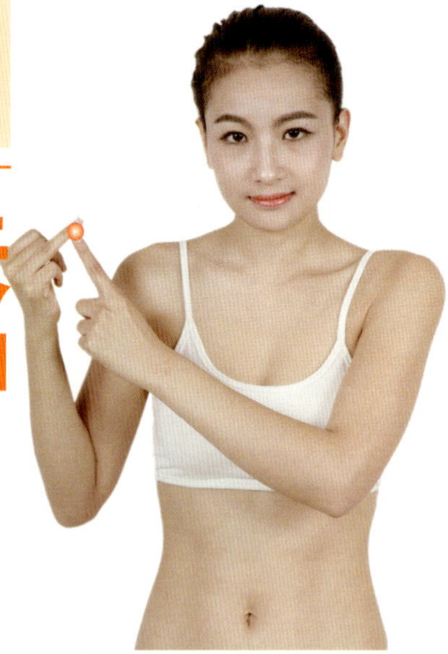

穴位定位

在手环指末节尺侧，距指甲角0.1寸（指寸）。

功效主治

泻热开窍，清利喉舌，活血通络。主治耳鸣、头痛、目赤。

配伍治病

关冲配人中、劳宫，主治中暑。关冲配少商、少泽，有泄热利咽的作用，主治咽喉肿痛。

穴位疗法

按摩方法	用拇指指尖掐按关冲穴3分钟，每天坚持，可改善头痛、目赤。
艾灸方法	用艾条温和灸关冲穴5～10分钟，1天1次，可治疗耳鸣、头痛。

液门

清火散热消炎症

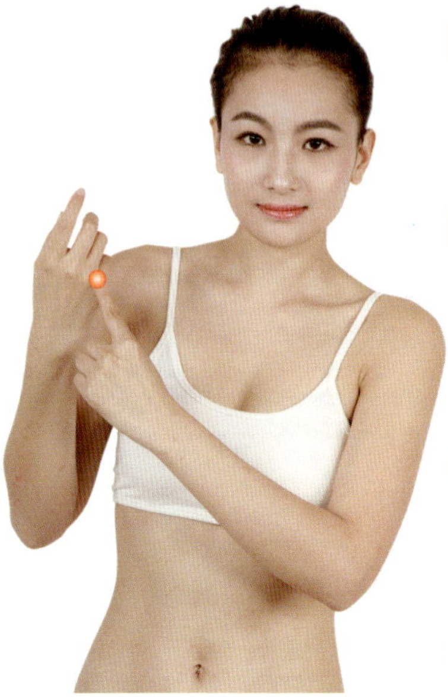

穴位定位

在手背部，当第四、第五指间，指蹼缘后方赤白肉际处。

功效主治

清头目，利三焦，通络止痛。主治头痛、心痛、目赤、耳痛、耳鸣、耳聋、喉炎、手臂痛、中暑昏迷、热病。

配伍治病

液门配中渚、阳池，主治手背痛。

穴位疗法

按摩方法	用拇指指尖掐按液门穴100～200次，每天坚持，可防治中暑昏迷、热病等。
艾灸方法	用艾条温和灸液门穴5～10分钟，每日1次，可治疗头痛、心痛。

中渚

耳鸣耳聋头痛按

穴位定位

在手背部，当环指本节（掌指关节）的后方，第四、第五掌骨间凹陷处。

功效主治

清热通络，开窍益聪。主治五指屈伸不利、头痛、耳鸣、耳聋。

配伍治病

中渚配听宫、翳风，主治耳鸣、耳聋、听力减退。

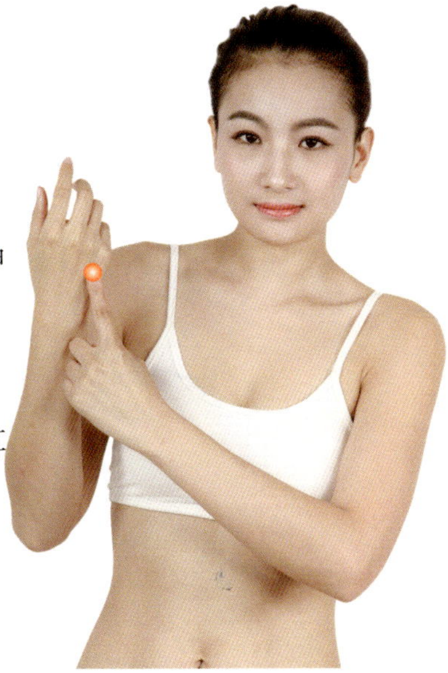

穴位疗法

按摩方法	用拇指指尖掐按中渚穴2分钟，每天坚持，可防治五指屈伸不利、头痛等。
艾灸方法	用艾条温和灸中渚穴5～10分钟，1天1次，可治疗耳鸣、耳聋。

阳池

揉揉按按治腕痛

穴位定位

在腕背横纹中，当指伸肌腱的尺侧缘凹陷处。

功效主治

清热通络，通调三焦，益阴增液。主治肩背痛、手腕痛、糖尿病。

配伍治病

阳池配少商、廉泉，主治咽喉肿痛。

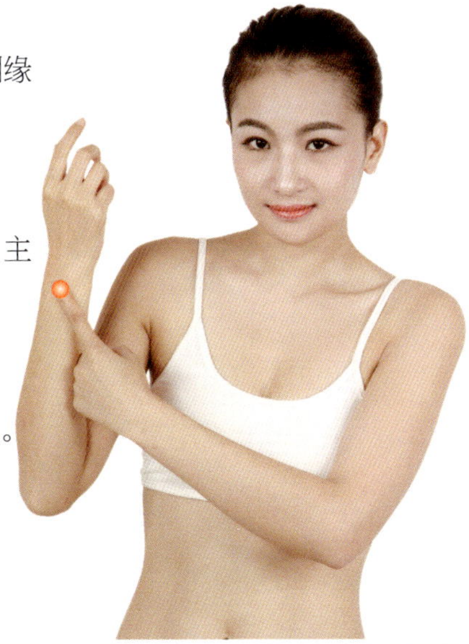

穴位疗法

按摩方法	用拇指指尖掐按阳池穴3分钟，每天坚持，可缓解手腕痛。
艾灸方法	用艾条温和灸阳池穴5～10分钟，1天1次，可治疗肩背痛、手腕痛。

外关

祛火通络治便秘

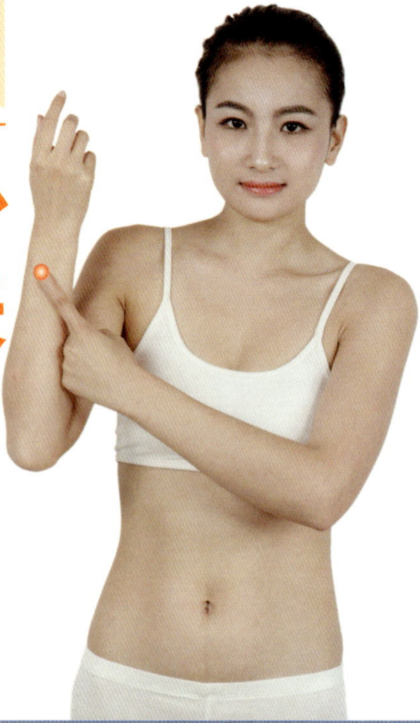

穴位定位

在前臂背侧，当阳池与肘尖的连线上，腕背横纹上2寸，尺骨与桡骨之间。

功效主治

清热解表，祛火通络。主治便秘、头痛、耳鸣、耳聋、肩背痛、热病。

配伍治病

外关配太阳、率谷，主治偏头痛。外关配阳池、中渚，有通经活络的作用，主治手指疼痛、腕关节疼痛。外关配后溪，有舒筋活络的作用，主治落枕。

穴位疗法

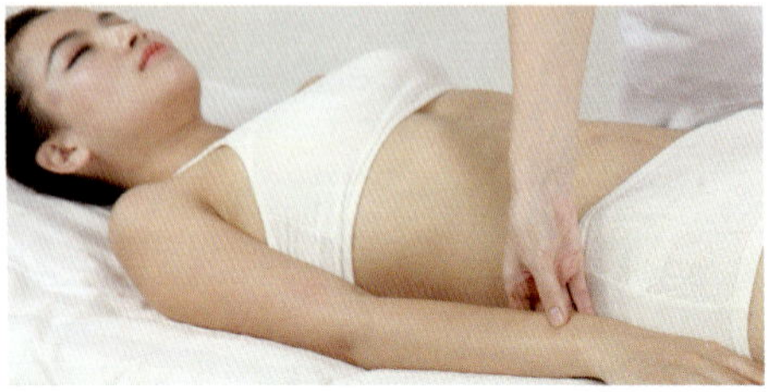

按摩方法：用拇指掐按外关穴100～200次，每天坚持，可治疗便秘、头痛。

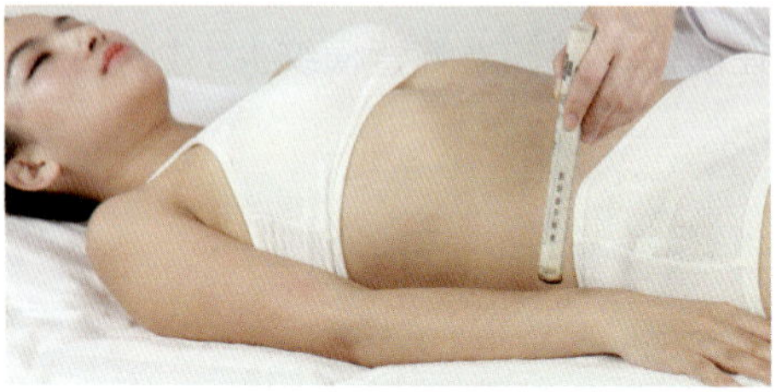

艾灸方法：温和灸外关穴5～10分钟，1天1次，可治疗耳鸣、耳聋、肩背痛等。

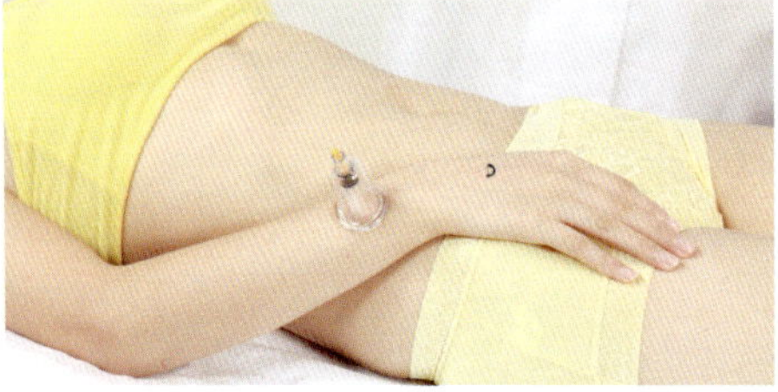

拔罐方法：用拔罐器将气罐吸附在外关穴上，留罐10分钟，隔天1次，可缓解肩背痛。

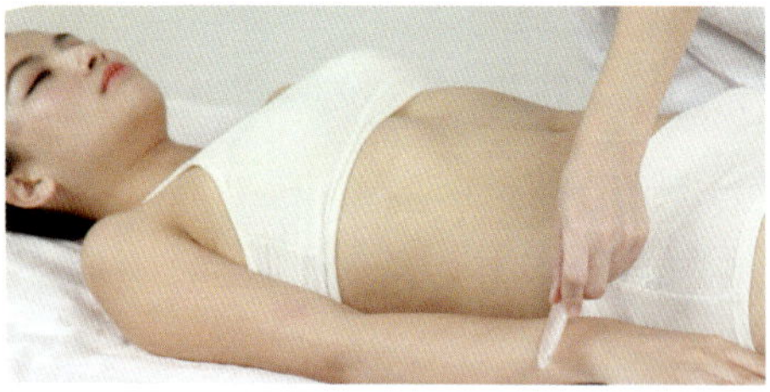

刮痧方法：用面刮法从上向下刮拭外关穴3～5分钟，隔天1次，可缓解便秘、热病、耳鸣。

支沟

通便利腑清三焦

穴位定位

在前臂背侧，当阳池与肘尖的连线上，腕背横纹上3寸，尺骨与桡骨之间。

功效主治

清利三焦，通腑降逆。主治偏头痛、耳聋、耳鸣、肩背酸痛、胁肋痛、呕吐、习惯性便秘、热病等病症。

配伍治病

支沟配阳池、八邪，主治手指震颤。

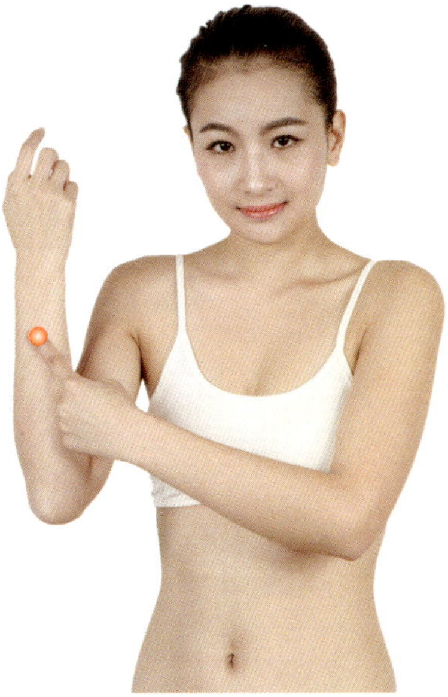

穴位疗法

按摩方法	用拇指按揉支沟穴100～200次，每天坚持，可防治偏头痛。
艾灸方法	温和灸支沟穴5～10分钟，每日1次，可治疗偏头痛、耳鸣、耳聋。

会宗

安神定志治耳疾

穴位定位

在前臂背侧，当腕背横纹上3寸，支沟尺侧，尺骨的桡侧缘。

功效主治

清利三焦，安神定志，疏通经络。主治偏头痛、耳聋、耳鸣、上肢肌肉痛、癫痫。

配伍治病

会宗配臂臑、曲池，主治上肢痹痛。

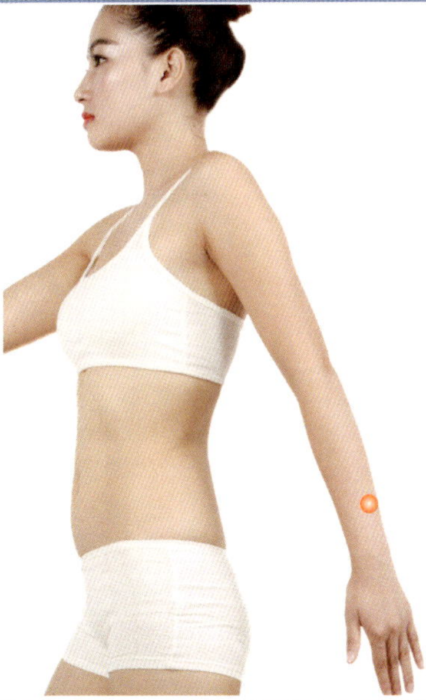

穴位疗法

按摩方法	用拇指按揉会宗穴100～200次，每天坚持，可防治耳鸣、耳聋。
艾灸方法	用艾条温和灸会宗穴5～10分钟，1天1次，可治疗偏头痛、耳鸣、耳聋等。

三阳络

开窍镇痛通经络

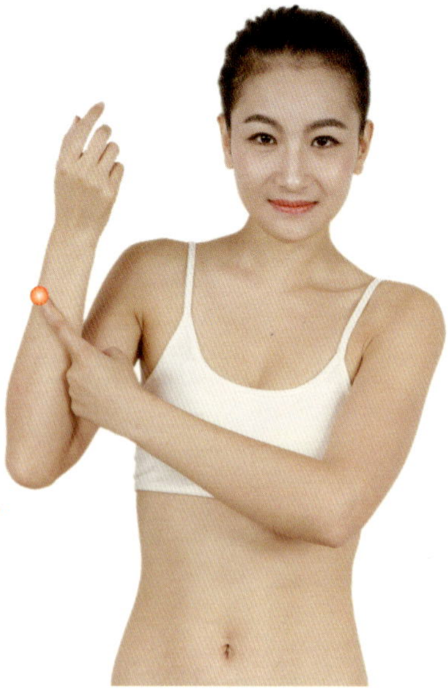

穴位定位

在前臂背侧，腕背横纹上4寸，尺骨与桡骨之间。

功效主治

舒经活络，开窍镇痛。主治耳聋、手臂痛、龋齿痛、眼疾、胸肋痛等病。

配伍治病

三阳络配曲池、臂臑，主治手臂痛。

穴位疗法

按摩方法	用拇指按揉三阳络穴100～200次，每天坚持，可防治上肢偏瘫。
艾灸方法	用艾条雀啄灸三阳络穴5～10分钟，1天1次，可治疗耳鸣、耳聋等疾病。

四渎

清利咽喉开耳窍

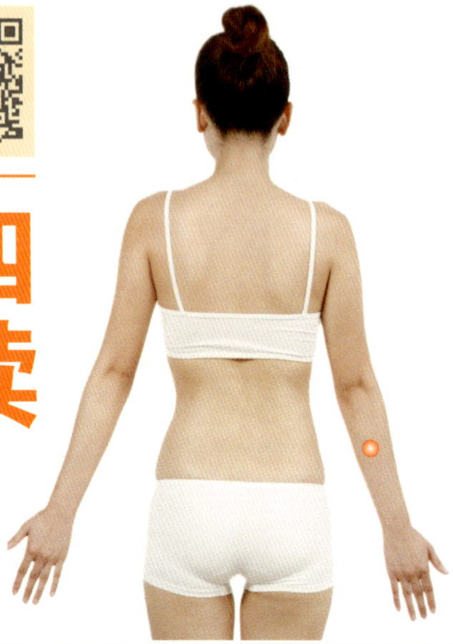

穴位定位

在前臂背侧，当阳池与肘尖的连线上，肘尖下5寸，尺骨与桡骨之间。

功效主治

开窍聪耳，清利咽喉。主治暴聋、齿痛、呼吸气短、咽阻如梗、前臂痛、偏头痛、耳鸣、耳聋等。

配伍治病

四渎配听宫、天牖，主治耳暴聋。

穴位疗法

按摩方法	用拇指按揉四渎穴100～200次，每天坚持，可缓解手臂酸痛。
艾灸方法	用艾条温和灸四渎穴5～10分钟，1天1次，可治疗偏头痛、耳鸣、耳聋等疾病。

天井

清热凉血除头痛

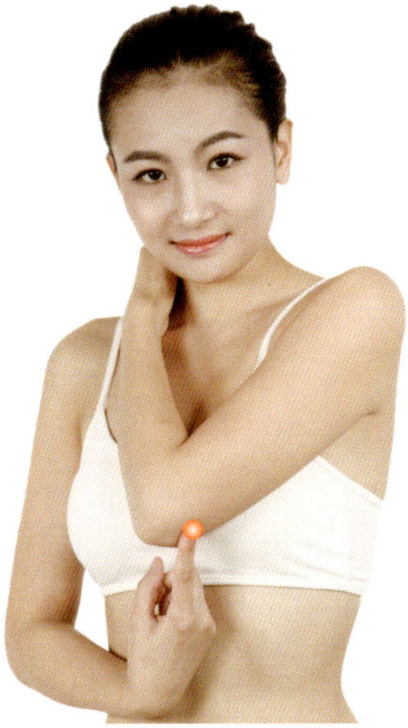

穴位定位

在臂外侧，屈肘时，当肘尖直上1寸凹陷处。

功效主治

清热凉血，行气散结。主治偏头痛、胁肋痛、肩臂痛、耳聋、麦粒肿等。

配伍治病

天井配曲池、少海，主治肘痛。

穴位疗法

按摩方法	用拇指按揉天井穴100～200次，每天坚持，可防治偏头痛。
艾灸方法	用艾条雀啄灸天井穴5～10分钟，1天1次，可治疗偏头痛、耳鸣、耳聋等疾病。

清冷渊

疏散风寒止痹痛

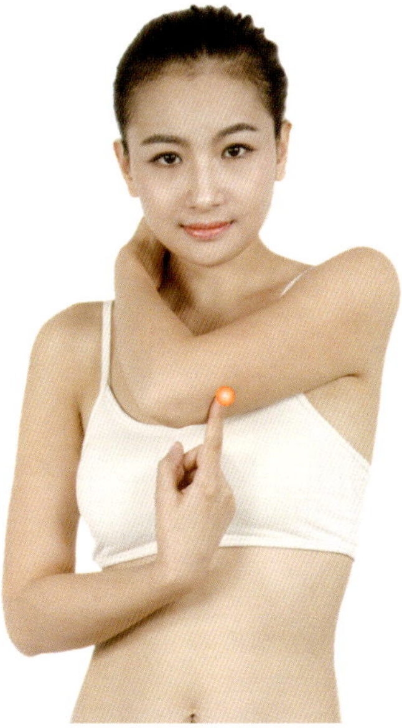

穴位定位

在臂外侧，屈肘，当肘尖直上2寸，即天井上1寸。

功效主治

通经止痛。主治头痛、目黄、耳鸣、耳聋、肩臂痛不能举等病症。

配伍治病

清冷渊配肩髃、曲池，主治肩臂痛。清冷渊配太阳、率谷，主治头痛。清冷渊配内关、期门，主治胁痛。

穴位疗法

按摩方法	用拇指按揉清冷渊穴100～200次，每天坚持，可改善前臂痛。
艾灸方法	用艾条回旋灸清冷渊穴5～10分钟，1天1次，可治疗偏头痛、耳鸣、耳聋等疾病。

消泺

清热安神消疼痛

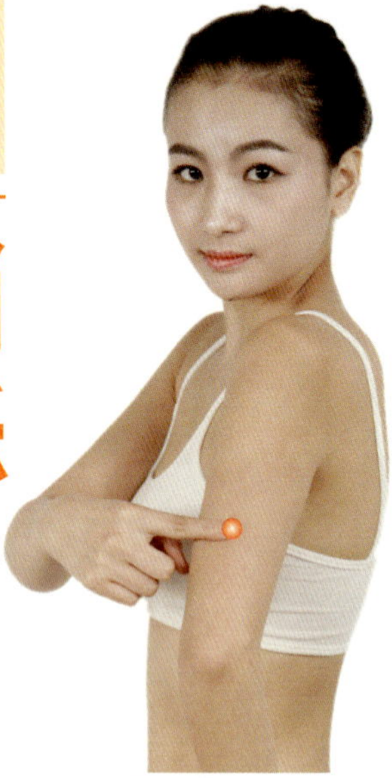

穴位定位

在臂外侧，当清冷渊与臑会连线的中点处。

功效主治

清热安神，活络止痛。主治头痛、颈项强痛、臂痛、齿痛、癫疾、肩周炎等。

配伍治病

消泺配大椎、肩井，主治肩臂痛。

穴位疗法

按摩方法	用拇指按揉消泺穴100～200次，每天坚持，可防治头痛。
艾灸方法	用艾条温和灸消泺穴5～10分钟，1天1次，可治疗头痛、臂痛、肘臂麻木等疾病。

臑会

化痰通络治眼疾

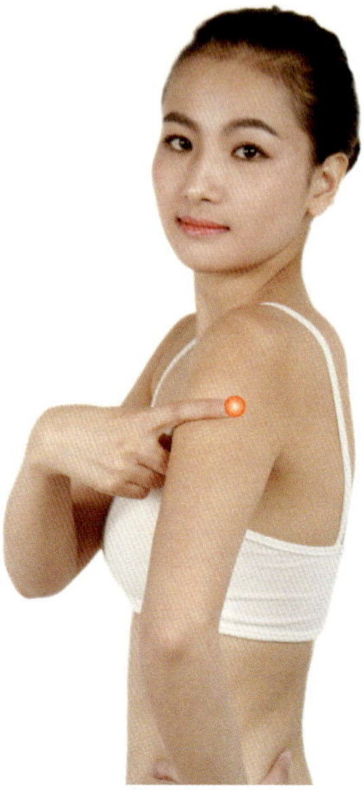

穴位定位

在臂外侧，当肘尖与肩髎的连线上，肩髎下3寸，三角肌的后下缘。

功效主治

化痰通络。主治肩臂痛、目疾、肩胛肿痛、瘿气等病症。

配伍治病

臑会配肩髃、臂臑，主治肩臂痛。

穴位疗法

按摩方法	用拇指揉按臑会穴100～200次，每天坚持，可缓解肩臂痛。
艾灸方法	用艾条温和灸臑会穴5～10分钟，1天1次，可治瘿气、眼疾。

肩髎

祛湿通络治肩痛

穴位定位

在肩部，肩髃后方，当臂外展时，于肩峰后下方呈现凹陷处。

功效主治

祛湿通络。主治肩臂痛、肋间神经痛、肘臂麻木。

配伍治病

肩髎配肩井、天宗，有通经活络的作用，主治肩重不能举。

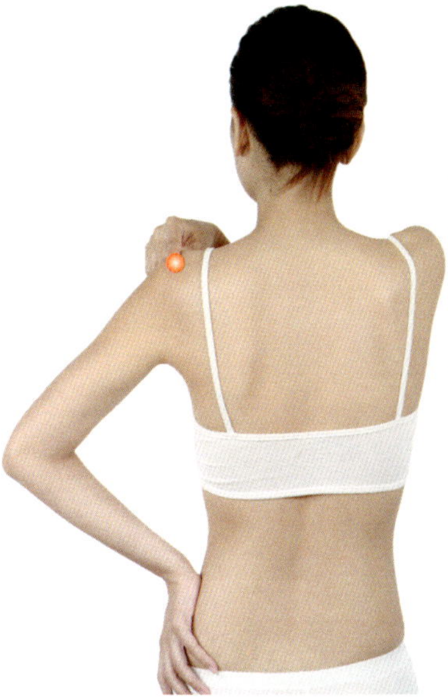

穴位疗法

按摩方法	用拇指揉按肩髎穴100～200次，每天坚持，可缓解肩臂痛。
艾灸方法	用艾条温和灸肩髎穴5～10分钟，1天1次，可治疗肩臂冷痛、肋间神经痛等。

天髎

祛风湿消颈肩痛

穴位定位

在肩胛部，肩井与曲垣的中间，当肩胛骨上角处。

功效主治

祛风除湿，通经止痛。主治颈项强痛、肩背冷痛、上肢痹痛、颈椎病。

配伍治病

天髎配肩髎、曲池，主治肩臂痛。

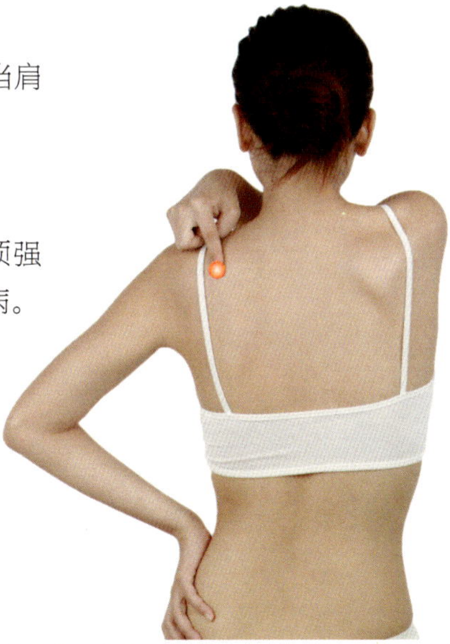

穴位疗法

按摩方法	用拇指按揉天髎穴100～200次，每天坚持，可缓解肩臂痛、落枕等。
艾灸方法	用艾条温和灸天髎穴5～10分钟，1天1次，可治疗肩背冷痛、上肢痹痛等。

天牖

明目活络又止痛

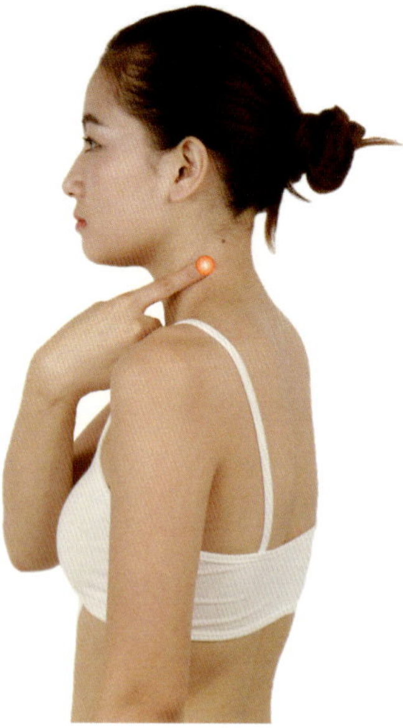

穴位定位

在颈侧部，当乳突的后下方，平下颌角，胸锁乳突肌的后缘。

功效主治

明目，止痛，活络。主治头晕、头痛、面肿、目昏、暴聋、项强、咽喉肿痛等病症。

配伍治病

天牖配睛明、太冲，主治目痛。

穴位疗法

按摩方法	用拇指按揉天牖穴100～200次，每天坚持，可改善头痛、耳鸣、颈痛。
艾灸方法	用艾条温和灸天牖穴5～10分钟，1天1次，可治疗耳鸣、头痛、目昏。

翳风

聪耳通窍疗面瘫

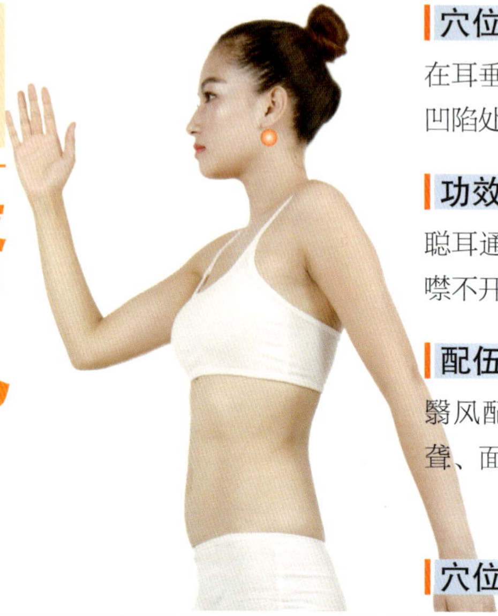

穴位定位

在耳垂后方，当乳突与下颌角之间的凹陷处。

功效主治

聪耳通窍，祛风通络。主治面瘫、口噤不开、耳聋耳鸣。

配伍治病

翳风配听宫、听会，主治耳鸣、耳聋、面神经麻痹。

穴位疗法

按摩方法	用拇指按揉翳风穴100～200次，每天坚持，可治疗口噤不开。
艾灸方法	用艾条温和灸翳风穴5～10分钟，1天1次，可治疗面瘫、耳聋耳鸣。

瘈脉

耳聋耳鸣不再愁

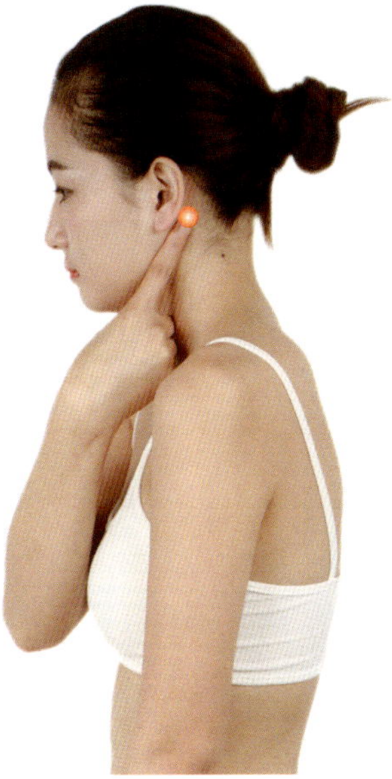

穴位定位

当角孙至翳风之间，沿耳轮连线的中、下1/3的交点处。

功效主治

熄风解痉，活络通窍。主治头痛、眩晕、耳聋、耳鸣、小儿惊痫、呕吐、泄痢等。

配伍治病

瘈脉配听会、耳门，主治耳鸣、耳聋、听力减退。

穴位疗法

按摩方法	用手指按压瘈脉穴1～3分钟，每天坚持，可治头痛、耳聋。
艾灸方法	用艾条温和灸瘈脉穴5～10分钟，1天1次，可治疗小儿惊痫、泄痢。

颅息

泻热通耳治眼疾

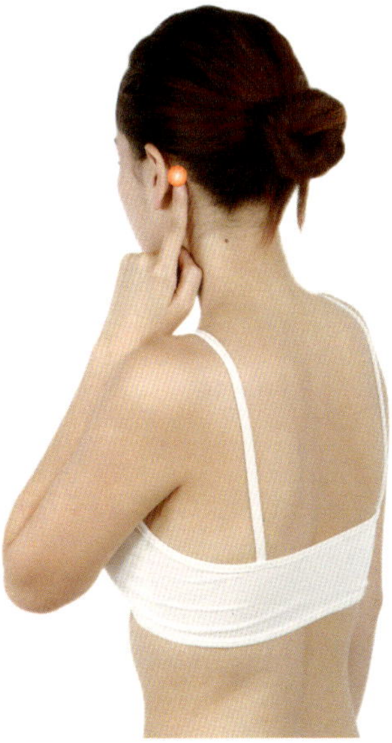

穴位定位

在头部，当角孙至翳风之间，沿耳轮连线的上、中1/3的交点处。

功效主治

通窍聪耳，泻热镇惊。主治头痛、耳鸣、耳痛、视网膜出血、小儿惊痫、呕吐涎沫、汇泻、哮喘等病症。

配伍治病

颅息配听宫、听会、中渚，主治耳鸣、听力减退。

穴位疗法

按摩方法	将食指和中指并拢轻轻贴于耳后根处，顺时针按摩颅息穴1～3分钟，每天坚持，可治头痛、耳鸣、耳痛、眼疾。
艾灸方法	用艾条温和灸颅息穴5～10分钟，每日1次，可治疗呕吐、泄泻。

角孙

消肿止痛兼明目

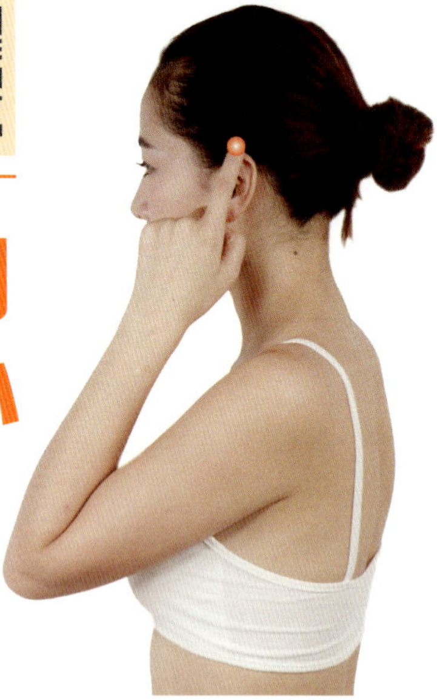

穴位定位

在头部，折耳郭向前，当耳尖直上入发际处。

功效主治

吸湿，降浊，明目。主治耳部肿痛、目赤肿痛、目翳、齿痛、头项痛、偏头痛、眩晕。

配伍治病

角孙配听宫、翳风，主治耳部肿痛。

穴位疗法

按摩方法	用拇指按揉角孙穴100～200次，每天坚持，可改善头项痛、眩晕、耳鸣、目赤肿痛。
艾灸方法	用艾条温和灸角孙穴5～10分钟，1天1次，可治疗牙痛、目翳。

耳门

开窍护耳有妙招

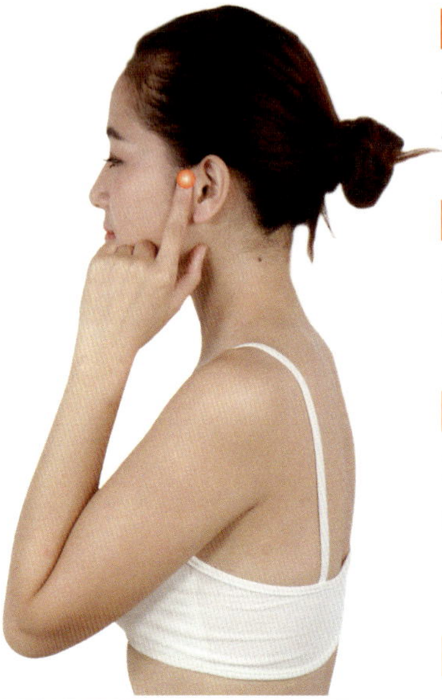

穴位定位

在面部，当耳屏上切迹的前方，下颌骨髁状突后缘，张口有凹陷处。

功效主治

开窍聪耳，泻热活络。主治耳聋、耳鸣、耳道炎、齿痛、颈项痛等病症。

配伍治病

耳门配听宫、听会、翳风，主治耳鸣、耳聋。

穴位疗法

按摩方法	用拇指按揉耳门穴100～200次，每天坚持，可改善牙痛、耳鸣。
艾灸方法	用艾条温和灸耳门穴5～10分钟，1天1次，可治疗耳鸣、耳聋。

耳和髎

开窍解痉利耳鼻

穴位定位

在头侧部，当鬓发后缘，平耳郭根之前方，颞浅动脉的后缘。

功效主治

祛风通络，解痉止痛。主治头痛、耳鸣、牙关紧闭、颔肿、鼻炎、口渴等。

配伍治病

耳和髎配听宫、翳风，主治耳鸣。

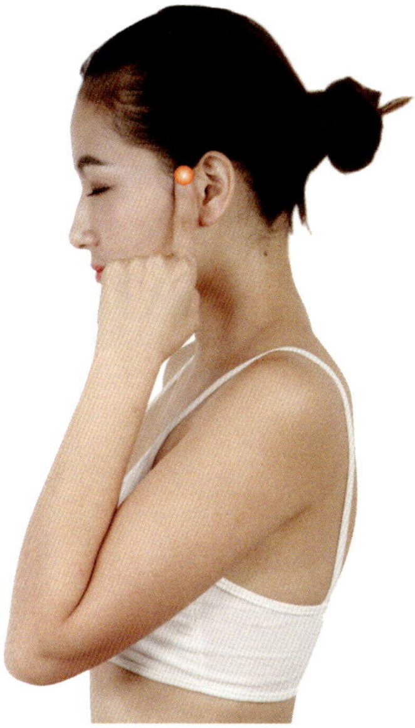

穴位疗法

按摩方法	按揉耳和髎穴1～3分钟，做环状运动，每天坚持，可治鼻炎等。
艾灸方法	用艾条温和灸耳和髎穴5～10分钟，1天1次，可治头痛、耳鸣。

丝竹空

明目镇惊治眼疾

穴位定位

在面部，当眉梢凹陷处。

功效主治

明目镇惊。主治头痛、目眩、目赤痛、眼睑跳动、齿痛、面神经麻痹、小儿惊风等病症。

配伍治病

丝竹空配通谷、太冲，主治癫痫。

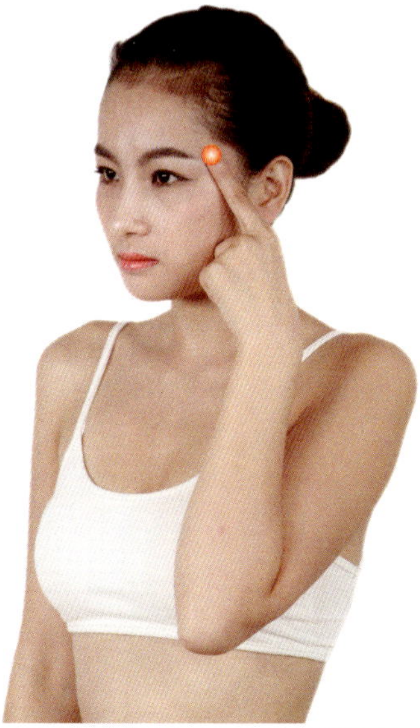

穴位疗法

按摩方法	用拇指按揉丝竹空穴100～200次，每天坚持，可改善头晕、牙痛、目上视、小儿惊风等。
刮痧方法	用面刮法沿眉毛刮拭丝竹空穴30次，不出痧，隔天1次，可明目。

足少阳胆经

1.瞳子髎
2.听会
3.上关
4.颔厌
5.悬颅
6.悬厘
7.曲鬓
8.率谷
9.天冲
10.浮白
11.头窍阴
12.完骨
13.本神
14.阳白
15.头临泣
16.目窗
17.正营
18.承灵
19.脑空
20.风池

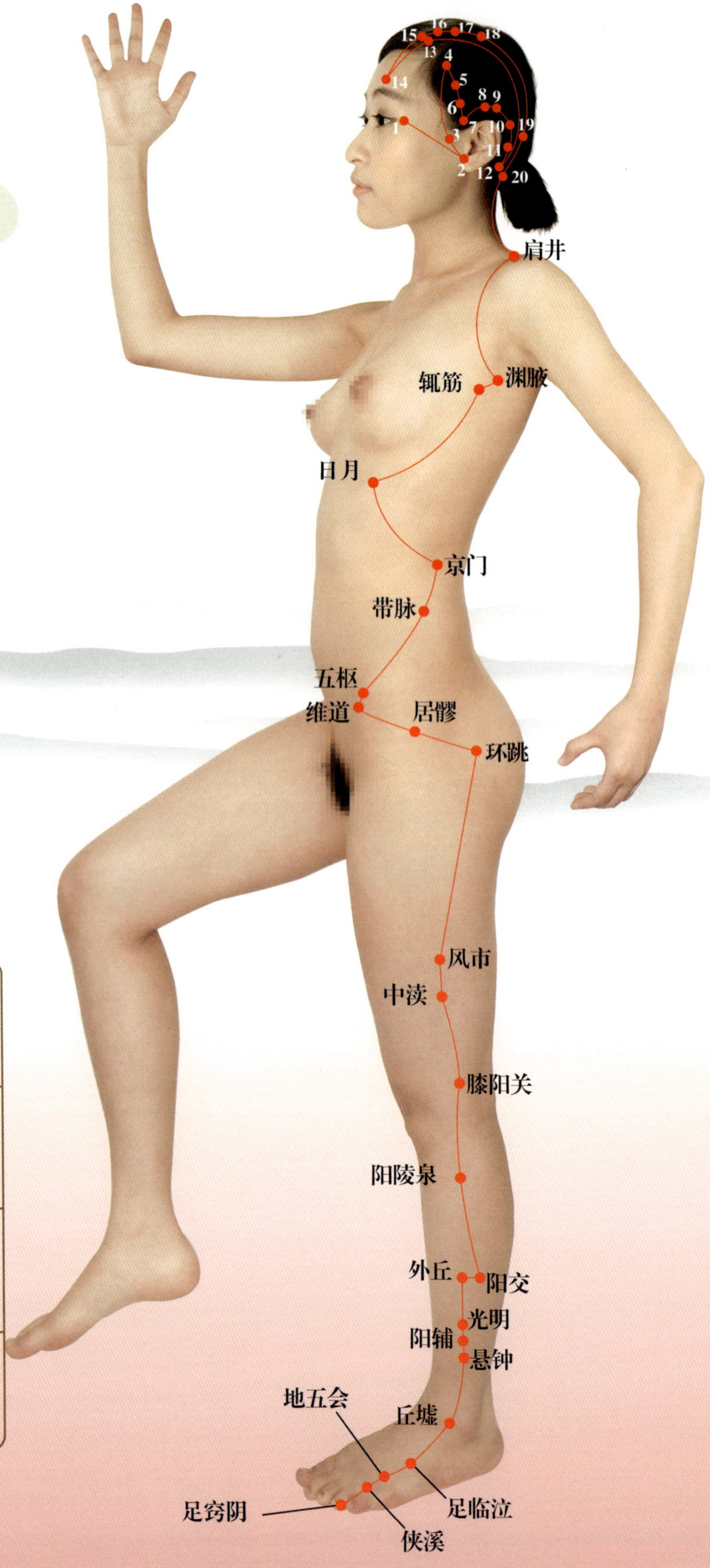

Part 12
足少阳胆经——中精之府的首席管家

足少阳胆经起于眼外眦的瞳子髎，上行至额角，环绕侧头部，向下循行耳部，至肩入缺盆，再走到腋下，沿胸腹侧面，在髋关节与眼外角支脉会合，然后沿下肢外侧中线下行，经外踝前，至足背，止于足第四趾外侧端的足窍阴穴。

胆经的主治疾患

胆经发生病变时，经络不畅通，会导致口干口苦，偏头痛、白发、脱发、怕冷怕热、经脉所过的部位疼痛、坐骨神经痛。胆经病变，会出现胸胁苦满、食欲不振、喜叹气、失眠、易怒、皮肤萎黄等。胆经经脉出现异常时，还会出现目黄、吐苦水、下肢无力、盗汗等病症。

胆经的保养方法

晚上11点到凌晨1点是胆经运行时间。睡眠最重要的黄金时间是在夜晚的11点至凌晨的1点，也就是肝胆经运行的时段，用来进行人体重要的代谢清理工作。如果此时熬夜，人体推陈出新的工作就无法完成，体内的毒素就无法代谢，新鲜的气血也就无法生成，因此对人体造成的危害很大。日常生活中保养胆经可用刮痧、敲打、按摩等方法对胆经循行路线进行刺激。

瞳子髎

头目疾病均能疗

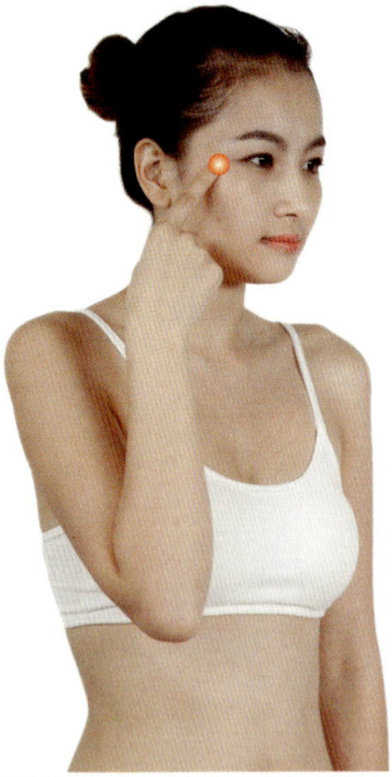

穴位定位

在面部，目外眦旁，当眶外侧缘处。

功效主治

平肝熄风，明目退翳。主治目痛、头痛、目赤、眼内障。

配伍治病

瞳子髎配头维、印堂、太冲，能疏散风热、活络止痛，主治头痛。

穴位疗法

按摩方法	用指尖揉按瞳子髎穴3～5分钟，长期按摩，可祛头痛、目赤等。
针灸方法	平刺0.3～0.5寸。或三棱针点刺出血。

听会

开窍聪耳听宫配

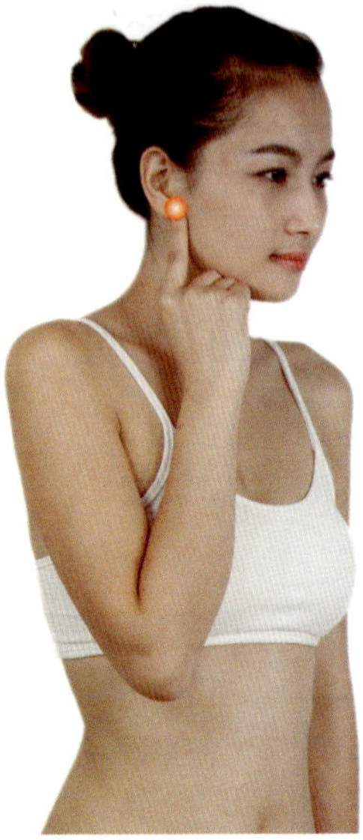

穴位定位

在面部，当耳屏间切迹的前方，下颌骨髁突的后缘，张口有凹陷处。

功效主治

开窍聪耳，通经活络。主治耳鸣、耳聋、口眼㖞斜、牙痛、三叉神经痛。

配伍治病

听会配头维、印堂、太冲，主治头痛、面肿。

穴位疗法

按摩方法	用指尖揉按听会穴2～3分钟，长期按摩，可改善耳鸣、耳聋。
艾灸方法	用艾条温和灸听会穴5～10分钟，1天1次，可治疗口眼㖞斜、三叉神经痛。

上关

耳鸣耳聋头痛消

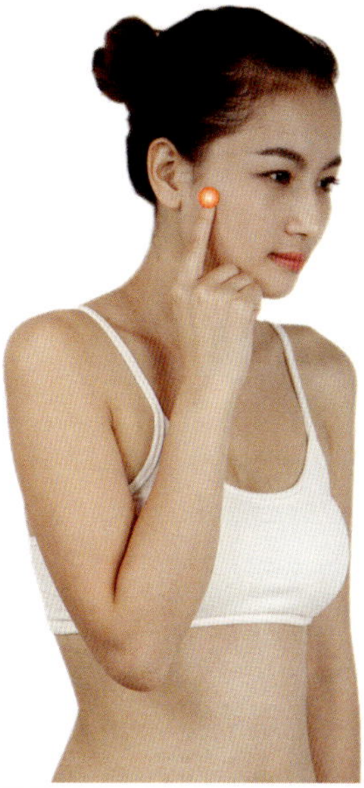

穴位定位

在耳前，下关直上，当颧弓的上缘凹陷处。

功效主治

聪耳通络。主治面瘫、耳鸣、耳聋、中耳炎、头痛、小儿惊风、口眼㖞斜。

配伍治病

上关配听宫、听会，主治耳鸣。

穴位疗法

按摩方法	用指尖微用力揉按上关穴2～3分钟，长期按摩，可改善耳鸣、耳聋。
艾灸方法	用艾条温和灸上关穴5～10分钟，1天1次，可治疗头痛、口眼㖞斜。

颔厌

清风散热止头痛

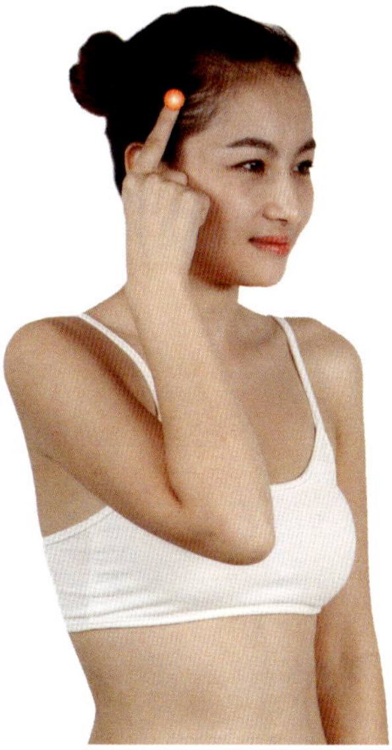

穴位定位

在头部鬓发上，当头维与曲鬓弧形连线的上1/4与下3/4交点处。

功效主治

清热散风，通络止痛。主治头痛、眩晕、耳鸣、结膜炎、牙痛、抽搐、惊痫。

配伍治病

颔厌配百会、大椎、腰奇，主治癫痫、头痛。

穴位疗法

按摩方法	用指尖按揉颔厌穴2～3分钟，长期坚持，可改善头痛、眩晕。
艾灸方法	用艾条温和灸颔厌穴10分钟，1天1次，可治疗耳鸣、结膜炎。

悬颅

祛风止痛且明目

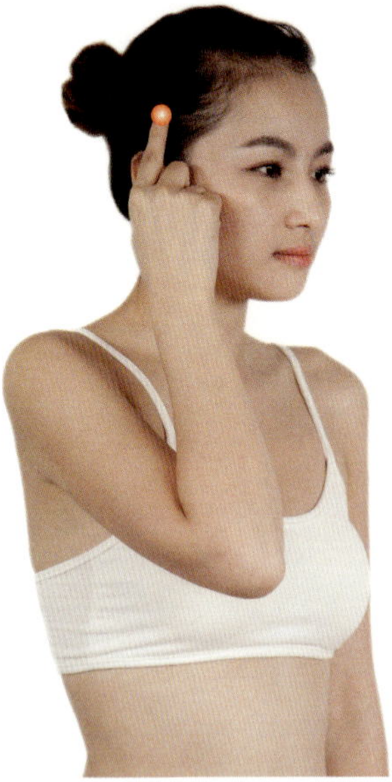

穴位定位

在头部鬓发上，当头维与曲鬓弧形连线的中点处。

功效主治

降浊除湿，疏风明目。主治头痛、目赤肿痛、目外眦痛、牙痛等病症。

配伍治病

悬颅配风池、外关，主治偏头痛。

穴位疗法

按摩方法	用指尖揉按悬颅穴2～3分钟，长期按摩，可改善头痛、目赤肿痛。
艾灸方法	用艾条温和灸悬颅穴5～10分钟，1天1次，可治疗目外眦痛。

悬厘

清热散风消水肿

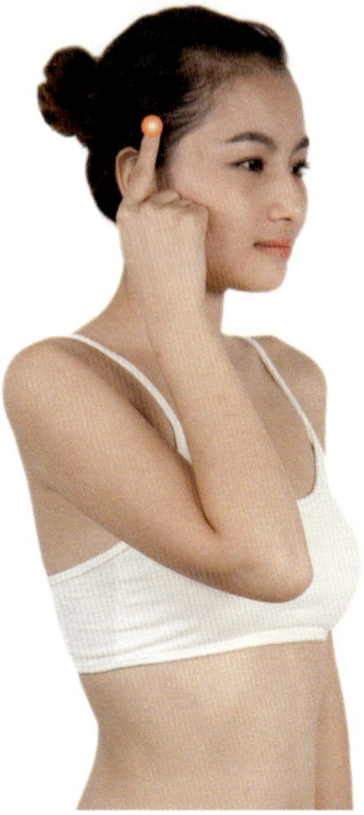

穴位定位

在头部鬓发上，当头维与曲鬓弧形连线的上3/4与下1/4交点处。

功效主治

通络解表，清热散风。主治头痛、目赤肿痛、目外眦痛、耳鸣、神经衰弱。

配伍治病

悬厘配听宫、翳风，主治耳鸣。

穴位疗法

按摩方法	用指尖揉按悬厘穴2～3分钟，长期按摩，可改善头痛、神经衰弱。
艾灸方法	用艾条温和灸悬厘穴5～10分钟，1天1次，可治疗目赤肿痛、耳鸣。

曲鬓

清心开窍治疼痛

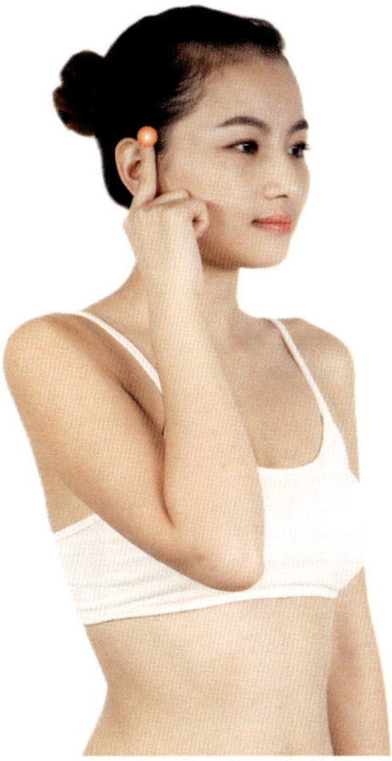

穴位定位

在头部，当耳前鬓角发际后缘的垂线与耳尖水平线交点处。

功效主治

清热止痛，活络通窍。主治偏头痛、牙关紧闭、齿痛、呕吐、目赤肿痛。

配伍治病

曲鬓配廉泉、合谷，主治暴喑。

穴位疗法

按摩方法	用指尖按揉曲鬓穴2～3分钟，长期按摩，可改善偏头痛。
艾灸方法	用艾条温和灸曲鬓穴5～10分钟，1天1次，可治疗目赤肿痛。

率谷

平肝熄风止头痛

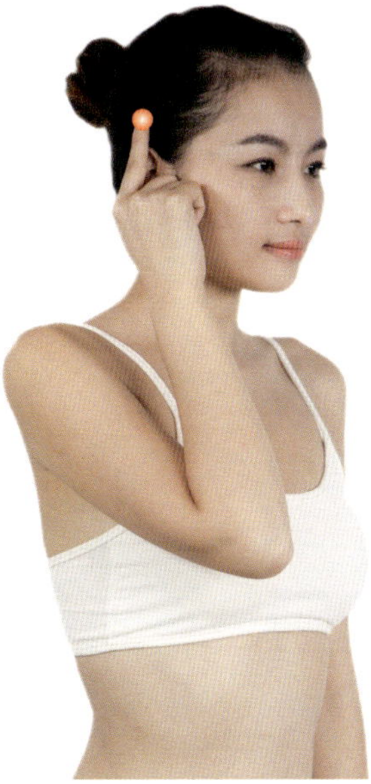

穴位定位

在头部，当耳尖直上入发际1.5寸，角孙直上方。

功效主治

平肝熄风。主治偏头痛、目眩、惊痫、面瘫、耳鸣、胃炎、呕吐。

配伍治病

率谷配风池、太阳，主治偏头痛。

穴位疗法

按摩方法	揉按率谷穴3～5分钟，长期按摩，可改善偏头痛、目眩等。
刮痧方法	用面刮法刮拭率谷穴1分钟，可不出痧，隔天1次，可治疗耳鸣、胃炎、呕吐。

天冲

清热散风止疼痛

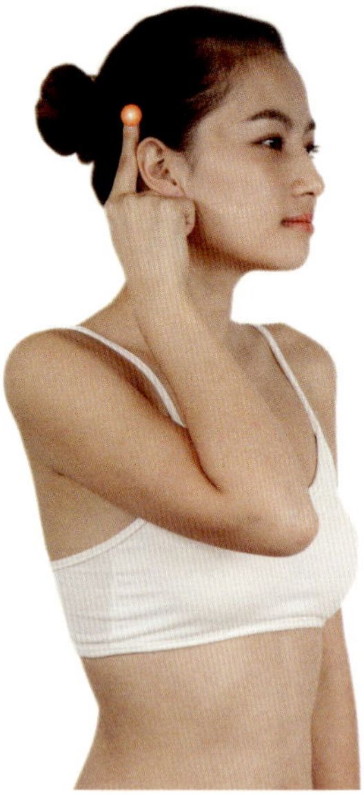

穴位定位

在头部，当耳根后缘直上入发际2寸，率谷后0.5寸处。

功效主治

清热散风，镇静止痛。主治头痛、牙龈肿痛、癫痫。

配伍治病

天冲配百会、头维，主治头痛。

穴位疗法

按摩方法	用指尖揉按天冲穴3～5分钟，长期按摩，可改善癫痫等。
刮痧方法	用角刮法刮拭天冲穴2～3分钟，可不出痧，隔天1次，可治疗头痛、牙龈肿痛。

浮白

理气止痛耳目灵

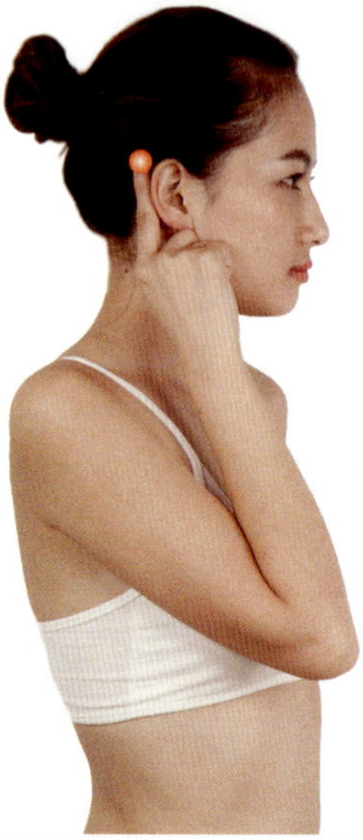

穴位定位

在头部，当耳后乳突后上方，天冲与完骨的弧形连线的中1/3与上1/3交点处。

功效主治

散风止痛，理气散结。主治头痛、目痛、扁桃体炎、支气管炎、耳鸣、耳聋。

配伍治病

浮白配太阳、百会，主治头痛。

穴位疗法

按摩方法	用指尖揉按浮白穴3～5分钟，长期按摩，可改善头痛、目痛。
艾灸方法	用艾条温和灸浮白穴5～10分钟，1天1次，可治疗耳鸣、耳聋。

头窍阴

开窍聪耳平肝阳

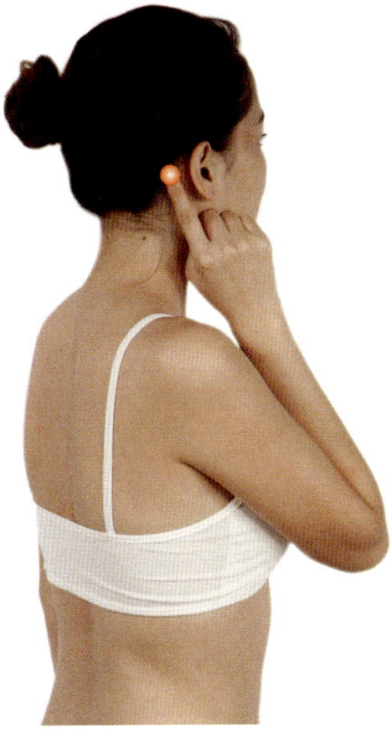

穴位定位

在头部，当耳后乳突的后上方，天冲与完骨的中1/3与下1/3交点处。

功效主治

平肝镇痛，开窍聪耳。主治眩晕、耳鸣、耳聋、耳痛、头痛、三叉神经痛。

配伍治病

头窍阴配内关、阳陵泉，主治胸胁痛、胸闷。

穴位疗法

按摩方法	用指尖揉按头窍阴穴2～3分钟，长期坚持，可改善头痛、三叉神经痛。
艾灸方法	用艾条回旋灸头窍阴穴5～10分钟，1天1次，可治疗眩晕、耳鸣、耳聋、头痛。

完骨

祛风清热又安神

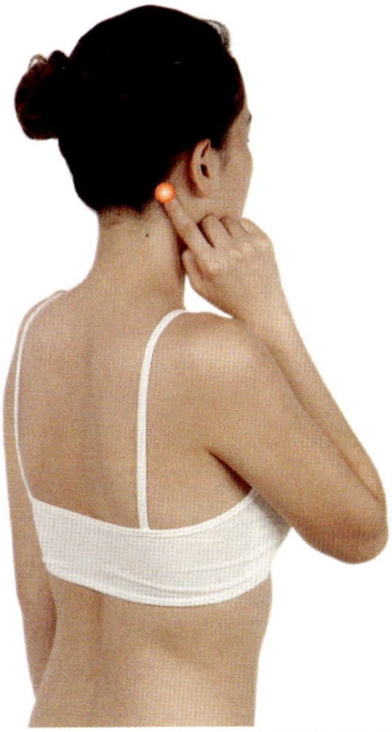

穴位定位

在头部，当耳后乳突的后下方凹陷处。

功效主治

祛风，清热，安神。主治面瘫、落枕、中耳炎、头痛、失眠。

配伍治病

完骨配风池、率谷，主治偏头痛。

穴位疗法

按摩方法	用指尖揉按完骨穴2～3分钟，长期按摩，可改善头痛、失眠等。
艾灸方法	用艾条温和灸完骨穴5～10分钟，1天1次，可治疗落枕、中耳炎。

本神

调神开窍睡眠好

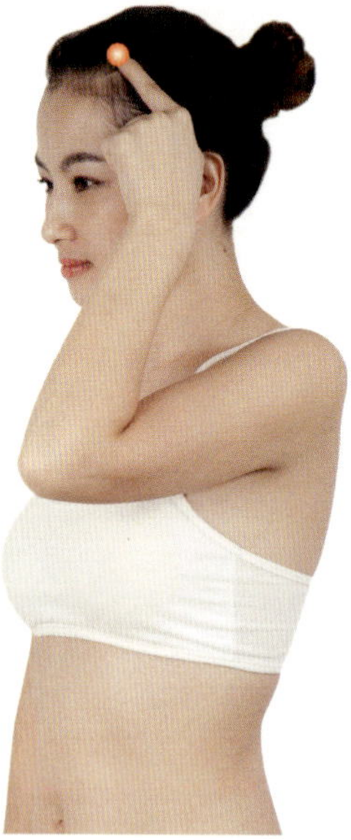

穴位定位

在头部，当前发际上0.5寸，神庭旁开3寸。神庭与头维连线的内2/3与外1/3交点处。

功效主治

祛风定惊，安神止痛。主治头痛、目眩、癫痫、失眠、偏瘫等病症。

配伍治病

本神配神庭、印堂，主治前额头痛。

穴位疗法

按摩方法	用指尖揉按本神穴2～3分钟，长期按摩，可改善头痛、目眩等。
艾灸方法	用艾条温和灸本神穴5～10分钟，1天1次，可治疗目眩、癫痫、失眠、头痛。

阳白

清头明目祛风热

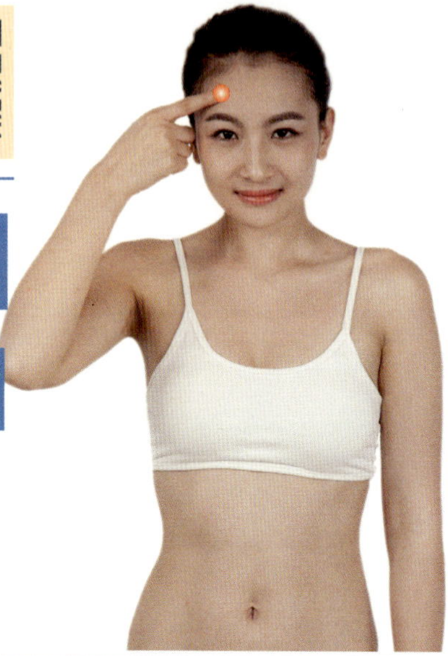

穴位定位

在前额部，当瞳孔直上，眉上1寸。

功效主治

清头明目，祛风泻热。主治头痛、眩晕、面瘫、近视、沙眼。

配伍治病

阳白配太阳、风池、外关，主治偏头痛、头晕。

穴位疗法

按摩方法	用手指指腹按揉阳白穴2～3分钟，长期按摩，可改善头痛、眩晕。
刮痧方法	用角刮法刮拭阳白穴30次，皮肤发红即可，隔天1次，可治疗近视、沙眼。

头临泣

明目安神治目眩

穴位定位

在头部，当瞳孔直上入前发际0.5寸，神庭与头维连线的中点处。

功效主治

聪耳明目，安神定志。主治头痛、目眩、目赤肿痛、流泪、目翳。

配伍治病

头临泣配百会、印堂、头维，主治头痛、眩晕。

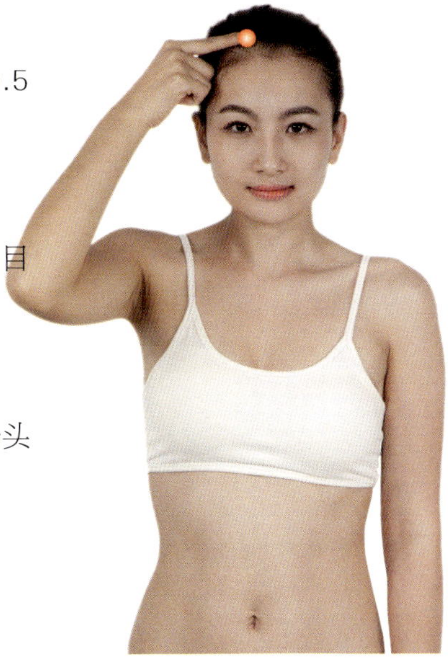

穴位疗法

按摩方法	用指尖揉按头临泣穴3～5分钟，长期按摩，可改善头痛、目眩等。
刮痧方法	用刮痧板边缘刮拭头临泣穴1～2分钟，隔天1次，可治疗目赤肿痛。

目窗

明目安神视力好

穴位定位

在头部，当前发际上1.5寸，头正中线旁开2.25寸。

功效主治

明目安神，祛风定惊。主治头痛、目眩、目赤肿痛、远视、近视、癫痫。

配伍治病

目窗配睛明、瞳子髎、大陵，主治目赤痛。

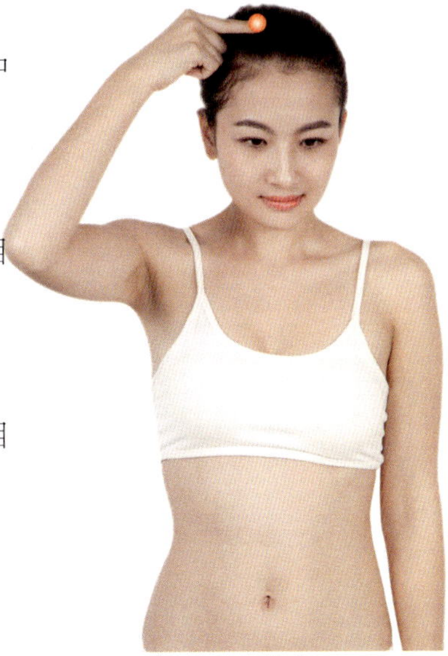

穴位疗法

按摩方法	用指尖点按目窗穴3～5分钟，长期按摩，可改善头痛、目眩等。
艾灸方法	用艾条温和灸目窗穴5～10分钟，1天1次，可治疗癫痫、目眩、目赤肿痛等病症。

正营

定眩止呕平肝风

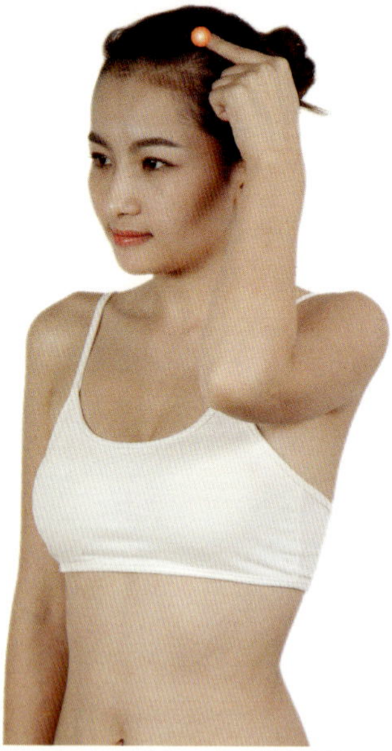

穴位定位

在头部，当前发际上2.5寸，头正中线旁开2.25寸。

功效主治

平肝明目，疏风止痛。主治头痛、头晕、目眩、唇吻强急、齿痛、呕吐。

配伍治病

正营配风池、头维、外关，主治偏头痛。正营配颊车、下关、合谷，主治牙关不利、牙痛。

穴位疗法

按摩方法	用指尖点按正营穴3～5分钟，长期按摩，可改善头痛、头晕、目眩。
艾灸方法	用艾条温和灸正营穴5～10分钟，1天1次，可治疗头痛、头晕、呕吐等病症。

承灵

疏肝通络清风热

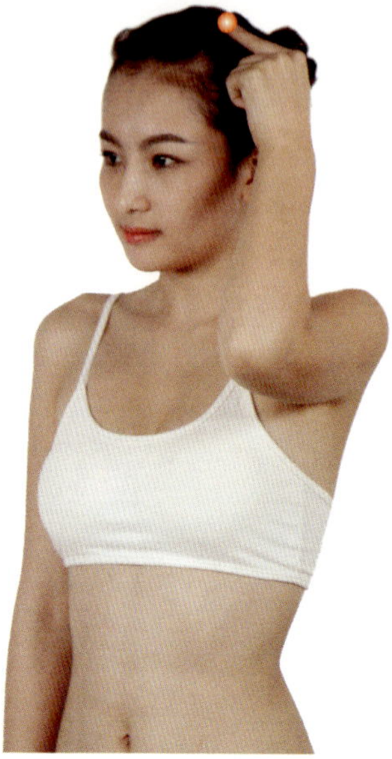

穴位定位

在头部，当前发际上4.0寸，头正中线旁开2.25寸。

功效主治

通利官窍，散风清热。主治头晕、眩晕、耳鸣、目痛、鼻渊、鼻出血、鼻室。

配伍治病

承灵配百会、太冲，主治巅顶头痛。

穴位疗法

按摩方法	用指尖揉按承灵穴3～5分钟，长期按摩，可改善头晕、眩晕。
艾灸方法	用艾条温和灸承灵穴5～10分钟，1天1次，可治疗目痛、鼻出血、鼻室、鼻渊。

脑空

醒脑宁神清风热

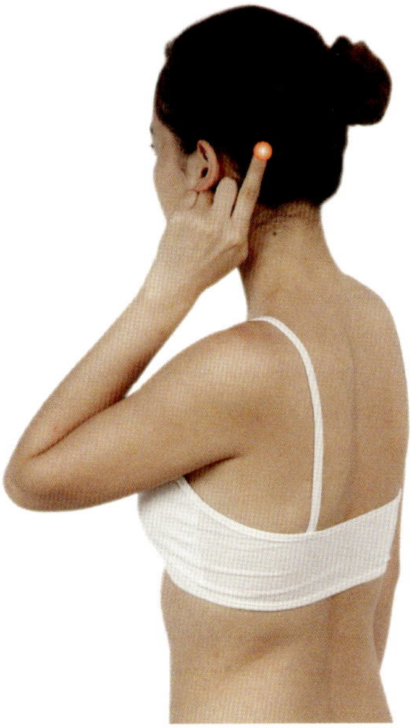

穴位定位

在头部，当枕外隆凸的上缘外侧，头正中线旁开2.25寸，平脑户穴。

功效主治

醒脑宁神，清热散风。主治头痛、感冒、目眩、哮喘、癫痫、心悸等病症。

配伍治病

脑空配脑户、风池、昆仑，主治后头痛、头晕。

穴位疗法

按摩方法	用指尖揉按脑空穴3～5分钟，长期按摩，可改善目眩、哮喘。
艾灸方法	用艾条温和灸脑空穴5～10分钟，1天1次，可治疗哮喘、癫痫、心悸、头痛。

风池

内风外风皆能疗

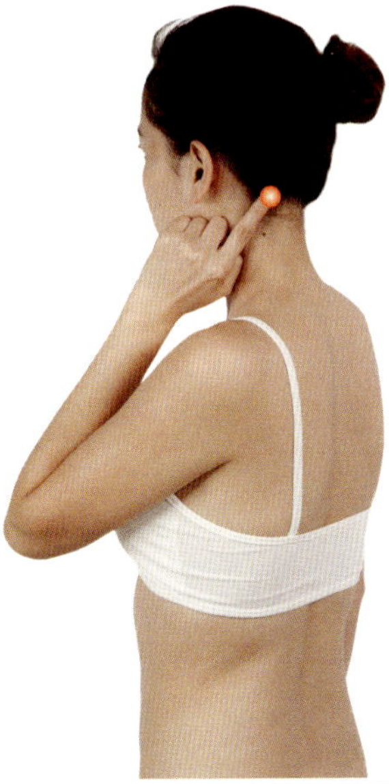

穴位定位

在项部，当枕骨之下，与风府相平，胸锁乳突肌与斜方肌上端之间的凹陷处。

功效主治

平肝熄风，通利官窍。主治头痛、眩晕、耳聋、脑卒中、颈痛、口眼㖞斜。

配伍治病

风池配大椎、后溪，主治颈项强痛。
风池配睛明、太阳，主治目赤肿痛。

穴位疗法

按摩方法	用手指指腹夹按风池穴3～5分钟，长期按摩，可改善头痛、眩晕等。
艾灸方法	用艾条温和灸风池穴5～10分钟，1天1次，可治疗耳聋、脑卒中、口眼㖞斜、疟疾等病症。

肩井

消肿止痛除肩病

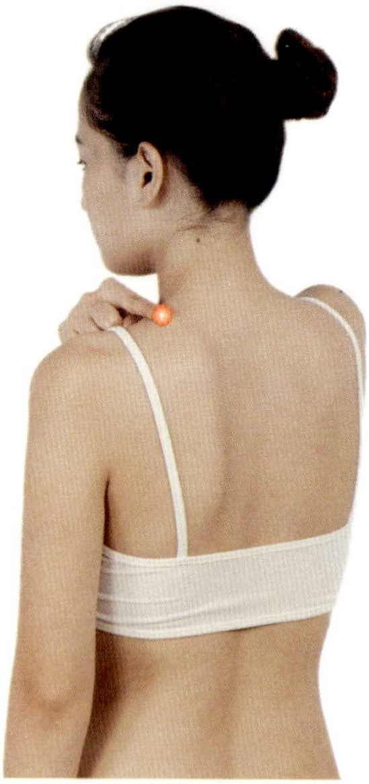

穴位定位

在肩上，前直乳中，当大椎与肩峰端连线的中点上。

功效主治

消肿止痛，祛风解毒。主治肩部酸痛、肩周炎、高血压、脑卒中、落枕。

配伍治病

肩井配肩髃、天宗，主治肩背痹痛。肩井配合谷、三阴交，有活血利气催胎的作用，主治难产。

穴位疗法

按摩方法	用手指指腹按揉肩井穴3～5分钟，长期按摩，可改善肩周炎。
艾灸方法	用艾条温和灸肩井穴5～10分钟，1天1次，可治疗高血压、脑卒中、落枕。

渊腋

理气宽胸消肩痛

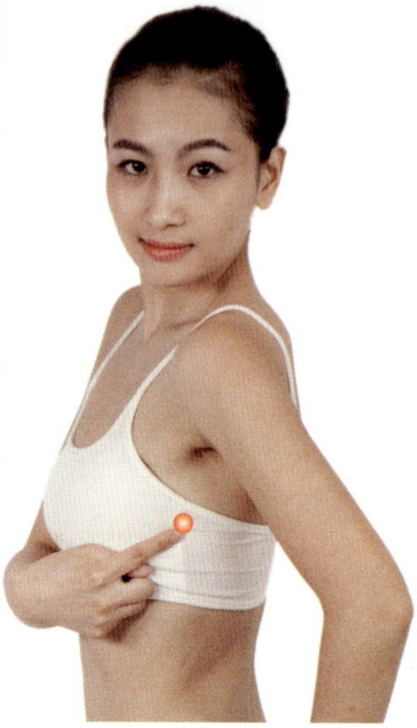

穴位定位

在侧胸部，举臂，当腋中线上，腋下3寸，第四肋间隙中。

功效主治

宽胸止痛，消肿通络。主治肩胸肌痉挛、肋间神经痛、胸膜炎、肩臂痛、哮喘、流涎、胸胁痛、呕吐。

配伍治病

渊腋配大包、支沟，主治胸胁痛。

穴位疗法

按摩方法	用指尖按揉渊腋穴2～3分钟，长期按摩，可改善哮喘、流涎等。
刮痧方法	用角刮法刮拭渊腋穴30次，可不出痧，隔天1次，可治疗胸胁痛、呕吐。

辄筋

理气平喘止呕吐

穴位定位

在侧胸部，渊腋前1寸，平乳头，第四肋间隙中。

功效主治

理气止痛，降逆平喘。主治胸胁痛、哮喘、咳嗽、呕吐、腋肿、肩臂疼痛、流涎。

配伍治病

辄筋配阳陵泉、支沟，主治胸胁疼痛、胸闷。

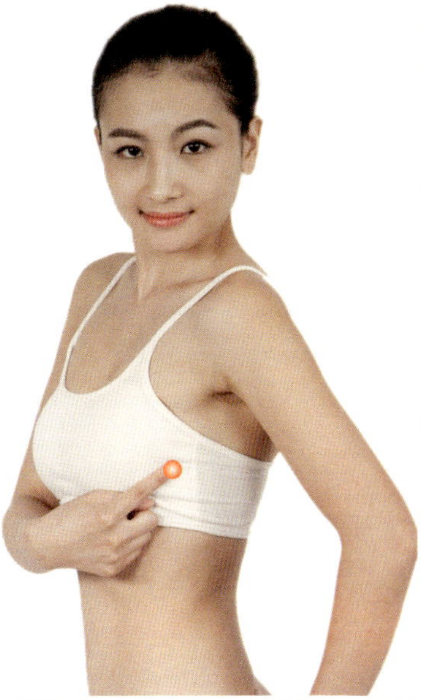

穴位疗法

按摩方法	用指尖揉按辄筋穴2～3分钟，长期按摩，可改善哮喘、流涎等。
艾灸方法	用艾条温和灸辄筋穴5～10分钟，1天1次，可治疗胸胁痛、哮喘、呕吐。

日月

疏通肝胆，调养肠胃

穴位定位

在上腹部，当乳头直下，第七肋间隙，前正中线旁开4寸。

功效主治

利胆疏肝，降逆和胃。主治黄疸、胸胁痛、胃痛、呕吐、肝炎、胆囊炎。

配伍治病

日月配内关、中脘，主治呕吐。

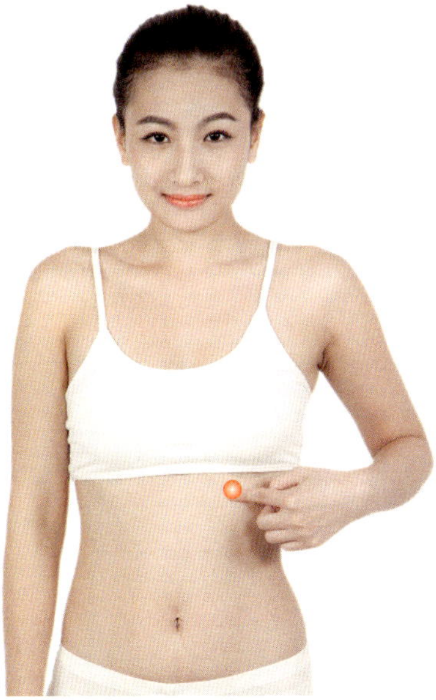

穴位疗法

按摩方法	用手掌大鱼际按擦日月穴3～5分钟，长期按摩，可改善胸胁痛、胃痛。
拔罐方法	用气罐吸拔日月穴10～15分钟，隔天1次，可治疗胸胁痛、胃痛、呕吐。

京门

利水消胀健腰肾

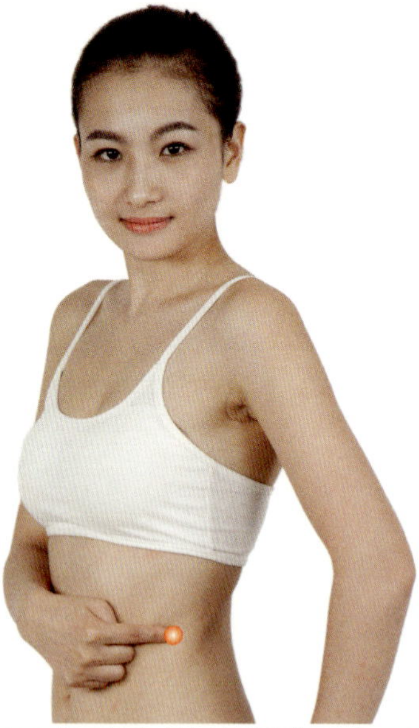

穴位定位

在侧腰部，章门后1.8寸，当第十二肋骨游离端的下方。

功效主治

健脾通淋，温阳益肾。主治肾炎、腹胀、小腹痛、水肿、腰痛、肠鸣。

配伍治病

京门配肾俞、三阴交，主治肾虚腰痛、腰膝酸软。

穴位疗法

按摩方法	用手指指腹由轻到重揉按京门穴3～5分钟，长期按摩，可改善腰痛。
艾灸方法	用艾条温和灸京门穴5～10分钟，1天1次，可治疗水肿、腰痛、腹胀、肠鸣。

带脉

健脾利湿，调经止带

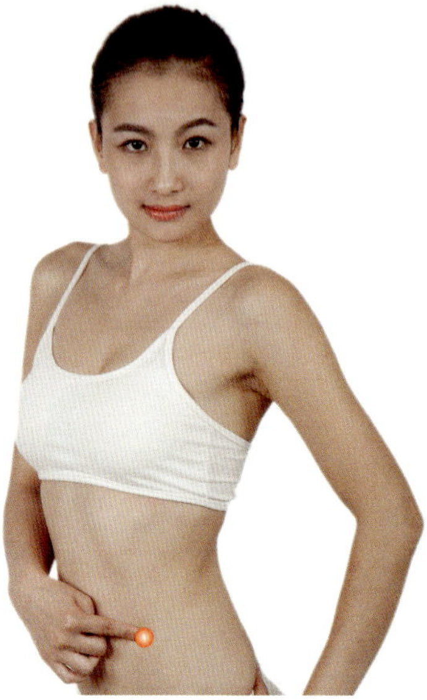

穴位定位

在侧腹部，章门下1.8寸，当第十一肋骨游离端下方垂线与脐水平线的交点上。

功效主治

健脾利湿，调经止带。主治月经不调、经闭、小腹疼痛、带下、疝气。

配伍治病

带脉配中极、地机、三阴交，主治痛经、月经不调。

穴位疗法

按摩方法	用指尖点按带脉穴3～5分钟，长期按摩，可改善月经不调。
艾灸方法	用艾条温和灸带脉穴5～10分钟，1天1次，可治疗带下、经闭、疝气、腹痛。

五枢

调经止带理下焦

穴位定位

在侧腹部，当髂前上棘的前方，横平脐下 3 寸处。

功效主治

调经止带，调理下焦。主治腹痛、带下、月经不调、疝气、便秘、腰痛。

配伍治病

五枢配气海、三阴交，主治少腹痛。

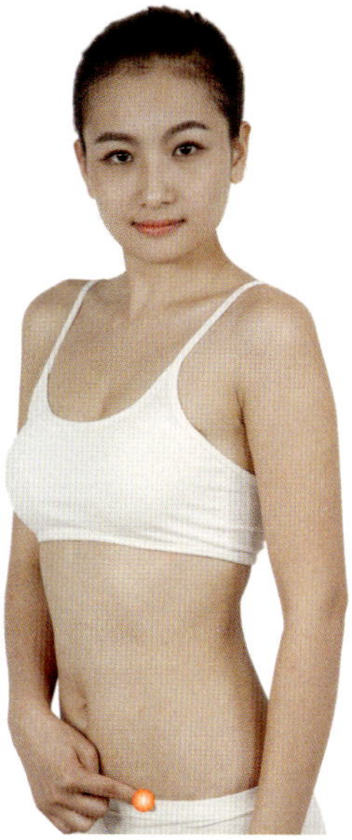

穴位疗法

按摩方法	用指尖点按五枢穴3～5分钟，长期按摩，可改善月经不调、疝气等。
艾灸方法	用艾条温和灸五枢穴5～10分钟，1天1次，可治疗便秘、腰痛。

维道

利水止痛消炎症

穴位定位

在侧腹部，当髂前上棘的前下方，五枢前下0.5寸。

功效主治

调理冲任，利水止痛。主治腹痛、子宫内膜炎、带下、盆腔炎、肠炎、肾炎。

配伍治病

维道配巨髎，主治腰胯痛。

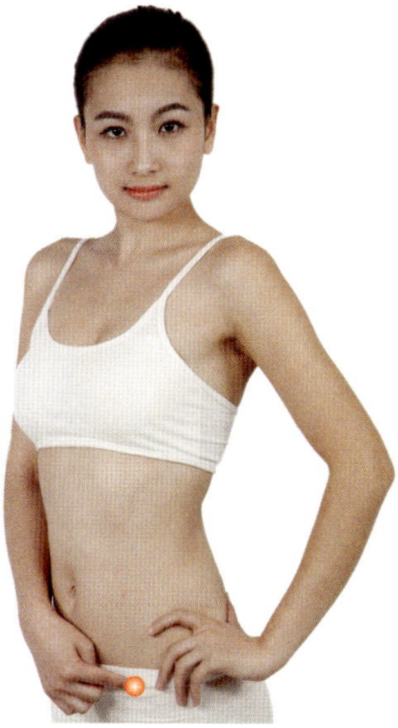

穴位疗法

按摩方法	点按维道穴5分钟，长期按摩，可改善带下、盆腔炎。
刮痧方法	用角刮法刮拭维道穴1分钟，隔天1次，可治疗肠炎、盆腔炎。

居髎

舒经活络强筋骨

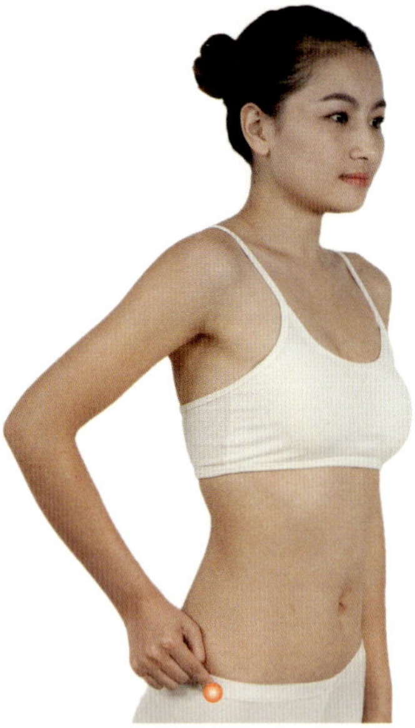

穴位定位

在髋部，当髂前上棘与股骨大转子最凸点连线的中点处。

功效主治

舒经活络，益肾强健。主治疝气、阑尾炎、胃痛、睾丸炎、肾炎、下肢痿痹、腰痛。

配伍治病

居髎配大敦、中极，主治疝气。

穴位疗法

按摩方法	用手掌大鱼际按擦居髎穴5～10分钟，长期按摩，可改善疝气、下肢痿痹。
艾灸方法	用艾条温和灸居髎穴5～10分钟，1天1次，可治疗睾丸炎、肾炎。

环跳

通经活络利腰腿

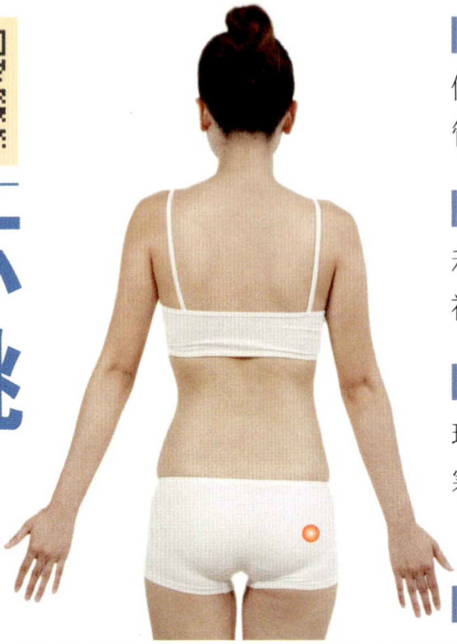

穴位定位

侧卧屈股，当股骨大转子最凸点与骶管裂孔连线外1/3与中1/3交点处。

功效主治

利腰腿，通经络。主治下肢麻痹、坐骨神经痛、脚气、感冒、风疹、腰腿痛。

配伍治病

环跳配居髎、委中、悬钟，主治风寒。

穴位疗法

按摩方法	用手掌大鱼际擦按环跳穴5～10分钟，长期按摩，可改善坐骨神经痛。
刮痧方法	用刮痧板边缘刮拭环跳穴，以出痧为度，隔天1次，可治疗腰腿痛。

风市

下肢痿痹找风市

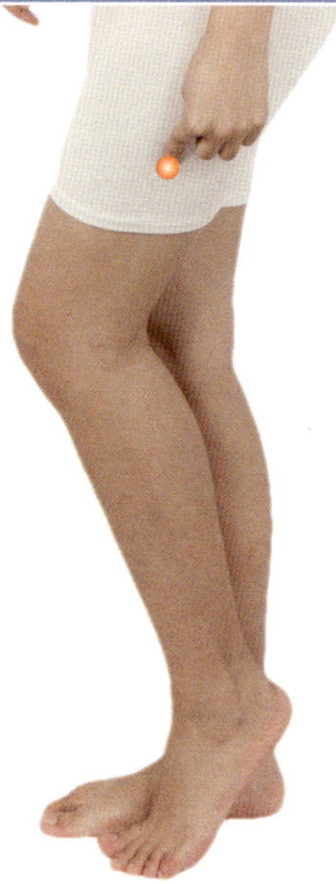

穴位定位

在大腿外侧部的中线上，当腘横纹上7寸，或直立垂手时，中指尖处。

功效主治

祛风化湿。主治下肢痿痹、腰腿疼痛、坐骨神经痛、偏瘫、头痛、脚气、腿脚屈伸不利。

配伍治病

风市配阳陵泉、悬钟，主治下肢痿痹、腰腿痛。

穴位疗法

按摩方法	用指尖压揉风市穴2～3分钟，长期按摩，可改善腰腿疼痛。
拔罐方法	用火罐吸拔风市穴10～15分钟，隔天1次，可治疗偏瘫、脚气。

中渎

通经止痛祛风寒

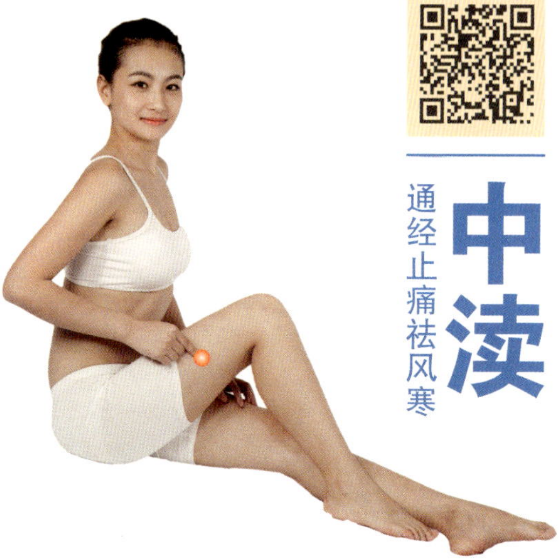

穴位定位

在大腿外侧，当风市下2寸，或腘横纹上5寸，股外侧肌与股二头肌之间。

功效主治

疏通经络，祛风散寒。主治腓肠肌痉挛、下肢痿痹、坐骨神经痛、脑卒中后遗症。

配伍治病

中渎配阴市，主治下肢外侧疼痛。

穴位疗法

按摩方法	用指尖压揉中渎穴2～3分钟，长期按摩，可改善下肢痿痹。
艾灸方法	用艾条温和灸中渎穴5～10分钟，1天1次，可治疗腓肠肌痉挛、下肢痿痹。

祛风化湿利关节

膝阳关

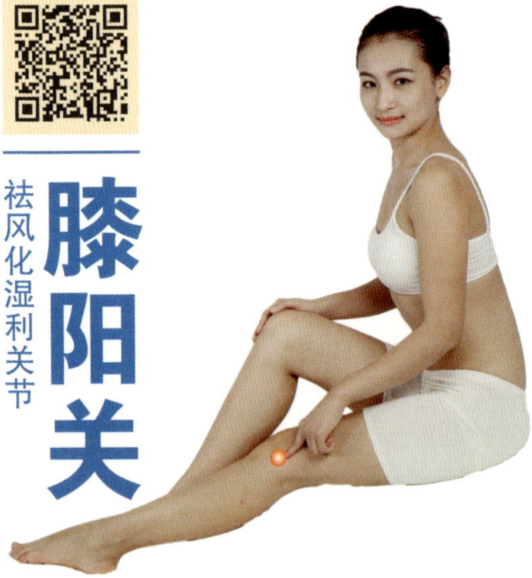

穴位定位

在膝外侧，当阳陵泉上3寸，股骨外上髁上方的凹陷处。

功效主治

疏利关节，祛风化湿。主治膝关节炎、下肢瘫痪、小腿麻木、坐骨神经痛、脚气、呕吐。

配伍治病

膝阳关配膝眼、阳陵泉，能利关节、通经脉，主治膝关节炎。

穴位疗法

按摩方法	用指尖揉按膝阳关穴3～5分钟，长期按摩，可改善膝关节炎、下肢瘫痪等。
艾灸方法	用艾条温和灸膝阳关穴5～10分钟，1天1次，可治疗脚气、呕吐等。

强腰健膝治痿痹

阳陵泉

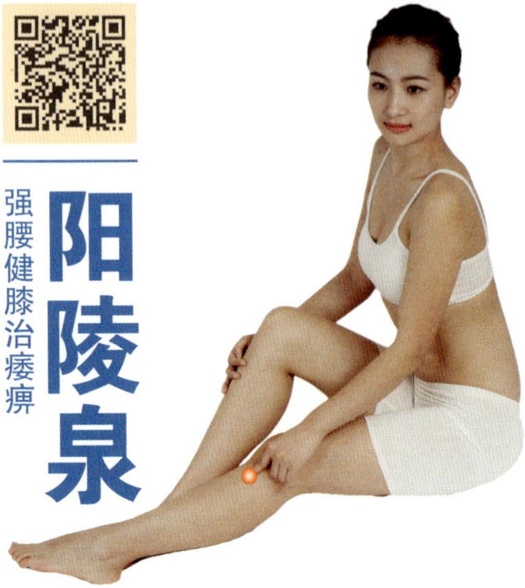

穴位定位

在小腿外侧，当腓骨头前下方凹陷处。

功效主治

疏肝解郁，强健腰膝。主治下肢痿痹、膝关节炎、腰腿痛、小儿惊风、半身不遂、高血压、呕吐、黄疸。

配伍治病

阳陵泉配环跳、风市、委中、悬钟，主治半身不遂、下肢痿痹。

穴位疗法

按摩方法	用手指指腹按揉阳陵泉穴3～5分钟，长期按摩，可改善下肢痿痹、膝关节炎等。
艾灸方法	温和灸阳陵泉穴5～10分钟，1天1次，可治疗高血压、呕吐、黄疸。

阳交

祛风除湿利关节

穴位定位

在小腿外侧，当外踝尖上 7 寸，腓骨后缘。

功效主治

祛风除湿利关节。主治坐骨神经痛、下肢痿痹、哮喘、癫痫等病症。

配伍治病

阳交配太冲，主治胸胁痛。

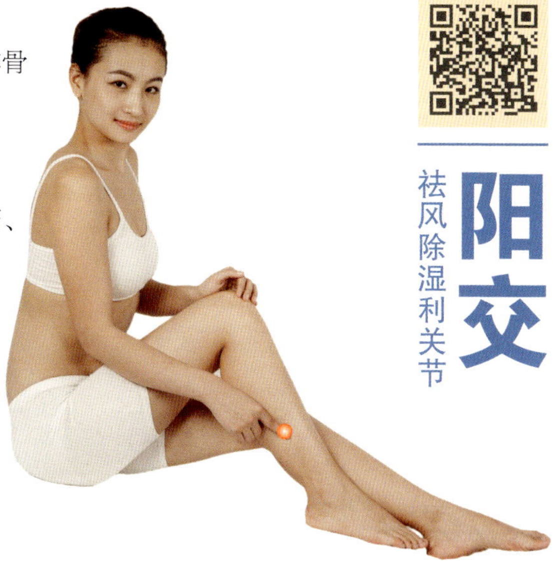

穴位疗法

按摩方法	用指尖掐揉阳交穴3～5分钟，长期按摩，可改善哮喘。
艾灸方法	用艾条温和灸阳交穴5～10分钟，1天1次，可治疗坐骨神经痛、下肢痿痹等病症。

外丘

疏肝理气安心神

穴位定位

在小腿外侧，当外踝尖上7寸，腓骨前缘，平阳交。

功效主治

疏肝理气，通络安神。主治腓肠肌痉挛、下肢麻痹、腿脚疼痛、癫痫、胸胁痛。

配伍治病

外丘配风池、后溪，主治颈项强痛。

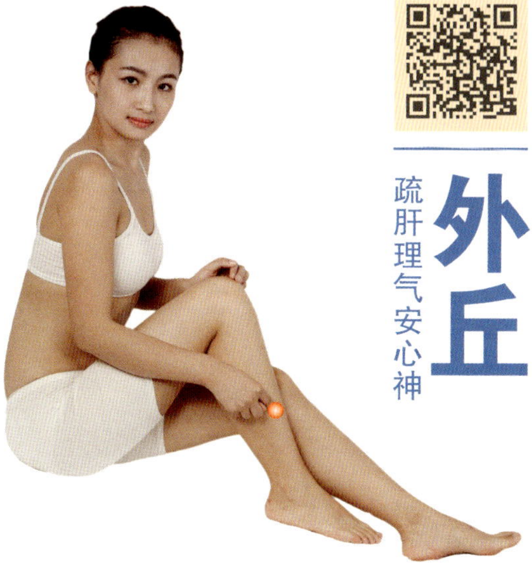

穴位疗法

按摩方法	用指尖揉按外丘穴3～5分钟，长期按摩，可改善下肢麻痹、癫痫等。
拔罐方法	用火罐吸拔外丘穴，留罐10～15分钟，隔天1次，可治疗腓肠肌痉挛、腿痛。

光明

预防近视老花眼

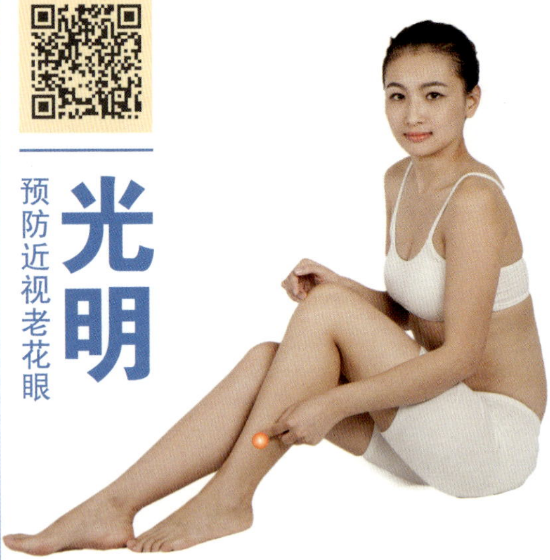

穴位定位

在小腿外侧，当外踝尖上5寸，腓骨前缘。

功效主治

疏肝明目，活络消肿。主治目痛、夜盲、青光眼、白内障、视神经萎缩、视力减退等。

配伍治病

光明配阳陵泉、昆仑，主治下肢痿痹、腿痛。

穴位疗法

按摩方法	用指尖掐按光明穴3～5分钟，长期按摩，可改善夜盲、青光眼。
艾灸方法	用艾条温和灸光明穴5～10分钟，1天1次，可治疗视神经萎缩、下肢痿痹。

阳辅

祛风胜湿利筋骨

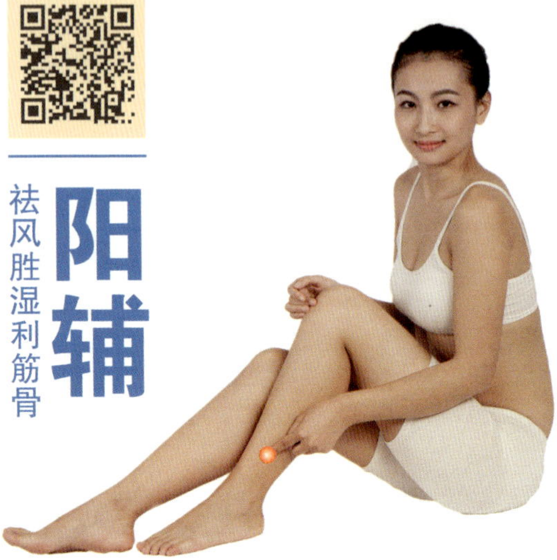

穴位定位

在小腿外侧，当外踝尖上 4 寸，腓骨前缘稍前方。

功效主治

祛风止痛，活络消肿。主治偏头痛、下肢麻痹、腰痛、膝关节炎、扁桃体炎。

配伍治病

阳辅配风池、太阳，主治偏头痛。

穴位疗法

按摩方法	用指尖揉按阳辅穴3～5分钟，长期按摩，可改善偏头痛、下肢麻痹。
艾灸方法	用艾条温和灸阳辅穴5～10分钟，1天1次，可治疗膝关节炎、下肢痿痹、扁桃体炎。

悬钟

疏肝泻胆活经脉

穴位定位

在小腿外侧，当外踝尖上3寸，腓骨前缘。

功效主治

泻胆火，舒经脉。主治头痛、腰痛、脚气、高脂血症、高血压、颈椎病。

配伍治病

悬钟配风池、后溪，主治颈项强痛。

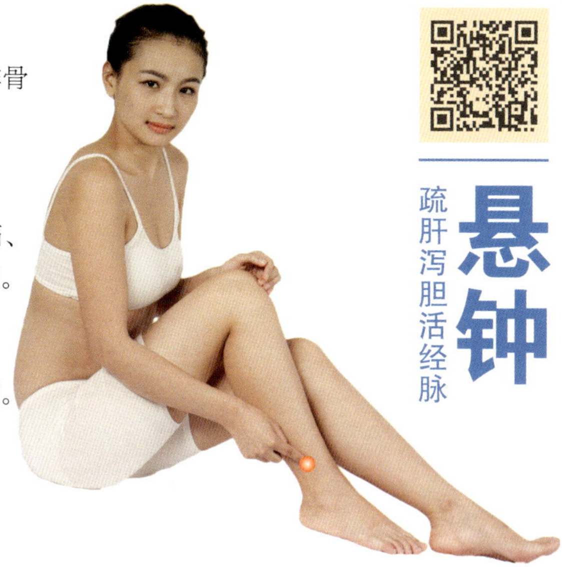

穴位疗法

按摩方法	用手指指腹按揉悬钟穴3～5分钟，长期按摩，可改善头痛、腰痛等。
拔罐方法	用气罐吸拔悬钟穴，留罐15分钟，隔天1次，能够缓解颈椎病、脚气、高血压等。

丘墟

稳定情绪头脑清

穴位定位

在足外踝的前下方，当趾长伸肌腱的外侧凹陷处。

功效主治

疏肝利胆，消肿止痛，通经活络。主治头痛、疟疾、疝气、胆囊炎、下肢痿痹。

配伍治病

丘墟配风池、太冲，主治目赤肿痛。

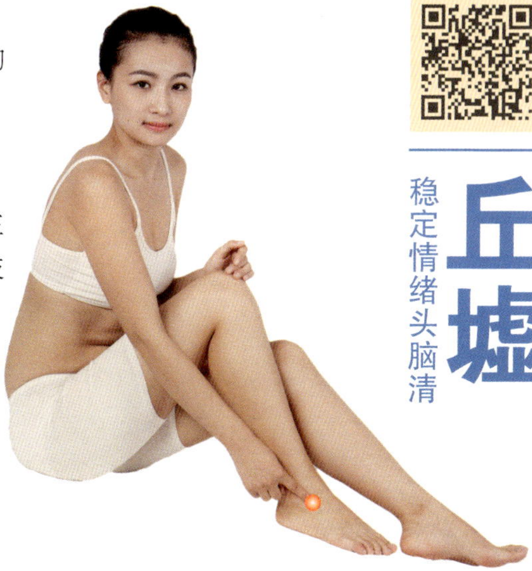

穴位疗法

按摩方法	用指尖揉按丘墟穴3～5分钟，长期按摩，可改善头痛、疝气等。
刮痧方法	用角刮法刮拭丘墟穴30次，稍出痧即可，隔天1次，可治疗胆囊炎。

足临泣

疏肝消肿除心痛

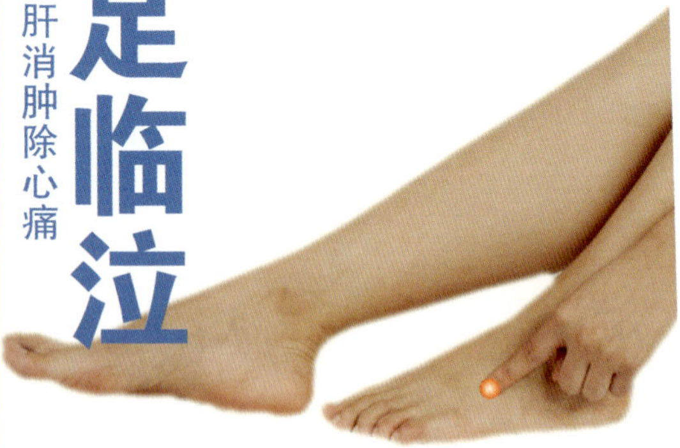

穴位定位

在足背外侧，当足四趾关节的后方，小趾伸肌腱的外侧凹陷处。

功效主治

疏肝熄风，化痰消肿。主治头痛、心悸、目眩、脑卒中偏瘫、目赤肿痛。

配伍治病

足临泣配风池、太阳、外关，主治偏头痛。

穴位疗法

按摩方法	用指尖掐按足临泣穴2～3分钟，长期按摩，可改善头痛、心悸。
刮痧方法	用角刮法刮拭足临泣穴，以出痧为度，隔天1次，可治疗目赤肿痛。

地五会

清热泻火治耳聋

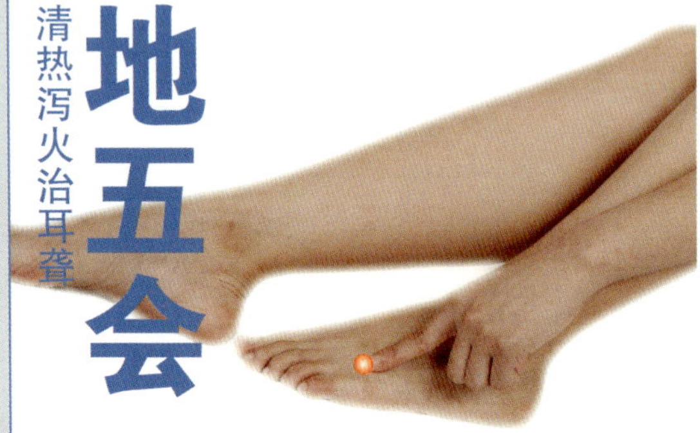

穴位定位

在足背外侧，当足四趾本节的后方，第四、第五跖骨间，小趾伸肌腱的内侧缘。

功效主治

疏肝消肿，通经活络。主治头痛、目赤、耳鸣、耳聋、乳腺炎等病症。

配伍治病

地五会配乳根、膻中、足三里，主治乳痈。

穴位疗法

按摩方法	用指尖掐按地五会穴2～3分钟，长期按摩，可改善头痛、目赤、耳聋等。
艾灸方法	用艾条温和灸地五会5～10分钟，1天1次，可治疗乳腺炎等病症。

侠溪

平肝熄风消肿痛

穴位定位

在足背外侧，当第四、第五趾间，趾蹼缘后方赤白肉际处。

功效主治

疏调肝胆，消肿止痛。主治头痛、眩晕、目赤肿痛、高血压、耳鸣、耳聋。

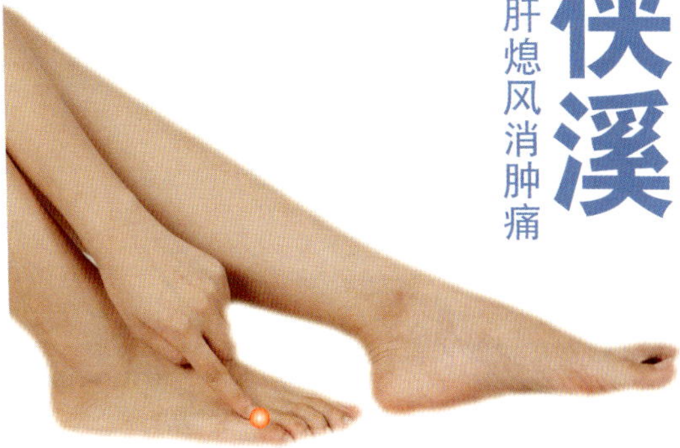

配伍治病

侠溪配支沟、阳陵泉，主治胸胁痛。

穴位疗法

按摩方法	用指尖压揉侠溪穴5分钟，长期按摩，可改善头痛、眩晕等。
刮痧方法	用角刮法刮拭侠溪穴，以出痧为度，隔天1次，可治疗耳鸣、耳聋。

足窍阴

通经止痛又聪耳

穴位定位

在足第四趾末节外侧，距趾甲角0.1寸（指寸）。

功效主治

通经，止痛，聪耳。主治偏头痛、目眩、耳聋、耳鸣、失眠、目赤肿痛。

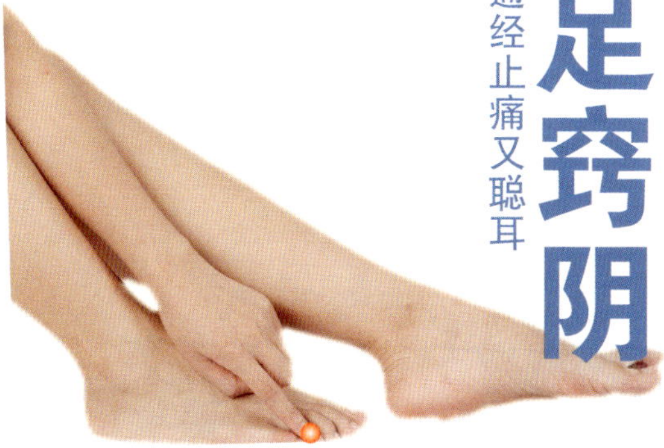

配伍治病

足窍阴配头维、太阳，主治偏头痛。

穴位疗法

按摩方法	用指尖垂直掐按足窍阴穴3～5分钟，长期按摩，可改善偏头痛。
艾灸方法	用艾条温和灸足窍阴穴5～10分钟，1天1次，可治疗耳聋、耳鸣、听力减退、失眠。

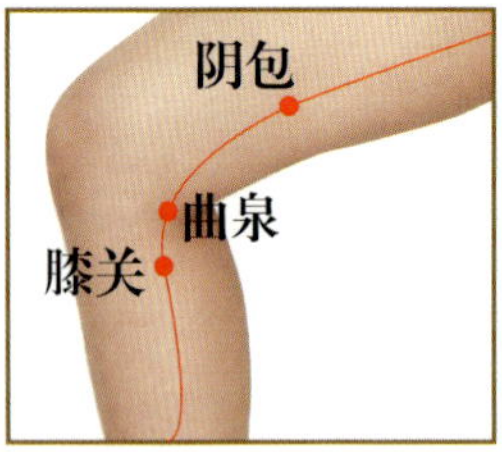

足厥阴肝经

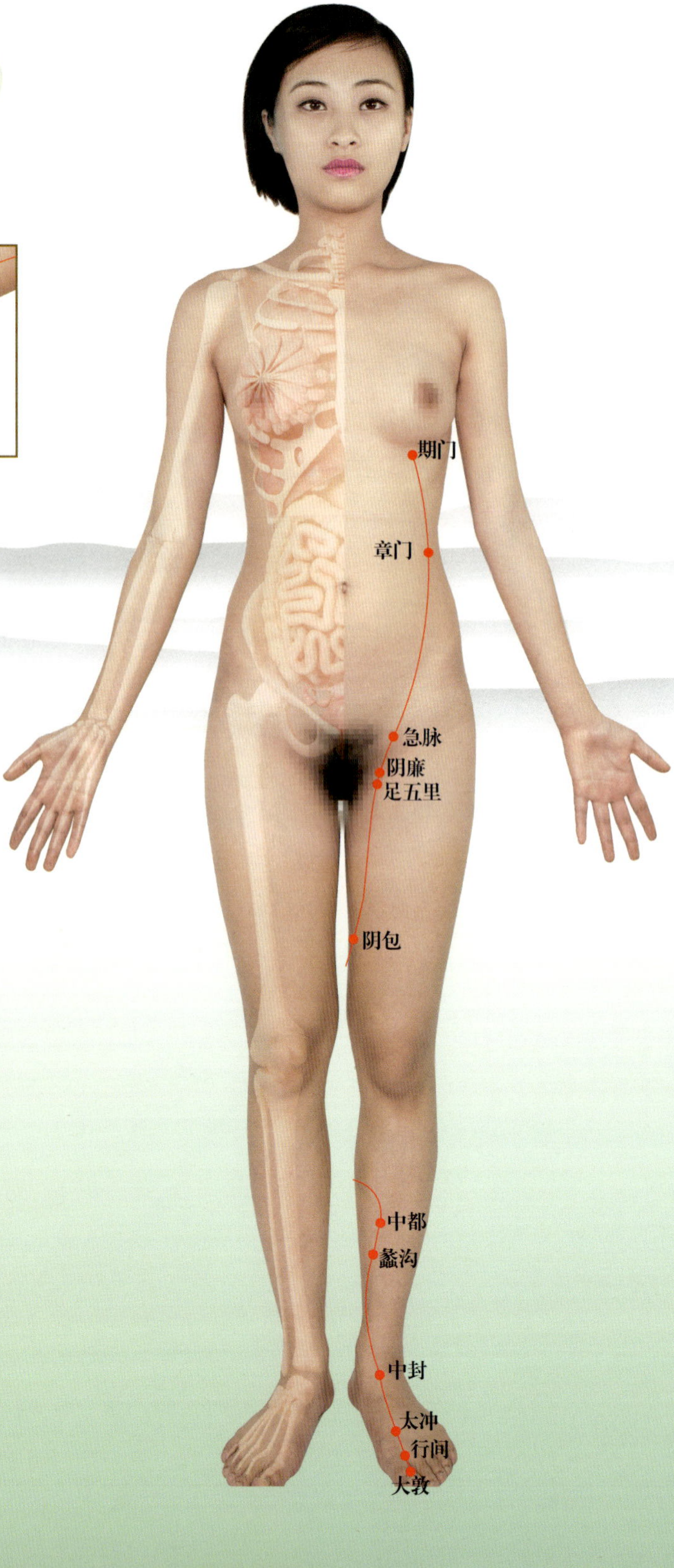

Part 13
足厥阴肝经——体内调理的金钥匙

足厥阴肝经起于足大趾外侧甲角旁的大敦穴，沿足背内侧向上，经过内踝前1寸处中封穴，上行小腿内侧与三条阴经的三阴交交会，至内踝上8寸处交出于足太阴脾经的后面，至膝内侧曲泉穴沿大腿内侧中线，环绕阴器，至小腹，行于胸腹部，止于乳下两肋的期门穴。

肝经的主治疾患

该经发生病变，主要临床表现为腰痛不可以俯仰、胸胁胀满、少腹疼痛、疝气、巅顶痛、咽干、眩晕、口苦、情志抑郁或易怒。本经俞穴主治肝胆病症、泌尿生殖疾病、神经疾病、眼科疾病和本经经脉所过部位的疾病。如：胸胁痛、少腹痛、疝气、遗尿、小便不利、遗精、月经不调、头痛目眩、下肢痹痛等症。

肝经的保养方法

人睡眠最重要的时辰是凌晨的1点至3点，而肝经的运行时间正好是这一时段，保持熟睡是对肝最好的关怀。养肝还要就要及时梳理它的性情，在精神上保持柔和、舒畅，力戒暴怒和抑郁，以维持其正常的疏泄功能。日常生活中保养肝经可用刮痧、敲打、按摩等方法对肝经循行路线进行刺激。

大敦

回阳救逆艾灸疗

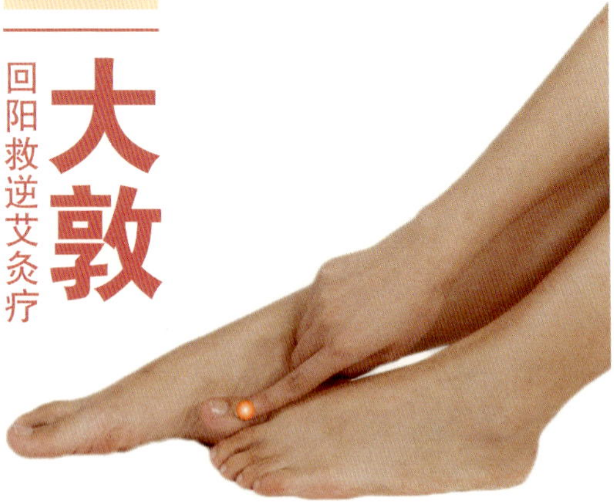

穴位定位

在足大趾末节外侧，距趾甲角0.1寸（指寸）。

功效主治

回阳救逆，调经通淋。主治癫痫、疝气、崩漏、闭经、月经不调、崩漏。

配伍治病

大敦配太冲、气海、地机，主治疝气、腹痛。

穴位疗法

按摩方法	用拇指指尖掐按大敦穴3～5下，每天坚持，能够治疗疝气。
艾灸方法	用艾条温和灸大敦穴5～10分钟，1天1次，可治疗疝气、崩漏、闭经等疾病。

行间

清肝泻热找行间

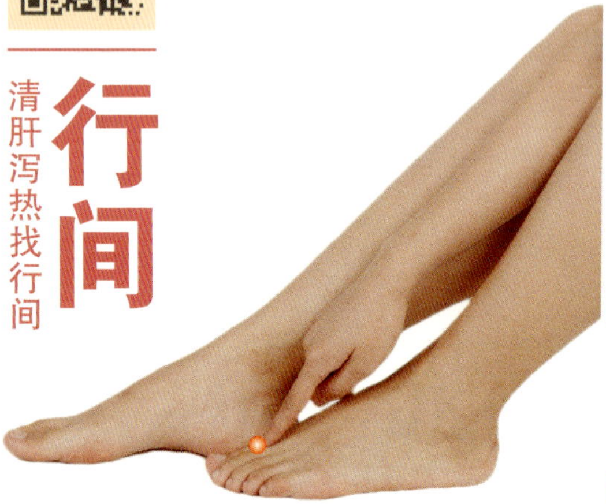

穴位定位

在足背侧，当第一、二趾间，趾蹼缘的后方赤白肉际处。

功效主治

清肝泻热，凉血安神。主治目赤肿痛、耳鸣、眩晕、胸胁胀痛、阳痿、崩漏。

配伍治病

行间配睛明、太阳，主治目赤肿痛。

穴位疗法

按摩方法	用拇指指尖掐按行间穴3～5下，每天坚持，能够治疗耳鸣、眩晕。
艾灸方法	用艾条温和灸行间穴5～10分钟，1天1次，可治疗胸胁胀痛、阳痿、崩漏、目赤肿痛。

太冲

疏肝养血清下焦

穴位定位

在足背侧，当第一跖骨间隙的后方凹陷处。

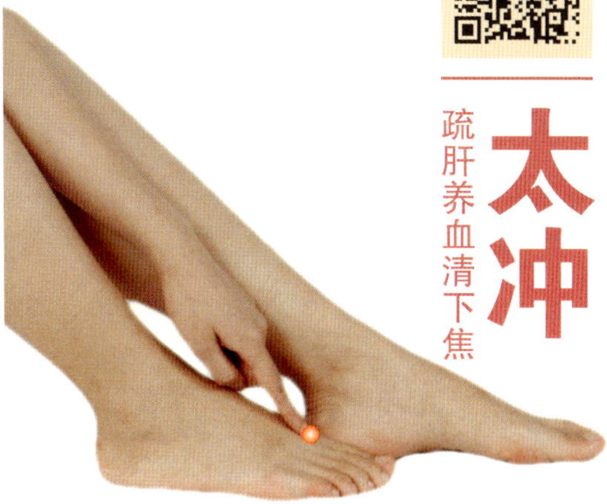

功效主治

疏肝养血，清利下焦。主治头晕、眩晕、目赤肿痛、遗尿、月经不调。

配伍治病

太冲配合谷，防治四肢抽搐。

穴位疗法

按摩方法	用拇指指尖掐按太冲穴3～5下，每天坚持，能够治疗头晕、眩晕。
刮痧方法	从跖趾关节向足尖方向刮拭太冲穴3～5分钟，隔天1次，可缓解目赤肿痛、遗尿、月经不调。

中封

调理下焦清肝胆

穴位定位

在足背侧，当足内踝前，商丘与解溪连线之间，胫骨前肌腱的内侧凹陷处。

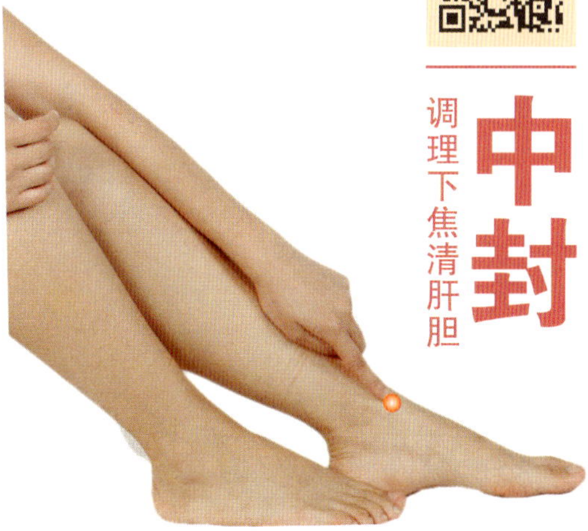

功效主治

清泄肝胆，舒经通络。主治阴茎痛、遗精、小便不利、疝气、黄疸、胁肋痛、腰痛。

配伍治病

中封配足三里、阴廉，主治淋证。

穴位疗法

按摩方法	用拇指指尖用力掐按中封穴3～5下，每天坚持，能够治疗胁肋痛。
刮痧方法	用点按法垂直刮拭中封穴15～30次，每天1次，可改善胁肋痛、疝气、腰痛等。

蠡沟

疏肝理气治下焦

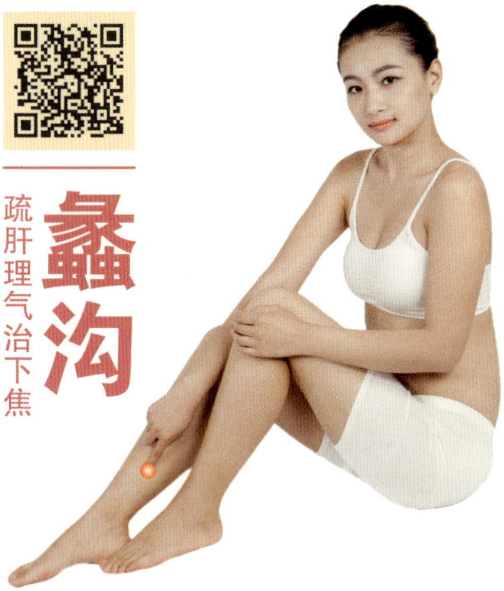

穴位定位

在小腿内侧，当足内踝尖上5寸，胫骨内侧面的中央。

功效主治

疏肝理气，调经止带。主治下肢痹痛、月经不调、疝气、崩漏、痛经、阴茎痛。

配伍治病

蠡沟配百虫窝、阴陵泉，防治滴虫性阴道炎。

穴位疗法

按摩方法	用拇指指尖用力掐按蠡沟穴3～5下，每天坚持，能够治疗阴茎痛。
艾灸方法	用艾条温和灸蠡沟穴5～10分钟，1天1次，可改善月经不调、疝气、崩漏。

中都

调经止血疏肝气

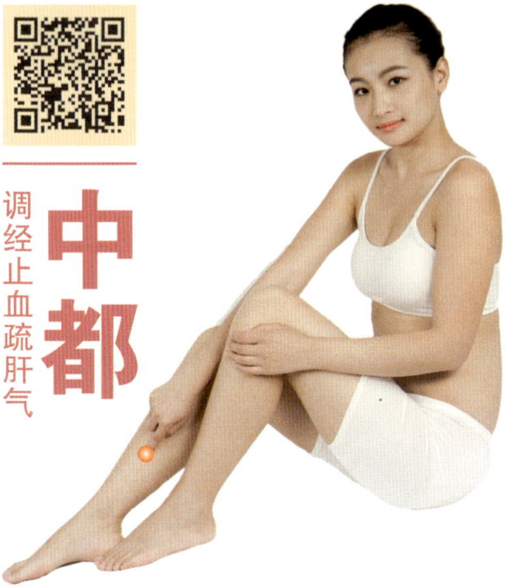

穴位定位

在小腿内侧，当足内踝尖上7寸，胫骨内侧面的中央。

功效主治

疏肝理气，调经止血。主治胁痛、腹胀、泄泻、疝气、小腹痛、崩漏。

配伍治病

中都配隐白、大敦，主治崩漏。

穴位疗法

按摩方法	用拇指按揉中都穴100～200次，每天坚持，能够治疗小腹痛。
刮痧方法	用面刮法从上而下刮拭中都穴30次，以出痧为度，隔天1次，可缓解腹痛、腹胀。

膝关

祛湿防治关节炎

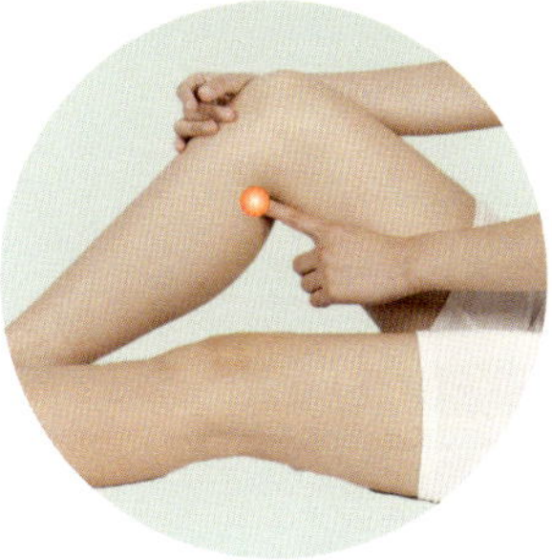

穴位定位

在小腿内侧，当胫骨内上髁的后下方，阴陵泉穴后1寸，腓肠肌内侧头上部。

功效主治

疏通关节，散风祛湿。主治膝痛、下肢麻木、关节炎、咽喉痛等病症。

穴位疗法

按摩方法	用拇指按揉膝关穴100～200次，每天坚持，主治膝痛。
艾灸方法	用艾条温和灸膝关穴5～10分钟，1天1次，可改善下肢痹痛等病症。

曲泉

通利关节止疼痛

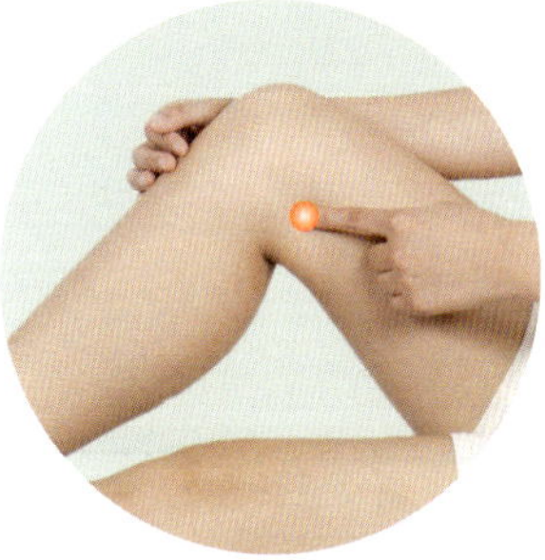

穴位定位

当膝关节内侧面横纹内侧，股骨内侧髁的后缘，半腱肌、半膜肌止端前缘凹陷处。

功效主治

清利湿热，通调下焦。主治膝痛、下肢痹痛、膝关节炎。

穴位疗法

按摩方法	用拇指按揉曲泉穴100～200次，每天坚持，主治膝痛。
艾灸方法	用艾条温和灸曲泉穴5～10分钟，1天1次，可改善下肢痹痛、膝痛等。

阴包

舒经止痛调经血

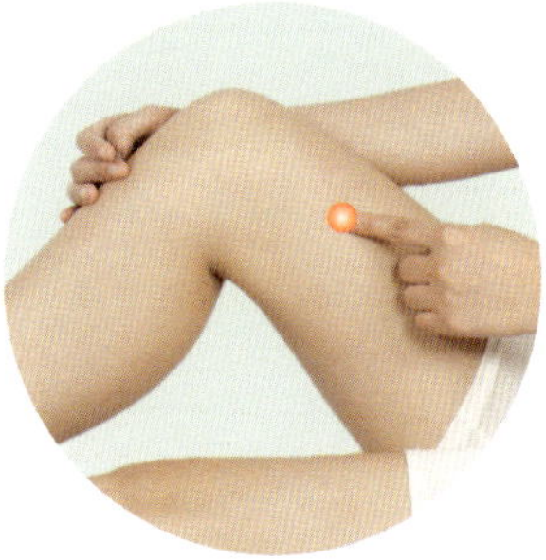

穴位定位

在大腿内侧，当股骨内上髁上4寸，股内肌与缝匠肌之间。

功效主治

调经止痛，舒经活络。主治头痛、目眩、月经不调、遗尿、小便不利、腰骶痛。

穴位疗法

按摩方法	用拇指按揉阴包穴100～200次，每天坚持，能够治疗月经不调。
艾灸方法	温和灸阴包穴5～10分钟，1天1次，可改善月经不调。

足五里

疏肝理气保健穴

穴位定位

在大腿内侧，当气冲直下3寸，大腿根部，耻骨结节的下方，长收肌的外缘。

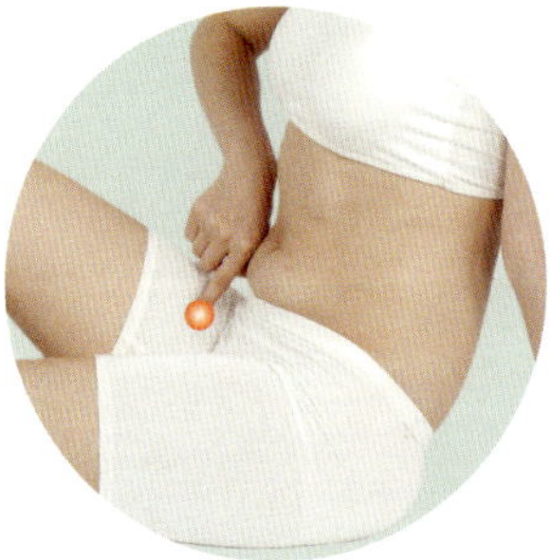

功效主治

固化脾土，除湿降浊，疏肝理气。主治腹胀痛、小便不通、阴囊湿疹、睾丸肿痛。

穴位疗法

按摩方法	用拇指按揉足五里穴100～200次，每天坚持，能够治疗腹痛。
艾灸方法	温和灸足五里穴5～10分钟，1天1次，可改善腹痛。

阴廉

呵护女人调经带

穴位定位

在大腿内侧，当气冲直下2寸，大腿根部，耻骨结节的下方，长收肌的外缘。

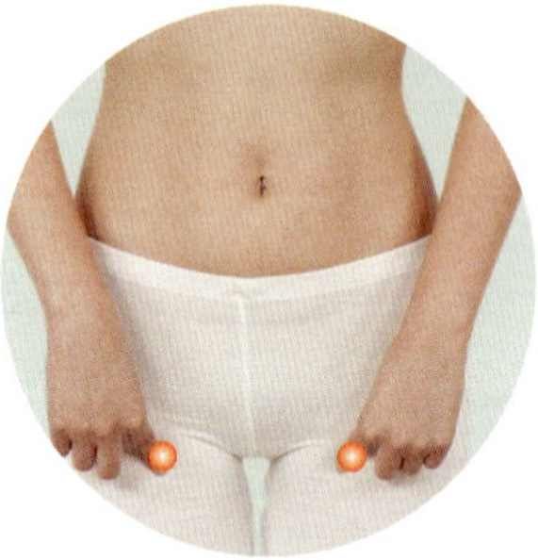

功效主治

调经止带，通利下焦。主治月经不调、赤白带下、少腹疼痛、股内侧痛。

穴位疗法

按摩方法	用拇指按揉阴廉穴100～200次，每天坚持，能够治疗腹痛、月经不调。
艾灸方法	温和灸阴廉穴5～10分钟，1天1次，可改善月经不调。

急脉

疏肝理气调下焦

穴位定位

在耻骨结节的外侧，当气冲穴外下腹股沟股动脉搏动处，前正中线旁开2.5寸。

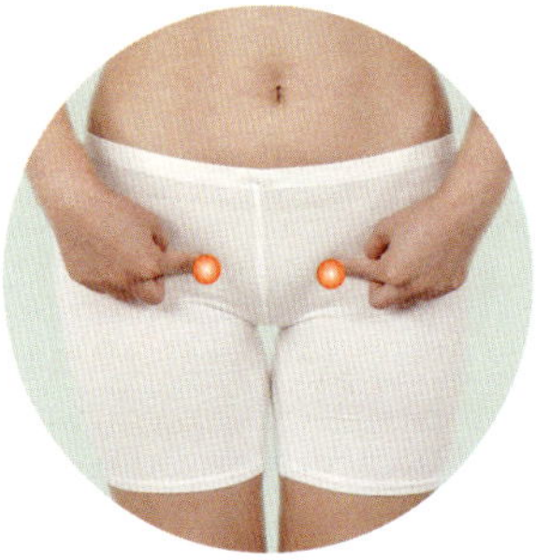

功效主治

疏理肝胆，行气止痛，通调下焦。主治疝气、阴部肿痛、少腹痛、下肢冷痛。

穴位疗法

按摩方法	用拇指按压急脉穴片刻，突然松开，反复操作20次，每天坚持，能够治疗下肢冷痛。
艾灸方法	用艾条温和灸急脉穴5～10分钟，1天1次，可改善疝气。

章门

理气除胀章门强

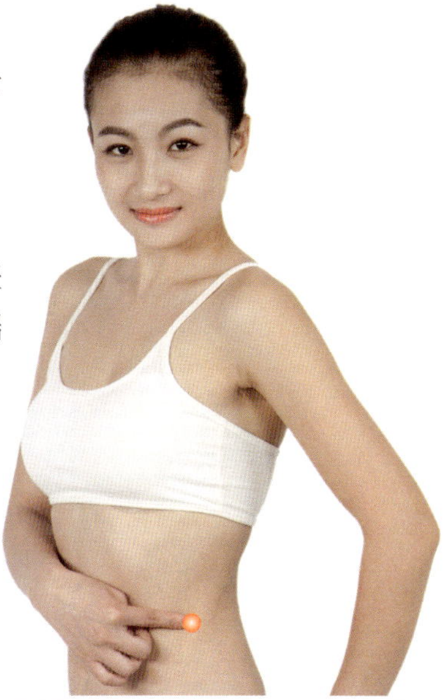

穴位定位

在侧腹部，当第十一肋游离端的下方。

功效主治

疏肝健脾，理气散结。主治胸胁胀满疼痛、呕吐、腹胀、泄泻、喘咳、肝炎。

配伍治病

期门配肝俞、膈俞，主治胸胁胀痛。

穴位疗法

按摩方法	用拇指按揉章门穴100～200次，每天坚持，能够治疗腹痛、腹胀、胸胁痛。
艾灸方法	用艾条温和灸章门穴5～10分钟，1天1次，可改善胸胁痛、泄泻。

期门

疏肝理气能活血

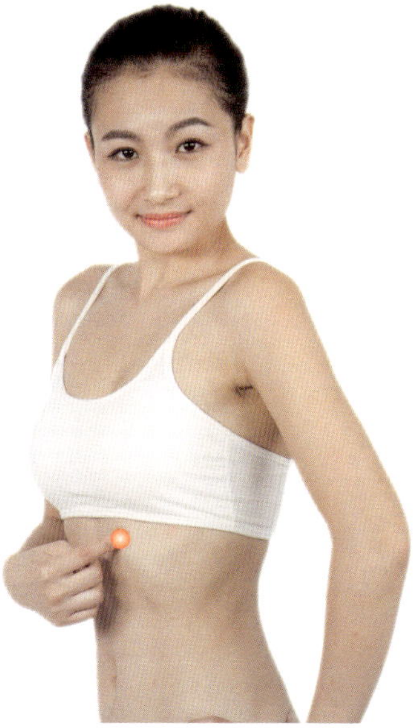

穴位定位

在胸部，当乳头直下，第六肋间隙，前正中线旁开4寸。

功效主治

疏肝健脾，理气活血。主治呕吐、腹痛、腹胀、吞酸、胁痛、黄疸、胸闷。

配伍治病

章门配足三里、太白，主治呕吐。

穴位疗法

按摩方法	用拇指按揉期门穴100～200次，每天坚持，能够治疗胸胁痛、吞酸。
艾灸方法	用艾条温和灸期门穴5～10分钟，1天1次，可改善呕吐、胸胁痛。

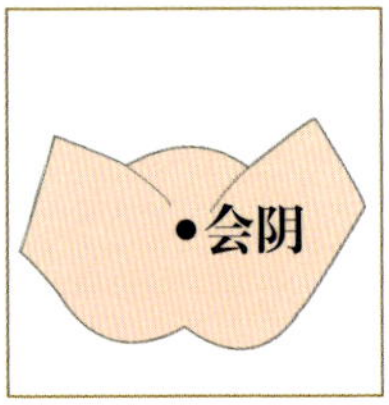

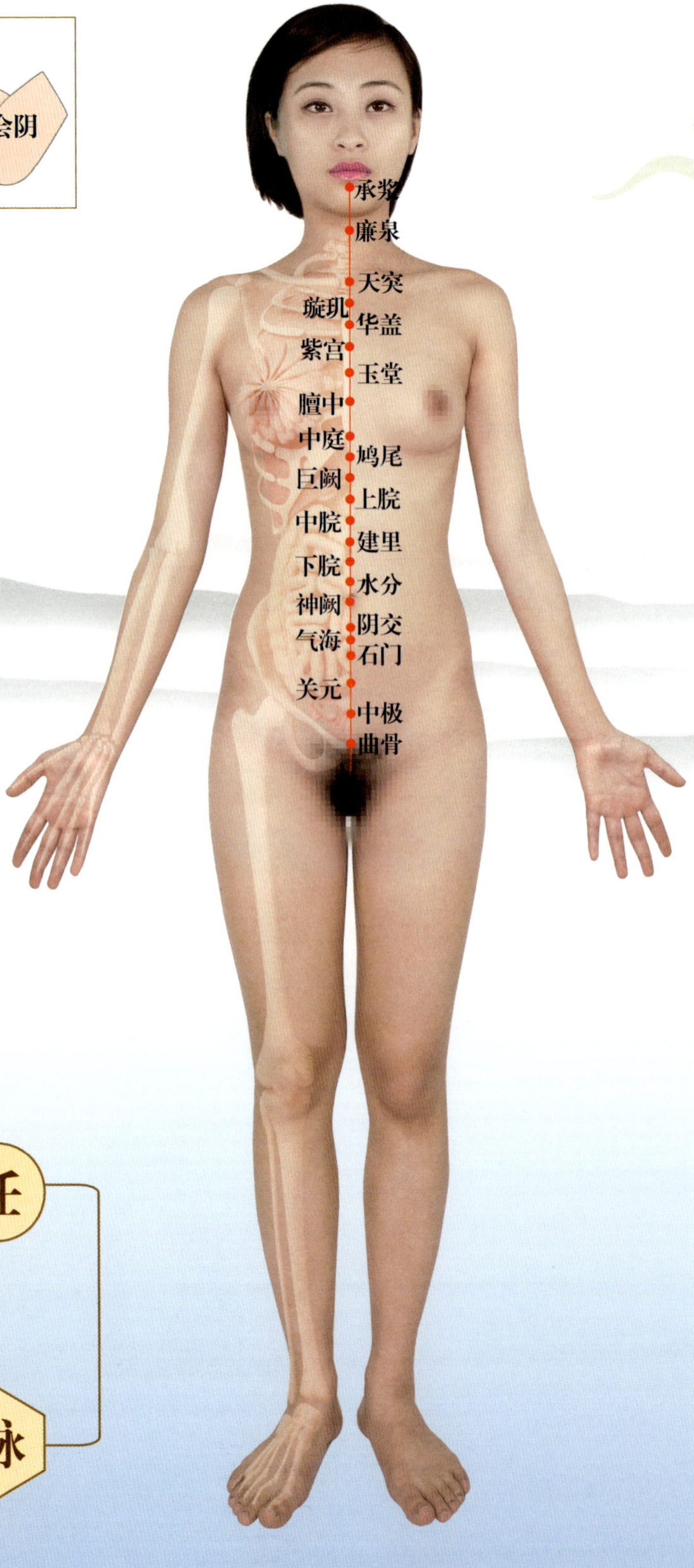

任脉

Part 14
任脉——阴脉之海

任脉起于小腹内胞宫，下出会阴毛部，经阴阜，沿腹部正中线向上经过关元等穴，到达咽喉部天突穴，再上行到达下唇内，左右分行，环绕口唇，交会于督脉之龈交穴，再分别通过鼻翼两旁，上至眼眶下承泣穴，交于足阳明经。

任脉的主治疾患

任脉失调，可引发月经不调、痛经、各种妇科炎症、不孕不育、白带过多、小便不利、疝气、小腹皮肤瘙痒、阴部肿痛、早泄、遗精、遗尿、前列腺疾病等，还可引起腹胀、呕吐、呃逆、食欲不振、慢性咽炎、哮喘等消化系统及呼吸系统疾病。

任脉的保养方法

任脉保养没有特定的时间，可随时进行。可选取中脘、气海、关元三个穴位，用中指指腹进行按摩，每次3～5分钟，以有微微的麻胀感为宜。也可用艾条温和灸这三穴，每次10～15分钟，对于女性生殖系统有良好的保健养生作用，能保养整个生殖系统，预防早衰。

曲骨

生殖保健特效穴

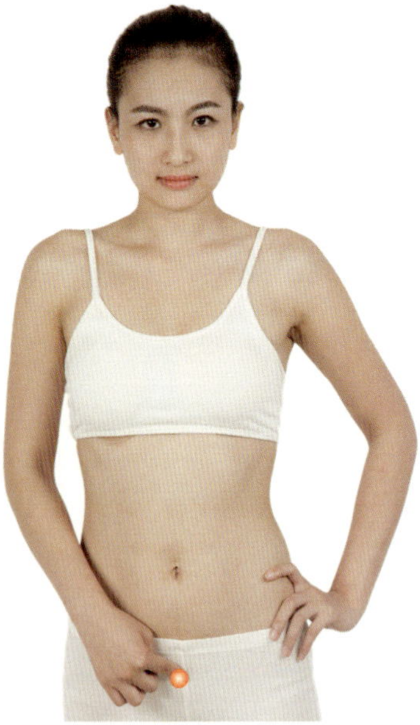

穴位定位

在下腹部，前正中线上，耻骨联合上缘的中点处。

功效主治

通利小便，调经止痛。主治男女生殖系统疾病、小便不利、遗尿。

配伍治病

曲骨配中极、关元、肾俞，主治肾虚、腹痛。

穴位疗法

按摩方法	用手指指尖按揉曲骨穴2～3分钟，长期按摩，可改善月经不调、痛经。
艾灸方法	用艾条温和灸曲骨穴5～10分钟，1天1次，可治疗小便不利、遗尿。

中极

补肾益气艾灸补

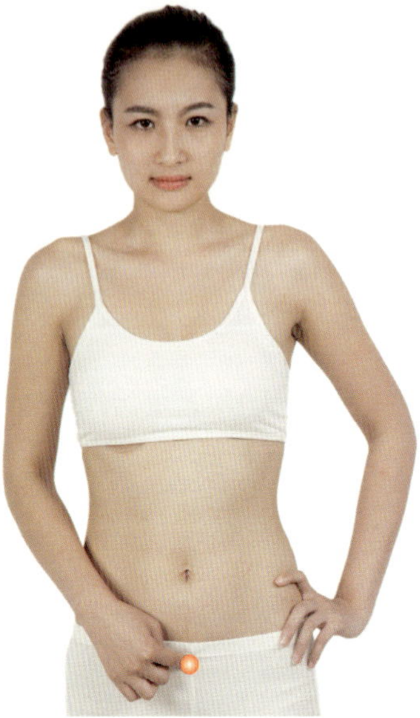

穴位定位

在下腹部，前正中线上，当脐中下4寸。

功效主治

益肾兴阳，通经止带。主治精力不济、月经不调、遗精、膀胱炎。

配伍治病

中极配水分、三焦俞、气海，防治水肿、腹痛。

穴位疗法

按摩方法	用手指按揉中极穴3～5分钟，长期按摩，可改善月经不调。
艾灸方法	用艾条温和灸中极穴5～10分钟，1天1次，可治疗遗精、膀胱炎、精力不济。

关元

固本培元保健穴

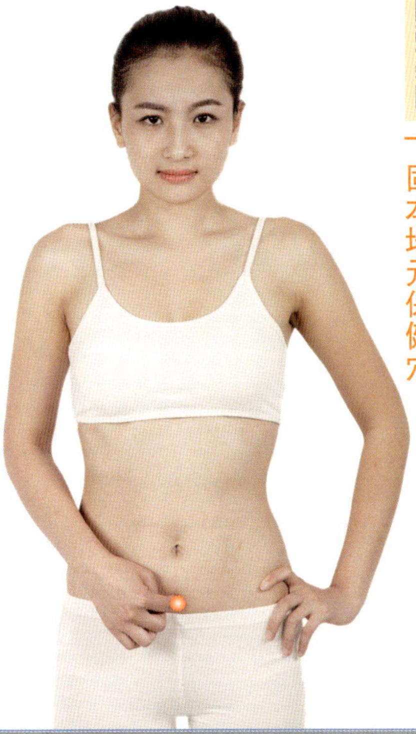

穴位定位

在下腹部，前正中线上，当脐中下3寸。

功效主治

固本培元，导赤通淋。主治痛经、失眠、痢疾、脱肛。

配伍治病

关元配血海、中极、阴交，防治痛经、闭经。关元配中极、阴交、石门、期门，有调达肝气的作用，主治胸胁痞满。关元配涌泉，有补肾气、行水气的作用，主治滑精、腰痛、气淋。

穴位疗法

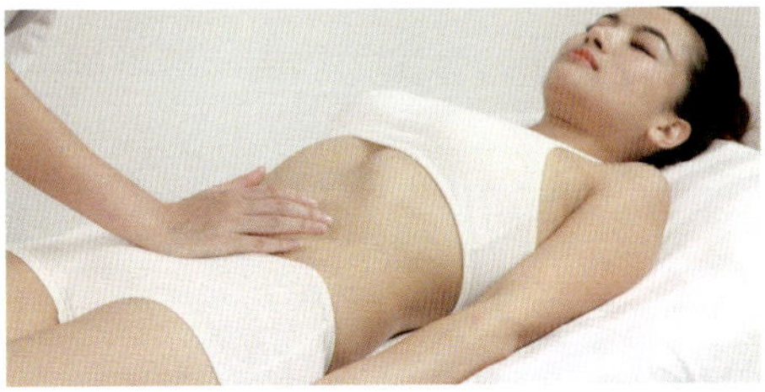

按摩方法：用手指指腹推揉关元穴2～3分钟，长期按摩，可改善痛经、失眠。

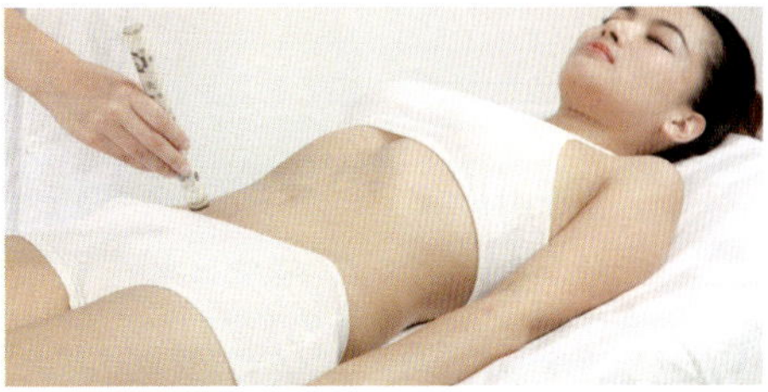

艾灸方法：用艾条温和灸关元穴5～10分钟，1天1次，可治疗痛经、失眠。

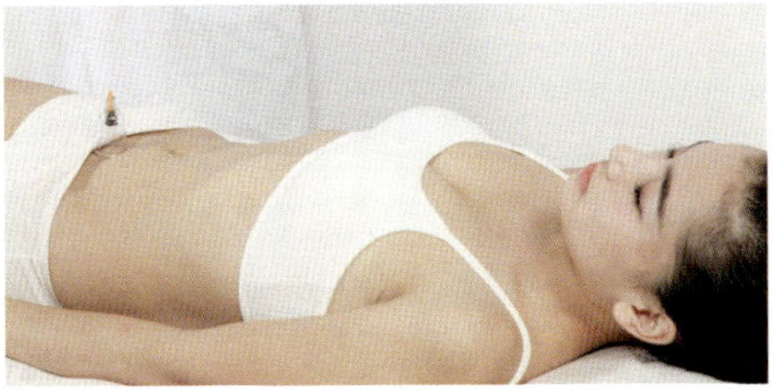

拔罐方法：用气罐吸拔关元穴，留罐15分钟，隔天1次，可治疗失眠、痢疾、脱肛等。

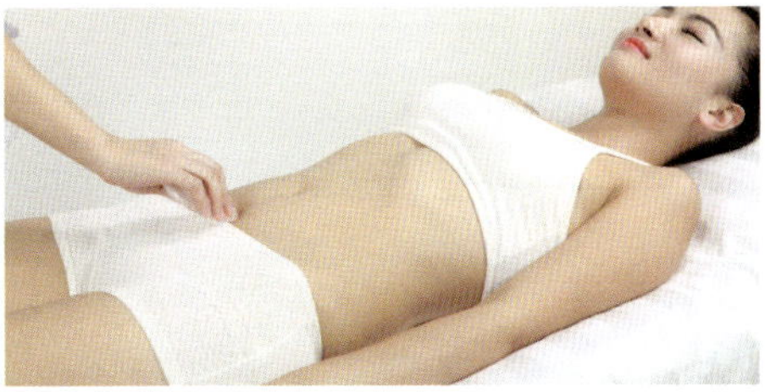

刮痧方法：用角刮法刮拭关元穴30次，力度适中，以出痧为度，隔天1次，可改善痛经。

石门

补肾壮阳固精带

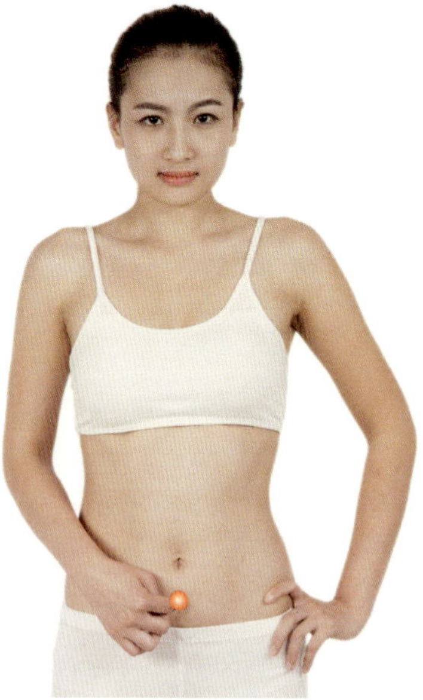

穴位定位

在下腹部，前正中线上，当脐中下2寸。

功效主治

益肾固精。主治腹胀、疝气、水肿、小便不利、遗精、阳痿、带下、痛经、崩漏。

配伍治病

石门配大敦、归来，主治疝气。

穴位疗法

按摩方法	用手指按揉石门穴3～5分钟，长期按摩，可改善疝气、水肿。
艾灸方法	用艾条回旋灸石门穴5～10分钟，1天1次，可治疗崩漏、遗精、阳痿。

气海

延年益寿按气海

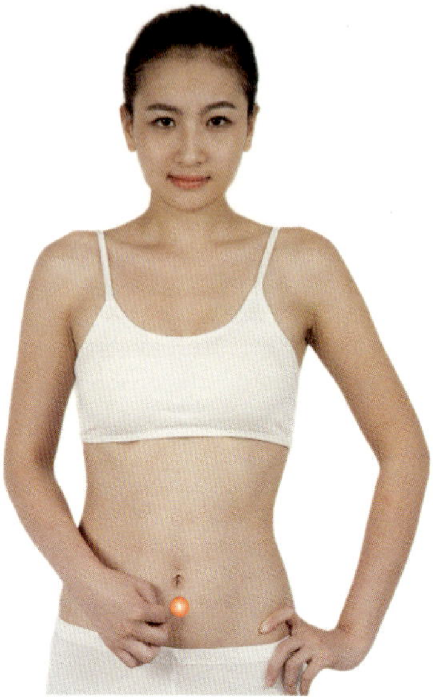

穴位定位

在下腹部，前正中线上，当脐中下1.5寸。

功效主治

益气助阳，调经固经。主治四肢无力、大便不通、遗尿、下腹疼痛。

配伍治病

气海配足三里、百会，防治胃下垂。

穴位疗法

按摩方法	用手掌鱼际顺时针按揉气海穴3～5分钟，长期按摩，可改善四肢无力。
拔罐方法	用火罐吸拔气海穴，留罐15分钟，隔天1次，可治疗下腹疼痛。

阴交

行气养阴化湿热

穴位定位

在下腹部，前正中线上，当脐中下1寸。

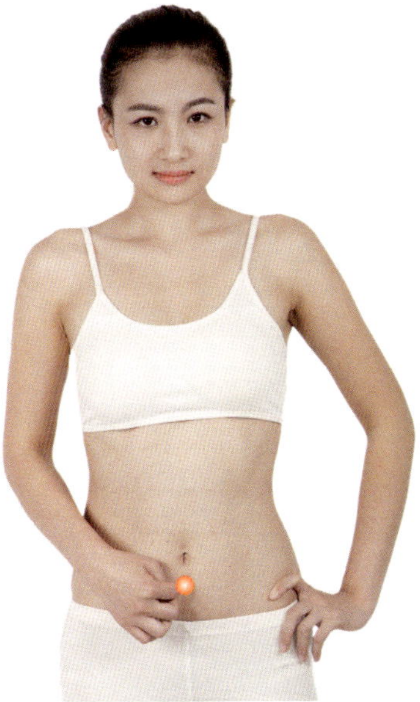

功效主治

养阴清热，行气化湿。主治脐周痛、泄泻、疝气、小便不利、带下、鼻出血。

配伍治病

阴交配阴陵泉、带脉，主治赤白带下、腹痛。

穴位疗法

按摩方法	用手指指尖点按阴交穴3～5分钟，长期按摩，可改善泄泻、疝气等。
刮痧方法	用面刮法刮拭阴交穴30次，以皮肤潮红为度，隔天1次，可治疗小便不利。

神阙

通经温阳治腹痛

穴位定位

在腹中部，脐中央。

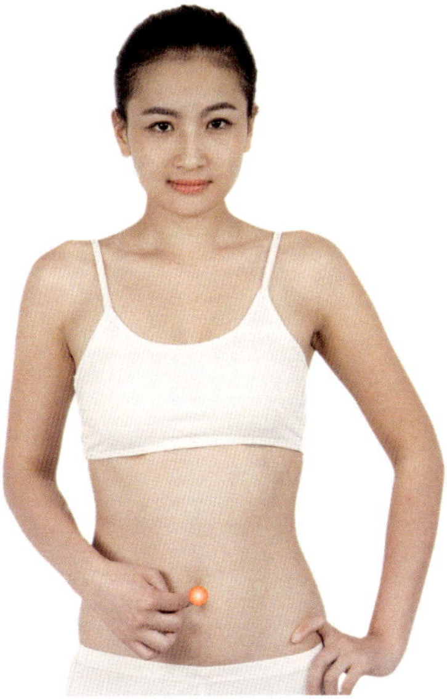

功效主治

温阳救逆，利水固脱。主治四肢冰冷、脱肛、腹痛、脐周痛、便秘。

配伍治病

神阙配百会、膀胱俞，主治脱肛。神阙配关元，有温补肾阳的作用，主治久泄不止、肠鸣腹痛。

穴位疗法

按摩方法	用手指指尖点按神阙穴2～3分钟，长期按摩，可改善四肢冰冷、脱肛。
艾灸方法	用艾条温和灸神阙穴5～10分钟，1天1次，可治疗腹痛、便秘。

水分

理气止痛胃痛疗

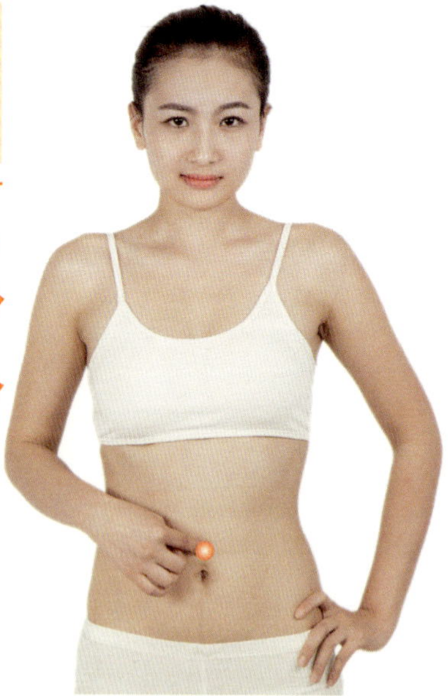

穴位定位

在上腹部，前正中线上，当脐中上1寸。

功效主治

理气止痛。主治反胃、胃下垂、腹胀、腹痛、胃炎。

配伍治病

水分配内关，主治反胃、呕吐。水分配三阴交、脾俞，有健脾利水的作用，主治脾虚水肿。

穴位疗法

按摩方法	用手指指尖点按水分穴3～5分钟，长期按摩，可改善反胃、胃下垂。
刮痧方法	用面刮法刮拭水分穴30次，以皮肤潮红为度，隔天1次，可治疗腹胀、腹痛。

下脘

健脾和胃止呃逆

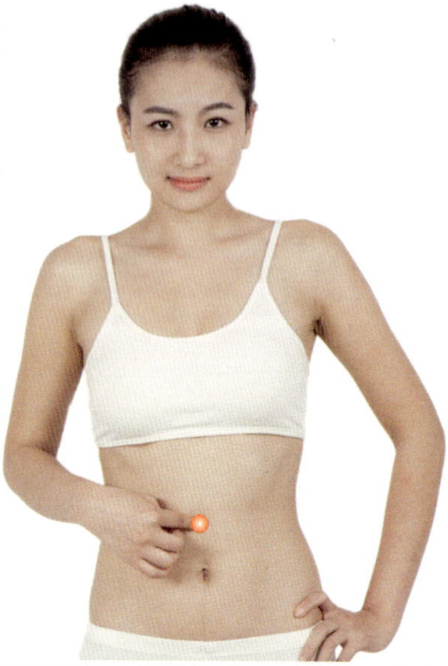

穴位定位

在上腹部，前正中线上，当脐中上2寸。

功效主治

健脾和胃，降逆止呕。主治胃痛、呕吐、呃逆、腹胀、饮食不化、胃溃疡。

配伍治病

下脘配天枢、足三里，主治急性菌痢、腹痛。

穴位疗法

按摩方法	用手指按揉下脘穴3～5分钟，长期按摩，可改善饮食不化。
艾灸方法	用艾条温和灸下脘穴5～10分钟，1天1次，可治疗呃逆、腹胀、呕吐等病症。

建里

腹胀呕吐水分配

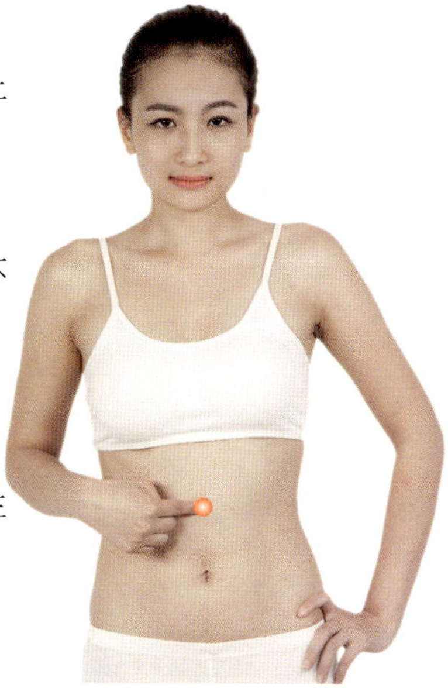

穴位定位

在上腹部，前正中线上，当脐中上3寸。

功效主治

健胃理气。主治食欲不振、消化不良、胃痛、胃下垂、腹胀。

配伍治病

建里配水分，主治腹部肿胀、呕吐。建里配内关，有和胃宽中的作用，主治胸中苦闷、呃逆。

穴位疗法

按摩方法	用手指指尖按压建里穴2～3分钟，长期按摩，可改善食欲不振。
拔罐方法	用火罐吸拔建里穴，留罐15分钟，隔天1次，可治疗食欲不振、消化不良。

中脘

脾胃疾病中脘行

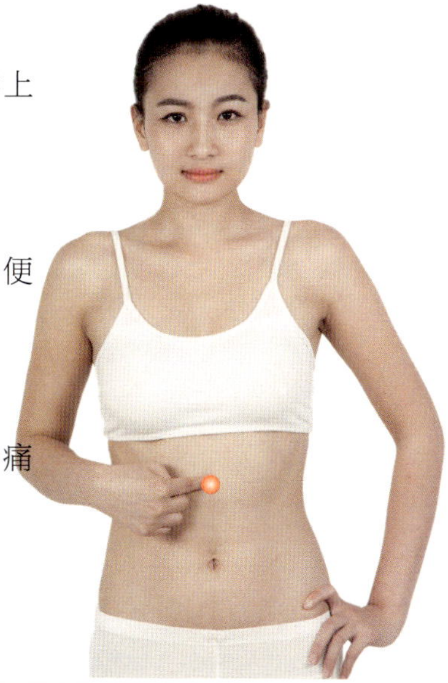

穴位定位

在上腹部，前正中线上，当脐中上4寸。

功效主治

和胃健脾，降逆利水。主治疳积、便秘、头痛、黄疸、腹胀、呕吐。

配伍治病

中脘配阳池、胞门、子宫，主治痛经、月经不调。

穴位疗法

按摩方法	用手指指尖推揉中脘穴3～5分钟，长期按摩，可改善便秘、黄疸。
拔罐方法	用火罐吸拔中脘穴，留罐15分钟，隔天1次，可治疗疳积、便秘、头痛。

上脘

和胃降逆治腹泻

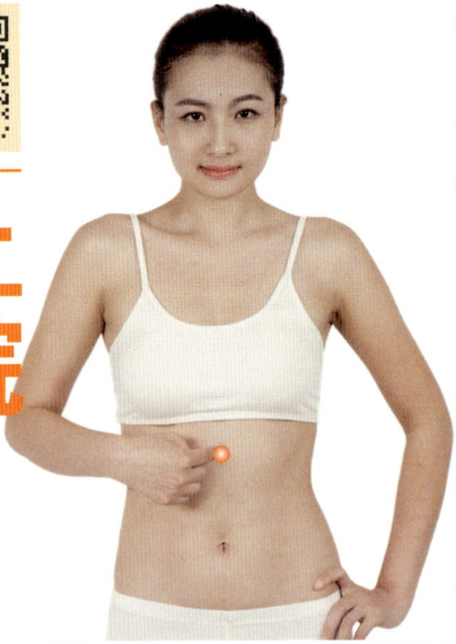

穴位定位

在上腹部，前正中线上，当脐中上5寸。

功效主治

和胃降逆，化痰宁神。主治消化不良、纳呆、腹泻、腹胀、胃痛、呕吐、呃逆。

配伍治病

上脘配丰隆，主治纳呆。

穴位疗法

按摩方法	用手指指腹推揉上脘穴2～3分钟，长期按摩，可改善消化不良。
刮痧方法	用角刮法刮拭上脘穴，稍出痧即可，隔天1次，可治疗胃痛、呕吐。

巨阙

宽胸理气养心神

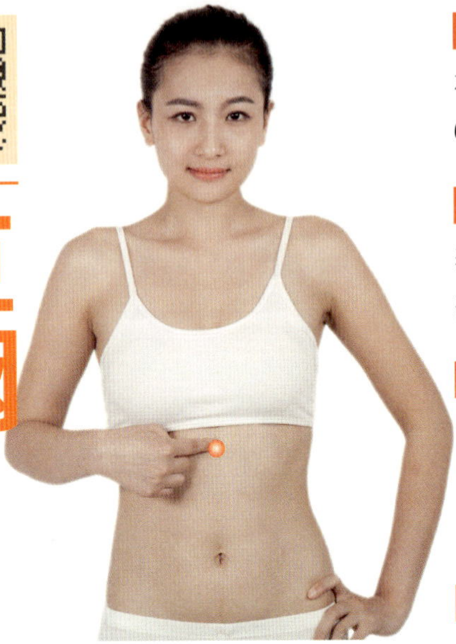

穴位定位

在上腹部，前正中线上，当脐中上6寸。

功效主治

养心安神，活血化瘀。主治胸痛、心痛、癫痫、胃下垂、呕吐、腹泻。

配伍治病

巨阙配上脘，主治腹胀。

穴位疗法

按摩方法	用指尖点揉巨阙穴3～5分钟，长期按摩，可改善癫痫、胃下垂。
拔罐方法	用火罐吸拔巨阙穴，留罐15分钟，隔天1次，可治疗胃下垂、呕吐、腹泻。

鸠尾

宁心安神消疲劳

穴位定位

在上腹部，前正中线上，当胸剑结合部下1寸。

功效主治

安心宁神，宽胸定喘。主治心痛、心悸、癫痫、气喘、癔症、腹胀、咳嗽。

配伍治病

鸠尾配梁门、足三里，主治胃痛。

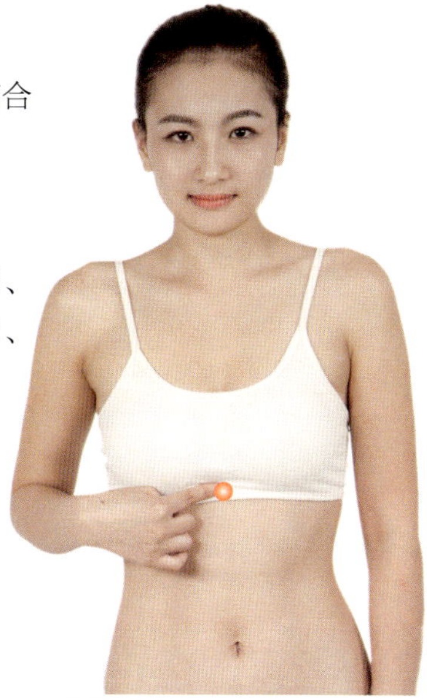

穴位疗法

按摩方法	用手指指尖推揉鸠尾穴2～3分钟，长期按摩，可改善心痛、心悸。
艾灸方法	用艾条温和灸鸠尾穴5～10分钟，1天1次，可治疗咳嗽、气喘、癔症等。

中庭

宽胸理气医心痛

穴位定位

在胸部，当前正中线上，平第五肋间，即胸剑结合部。

功效主治

宽胸理气。主治咳嗽、哮喘、心痛、食管炎、小儿吐乳。

配伍治病

中庭配中府，主治噎膈、厌食、胸闷、气喘。

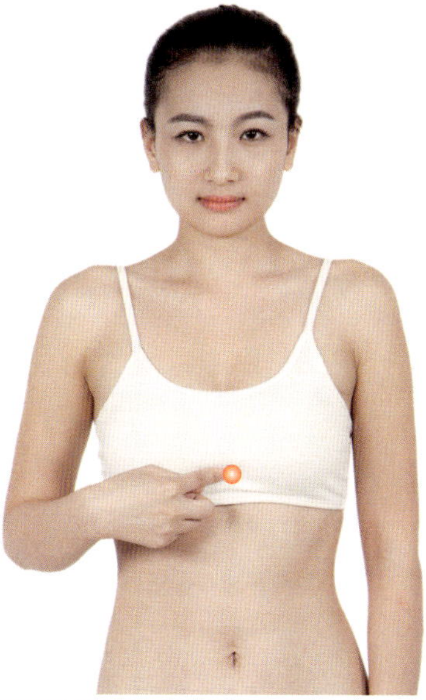

穴位疗法

按摩方法	用指尖推揉中庭穴3～5分钟，长期按摩，可改善哮喘、心痛等。
艾灸方法	用艾条温和灸中庭穴5～10分钟，1天1次，可治疗食管炎、小儿吐乳等病症。

膻中

理气止痛生津液

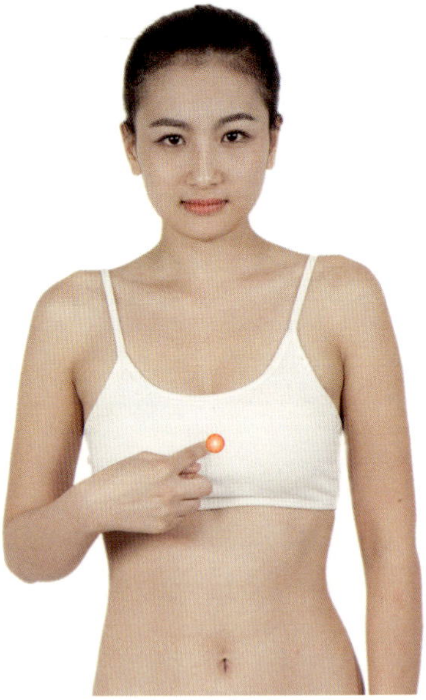

穴位定位

在胸部，当前正中线上，平第四肋间，两乳头连线的中点。

功效主治

理气止痛，生津增液。主治呼吸困难、心悸、心绞痛、胸痛。

配伍治病

膻中配天突，主治哮喘。膻中配华盖，有理气化痰、止咳平喘的作用，主治短气不得息、咳喘。

穴位疗法

按摩方法	用手指大鱼际擦按膻中穴5～10分钟，长期按摩，可改善呼吸困难、心悸。
艾灸方法	用艾条温和灸膻中穴5～10分钟，1天1次，可治疗心悸、心绞痛。

玉堂

散热化气止咳喘

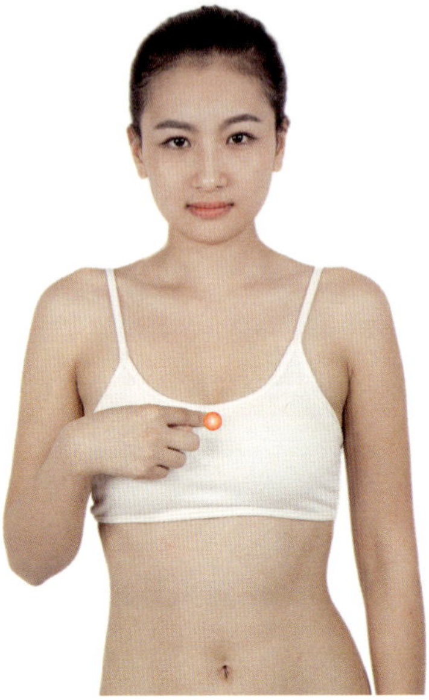

穴位定位

在胸部，当前正中线上，平第三肋间。

功效主治

宽胸止痛，止咳平喘。主治咳嗽、气短、胸痛、呕吐、咽喉肿痛等病症。

配伍治病

玉堂配紫宫，主治咳嗽。玉堂配幽门，有宽中利气、降逆止呕的作用，主治烦心呕吐、胸脘满胀。

穴位疗法

按摩方法	用手指指尖推揉玉堂穴3～5分钟，长期按摩，可改善气短、胸痛等。
艾灸方法	用艾条温和灸玉堂穴5～10分钟，1天1次，可治疗呕吐、咽喉肿痛。

紫宫

止咳化痰消胸痛

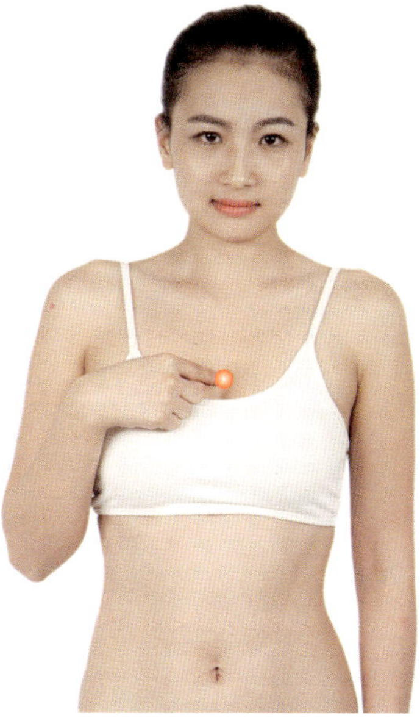

穴位定位

在胸部，当前正中线上，平第二肋间。

功效主治

宽胸理气，止咳平喘。主治咳嗽、气喘、胸痛、喉痹、呕吐、支气管炎。

配伍治病

紫宫配玉堂、太溪，主治呃逆、心烦意躁。

穴位疗法

按摩方法	用手指指腹推揉紫宫穴3～5分钟，长期按摩，可改善气喘、胸痛。
艾灸方法	用艾条温和灸紫宫穴5～10分钟，1天1次，可治疗呕吐、支气管炎、咳嗽等。

华盖

利肺平喘膻中配

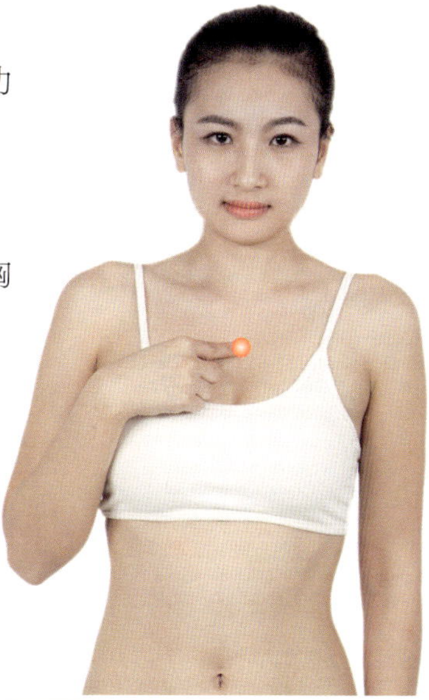

穴位定位

在胸部，当前正中线上，平第一肋间。

功效主治

利肺平喘。主治气管哮喘、胸痛、胸膜炎、喉炎、扁桃体炎、支气管炎。

配伍治病

华盖配气户，主治胸胁疼痛。

穴位疗法

按摩方法	用拇指揉按华盖穴100～200次，坚持按摩，可预防肺部疾病。
艾灸方法	用艾条温和灸华盖穴15分钟，1天1次，可治疗喉炎、扁桃体炎、支气管炎等。

璇玑

清热化痰理肺气

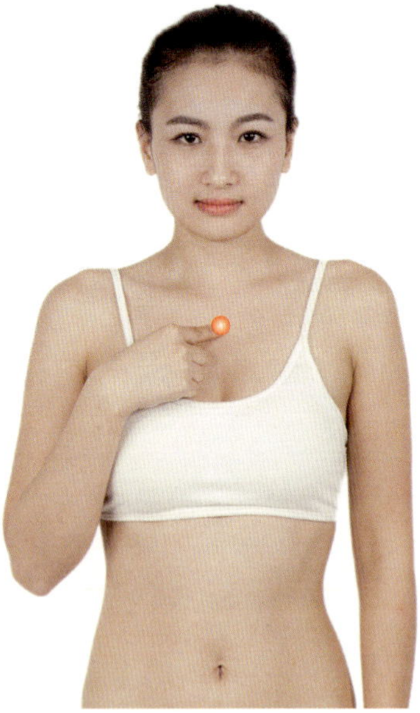

穴位定位

在胸部，当前正中线上，天突下1寸。

功效主治

理气润肺，止咳平喘。主治咳嗽、气喘、胸痛、咽喉肿痛、扁桃体炎。

配伍治病

璇玑配鸠尾，主治喉痹、咽喉肿痛。璇玑配气海，有扶正培本、化痰平喘的作用，主治喘促、畏寒。

穴位疗法

按摩方法	将食指中指并拢揉按璇玑穴60~100次，长期按摩，可治疗肺部疾病。
艾灸方法	用艾条温和灸璇玑穴10~15分钟，1天1次，可治疗咳嗽、气喘。

天突

冬病夏治首选穴

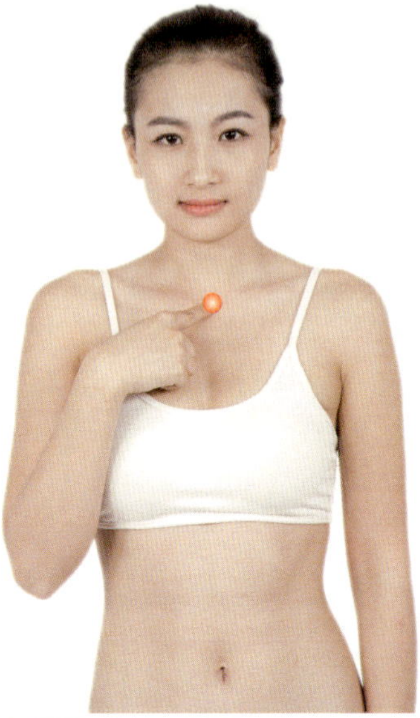

穴位定位

在颈部，当前正中线上，胸骨上窝中央。

功效主治

理气平喘。主治哮喘、胸闷、胸中气逆、暴喑、噎膈。

配伍治病

天突配定喘、鱼际，主治哮喘、咳嗽、气急。

穴位疗法

按摩方法	将食指、中指并拢，用两指指腹揉按天突穴200~300次，1天1次，可治疗哮喘、胸闷。
刮痧方法	用角刮法刮拭天突穴30次，1天1次，可治疗暴喑、噎膈。

廉泉

利喉舒舌止痛强

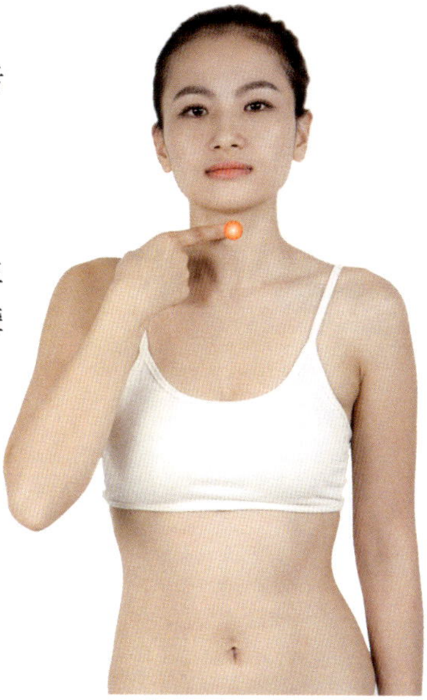

穴位定位

在颈部，前正中线上，结喉上方，舌骨上缘的凹陷处。

功效主治

利喉舒舌，消肿止痛。主治口舌生疮、舌炎、喉痹、脑卒中失语、聋哑、消渴。

配伍治病

廉泉配天突、涌泉，主治暴喑。

穴位疗法

按摩方法	用拇指揉按廉泉穴2～3分钟，长期按摩，可治疗脑卒中失语。
艾灸方法	用艾条温和灸廉泉穴10～15分钟，1天1次，可治疗口舌生疮、舌炎、喉痹。

承浆

牙痛项痛承浆止

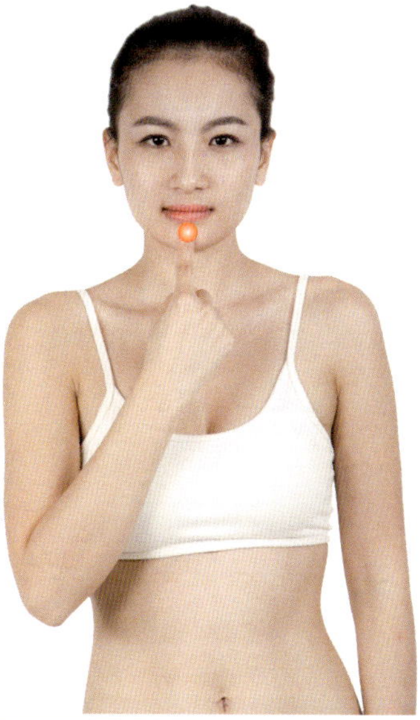

穴位定位

在面部，当颏唇沟的正中凹陷处。

功效主治

舒经活络。主治口眼㖞斜、牙痛、口舌生疮、脑卒中昏迷、面瘫、糖尿病。

配伍治病

承浆配风府，主治头项强痛、牙痛。承浆配劳宫，有清热解毒、养阴生津的作用，主治口舌生疮、口臭口干。

穴位疗法

按摩方法	用中指指腹揉按承浆穴3～5分钟，1天1次，可治疗口眼㖞斜、牙痛、口疮。
艾灸方法	用艾条温和灸承浆穴10～15分钟，1天1次，可治疗面瘫、糖尿病。

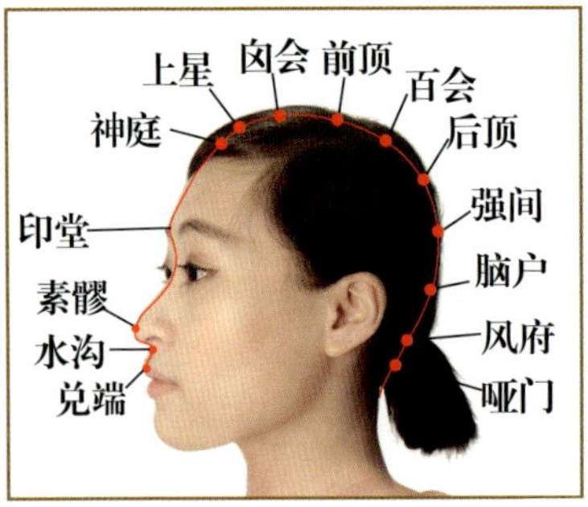
上星
囟会
前顶
百会
神庭
后顶
印堂
强间
素髎
脑户
水沟
风府
兑端
哑门

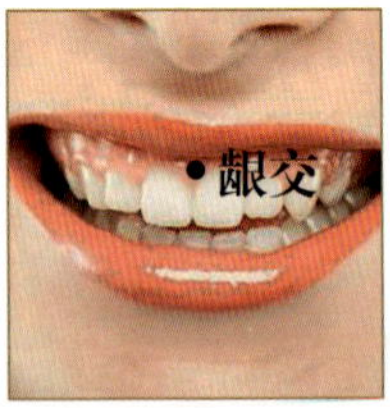
龈交

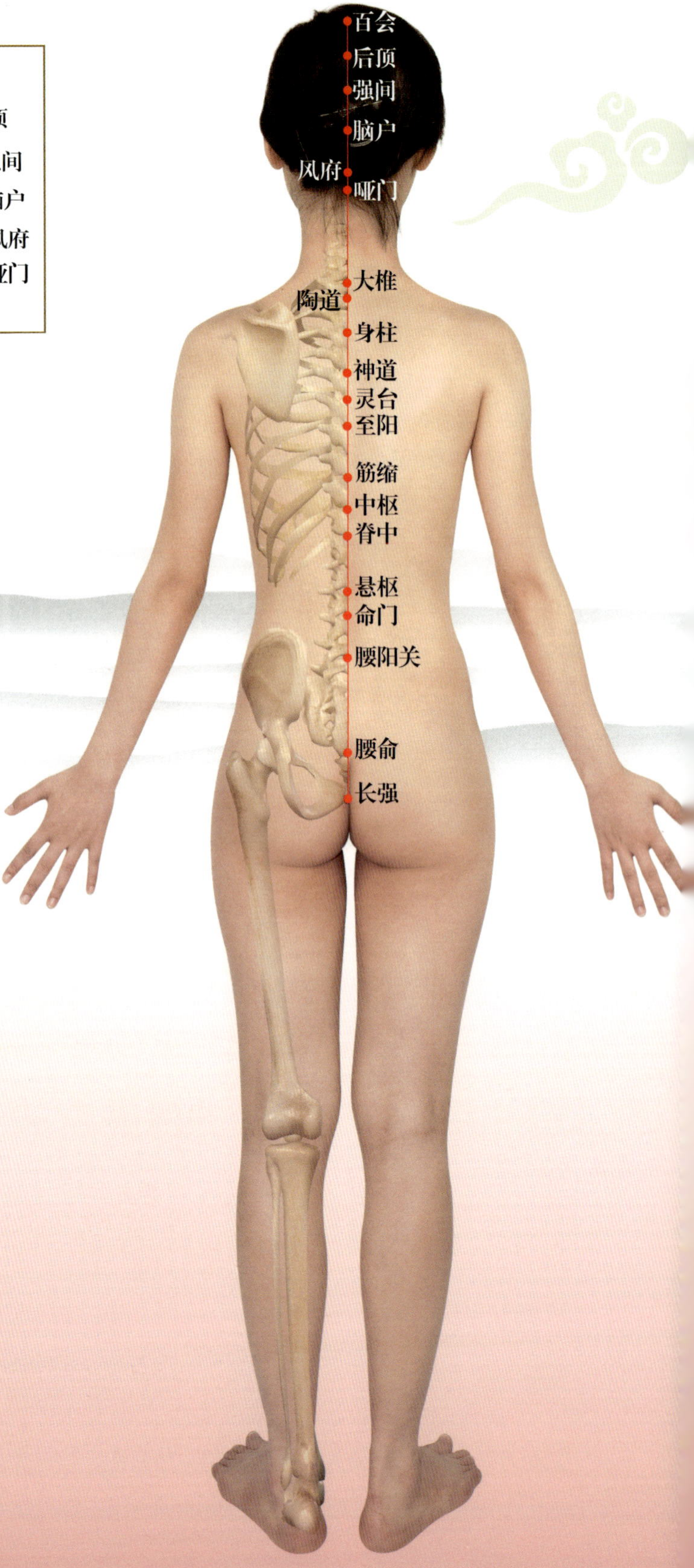
百会
后顶
强间
脑户
风府
哑门
大椎
陶道
身柱
神道
灵台
至阳
筋缩
中枢
脊中
悬枢
命门
腰阳关
腰俞
长强

督脉

Part 15
督脉——阳脉之海

督脉起于小腹内胞宫，下出会阴部，向后行于腰背正中至尾骶部的长强穴，沿脊柱上行，经项后部至风府穴，进入脑内，沿头部正中线，上行至巅顶百会穴，经前额下行鼻柱至鼻尖的素髎穴，过人中，至上齿正中的龈交穴。

督脉的主治疾患

督脉气血异常，人体发生的主要疾病是关于头脑、五官、脊髓及四肢的，如头风、头痛、头重、颈部发硬、头晕耳鸣、眼花、嗜睡、癫痫、腰背僵痛，还包括手足震颤、抽搐、麻木、脑卒中、神经衰弱、烦躁易怒、失眠多梦、健忘、痴呆、精神分裂等，以及经脉所过部位疾病，如痔疮、脱肛、子宫脱垂等。

督脉的保养方法

中医经络学说认为，督脉分布于脊柱，“总督一身阳气”。督脉是人体的一条大阳经，决定了人体的脑髓、肾、腰脊、脊髓。督脉保养没有特定的时间，可随时进行。用艾条温和灸督脉上的命门、腰阳关，可以对督脉起到很好的保养作用。用刮痧板沿督脉进行刮痧，可以缓解头痛、热病、颈背腰痛。

长强

调气和血治肾虚

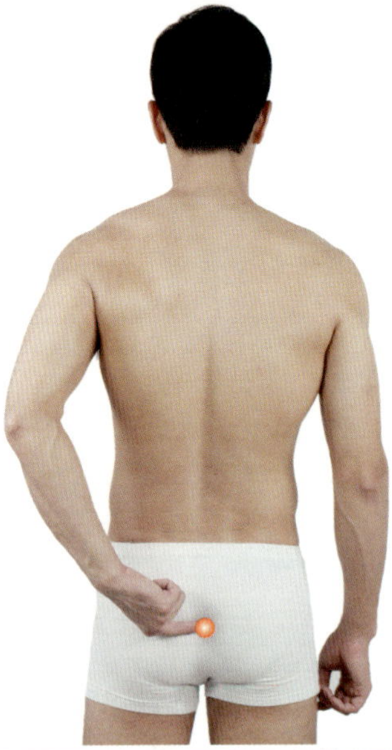

穴位定位

在尾骨端下，当尾骨端与肛门连线的中点处。

功效主治

解痉止痛，调畅通淋。主治痔疮、泄泻、便秘、腰脊痛、腰神经痛、遗精、阳痿、肾虚。

配伍治病

长强配承山，可以防治痔疮。

穴位疗法

按摩方法	食指、中指并拢，揉按长强穴5分钟，每天坚持，可治疗遗精、阳痿、肾虚。
艾灸方法	用艾条回旋灸长强穴10分钟，1天1次，可治疗痔疮、泄泻。

腰俞

强筋健骨配膀胱

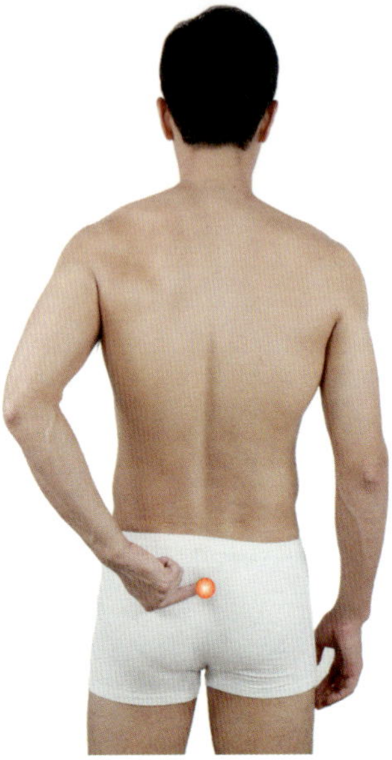

穴位定位

在骶部，当后正中线上，适对骶管裂孔。

功效主治

强筋健骨，调经清热。主治腰脊冷痛、下肢痿痹、月经不调、腹泻、便秘。

配伍治病

腰俞配太冲，防治脊强反折、抽搐。

穴位疗法

按摩方法	用大鱼际揉按腰俞穴，以局部有酸胀感为宜，1天1次，可治疗腰脊强痛。
艾灸方法	用艾条温和灸腰俞穴3～5分钟，1天1次，可治疗腹泻、便秘、月经不调。

腰阳关

祛寒除湿治腰痛

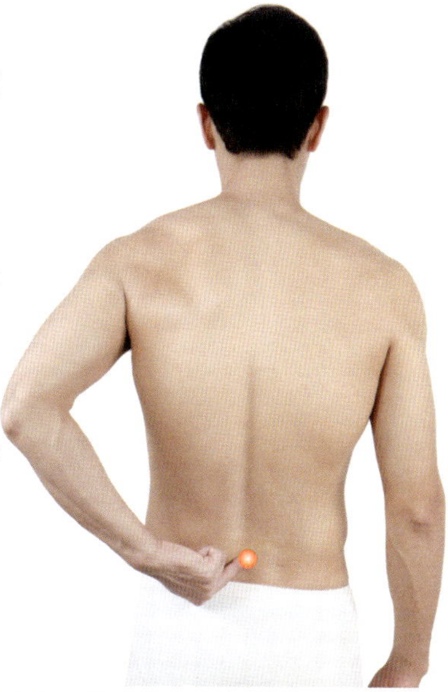

穴位定位

在腰部，当后正中线上，第四腰椎棘突下凹陷中。

功效主治

祛寒除湿，舒经活络。主治坐骨神经痛、腰腿痛、膀胱炎、遗精、阳痿。

配伍治病

腰阳关配肾俞、次髎、委中，防治腰腿疼痛。

穴位疗法

按摩方法	用手掌大鱼际着力，揉按腰阳关穴3分钟，1天1次，可治疗坐骨神经痛。
艾灸方法	用艾条隔姜灸腰阳关穴15分钟，1天1次，可治疗膀胱炎、遗精、阳痿、坐骨神经痛。

命门

补肾壮阳命门魁

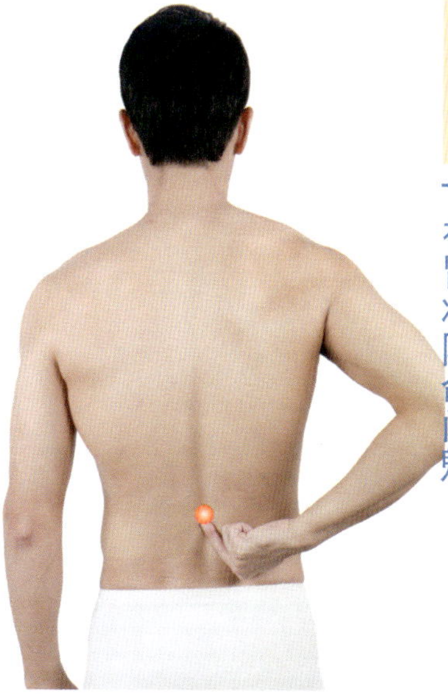

穴位定位

在腰部，当后正中线上，第二腰椎棘突下凹陷中。

功效主治

补肾壮阳，利水消肿。主治遗尿、尿频、赤白带下、虚损腰痛、手足逆冷。

配伍治病

命门配肾俞、太溪，防治遗精、早泄、阳痿。

穴位疗法

按摩方法	用拇指揉按命门穴100～200次，每天坚持，可治疗遗尿、尿频。
拔罐方法	用火罐吸拔命门穴，留罐10～15分钟，隔天1次，可治疗虚损腰痛、手足逆冷。

悬枢

助阳健脾消腹痛

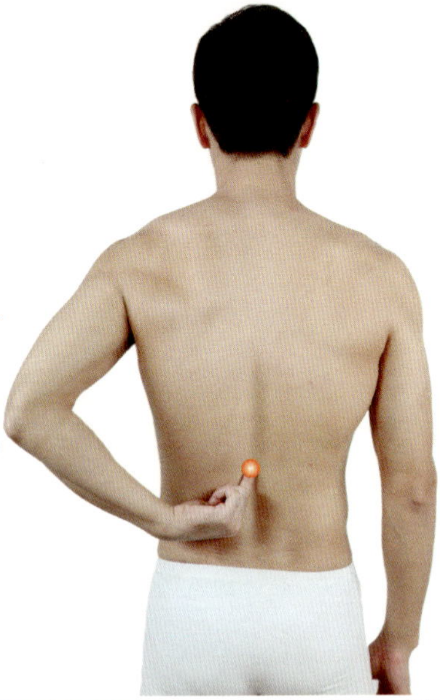

穴位定位

在腰部，当后正中线上，第一腰椎棘突下凹陷中。

功效主治

助阳健脾，通调肠气。主治腹胀、腹痛、完谷不化、泄泻、脱肛、痔疮。

配伍治病

悬枢配足三里、太白，防治泄泻。

穴位疗法

按摩方法	用拇指揉按悬枢穴3分钟，每天坚持，可防治腰部疾病，还能促进消化。
刮痧方法	用刮痧板角部刮拭悬枢穴30次，1天1次，可治疗腰脊强痛、脱肛。

脊中

温阳健脾亦安神

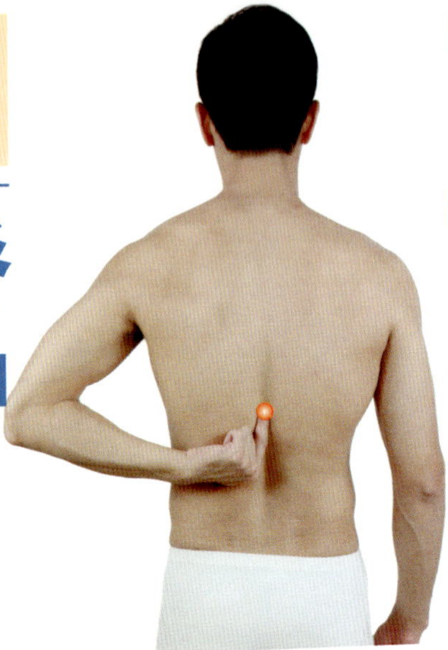

穴位定位

在背部，当后正中线上，第十一胸椎棘突下凹陷中。

功效主治

温阳健脾，利湿安神。主治胃痛、腹胀、腹泻、风湿痛、脱肛、癫痫。

配伍治病

脊中配足三里、中脘，可防治腹胀、腹泻、胃痛。

穴位疗法

按摩方法	用拇指指腹揉按脊中穴3分钟，每天坚持，可治疗黄疸、疳积、癫痫、风湿痛等。
拔罐方法	用火罐吸拔脊中穴，留罐10分钟，1天1次，可治疗风湿痛、脱肛。

中枢

散寒止痛健脾胃

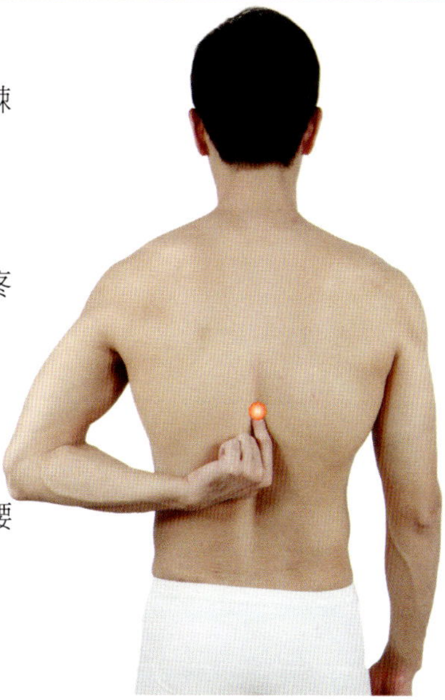

穴位定位

在背部，当后正中线上，第十胸椎棘突下凹陷处。

功效主治

健脾利湿，清热止痛。主治腰背疼痛、胃痛、食欲不振、腹满、黄疸、呕吐。

配伍治病

中枢配命门、阳陵泉、后溪，主治腰脊痛。

穴位疗法

按摩方法	用手指指腹按揉中枢穴3～5分钟，长期按摩，可改善胃痛、腰痛。
艾灸方法	用艾条温和灸中枢穴5～10分钟，1天1次，可治疗腹满、黄疸、呕吐、胃痛。

筋缩

平肝熄风调肝气

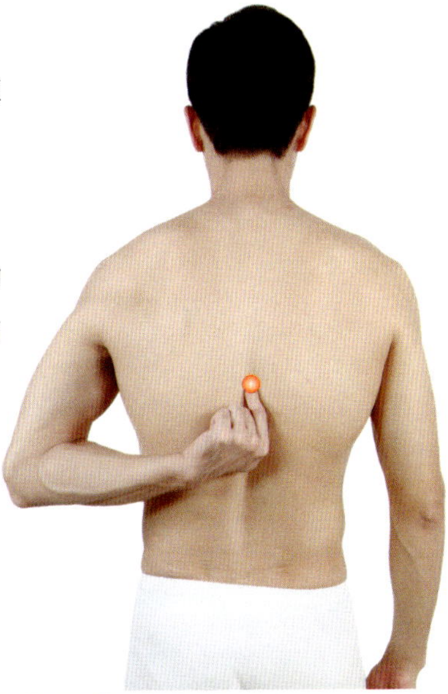

穴位定位

在背部，当后正中线上，第九胸椎棘突下凹陷中。

功效主治

祛湿通络，疏调肝气。主治癫痫、神经衰弱、腰背疼痛、下肢痿痹、抽搐、黄疸。

配伍治病

筋缩配通里，主治癫痫。

穴位疗法

按摩方法	用拇指按揉筋缩穴5分钟，长期按摩，可改善下肢痿痹。
艾灸方法	用艾条温和灸筋缩穴10分钟，1天1次，可治疗癫痫、抽搐、黄疸。

至阳

宽胸利膈治气喘

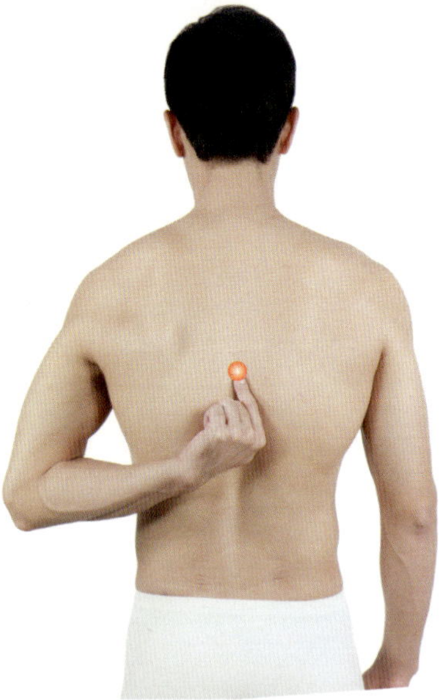

穴位定位

在背部，当后正中线上，第七胸椎棘突下凹陷中。

功效主治

利胆退黄，宽胸利膈。主治胃痉挛、膈肌痉挛、胸闷、气喘、黄疸、肋间神经痛。

配伍治病

至阳配心俞、内关，防治心律不齐、胸闷。

穴位疗法

按摩方法	用拇指指尖点按至阳穴200～300次，长期按摩，可治疗胃痉挛、膈肌痉挛。
刮痧方法	用面刮法刮拭至阳穴，以出痧为度，隔天1次，可治疗肋间神经痛。

灵台

止咳定喘清湿热

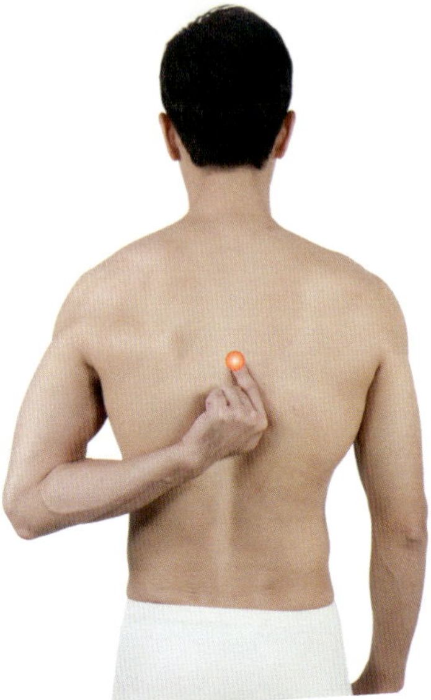

穴位定位

在背部，当后正中线上，第六胸椎棘突下凹陷中。

功效主治

清热化湿，止咳定喘。主治感冒、咳嗽、气喘、胃痛、项强、脊痛、疔疮。

配伍治病

灵台配阳陵泉、支沟，主治胸胁痛。

穴位疗法

按摩方法	用拇指指腹推按灵台穴1～3分钟，长期按摩，可治疗喘哮久咳、疔疮。
艾灸方法	用艾条温和灸灵台穴5～10分钟，1天1次，可治疗寒热感冒、疔疮。

神道

行气清热宁心神

穴位定位

在背部，当后正中线上，第五胸椎棘突下凹陷中。

功效主治

宁神安心，清热平喘。主治心悸、肩背疼痛、咳喘、增生性脊椎炎、神经衰弱。

配伍治病

神道配少海，主治心悸、多梦。

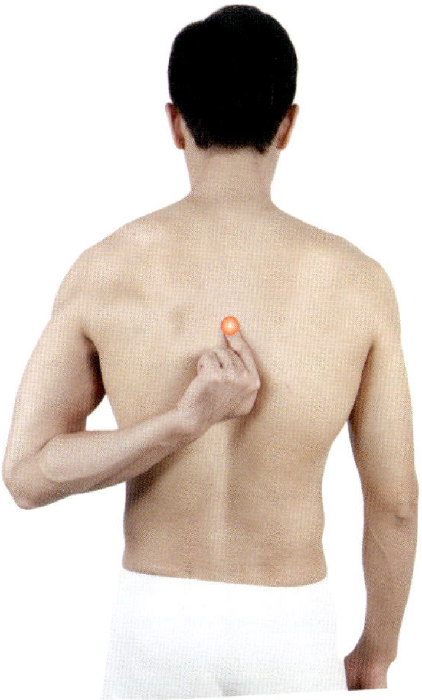

穴位疗法

按摩方法	用拇指指腹揉按神道穴3分钟，长期按摩，可治疗咳嗽、哮喘。
拔罐方法	用火罐吸拔神道穴，留罐5～10分钟，隔天1次，可治疗增生性脊椎炎。

身柱

肺系疾病身柱按

穴位定位

在背部，当后正中线上，第三胸椎棘突下凹陷中。

功效主治

宣肺清热，宁神镇咳。主治咳嗽、哮喘、肺炎、头痛、感冒、多梦。

配伍治病

身柱配风池、合谷、大椎，主治咳嗽、气喘。

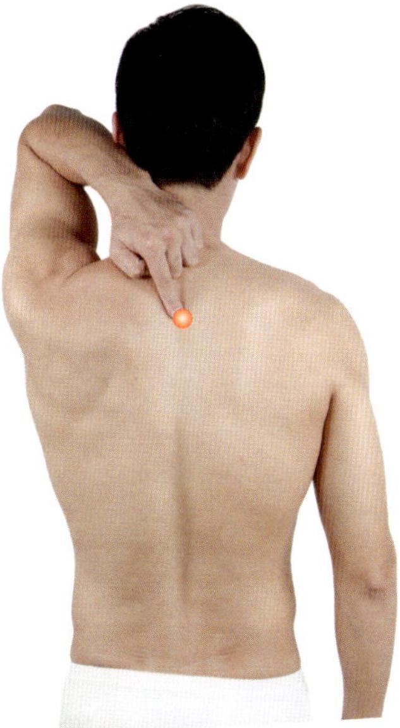

穴位疗法

按摩方法	将食指、中指并拢揉按身柱穴3分钟，每天坚持，可治疗咳嗽、哮喘。
艾灸方法	用艾条温和灸身柱穴10分钟，1天1次，可治疗头痛、感冒、多梦。

陶道

解表退热补肺气

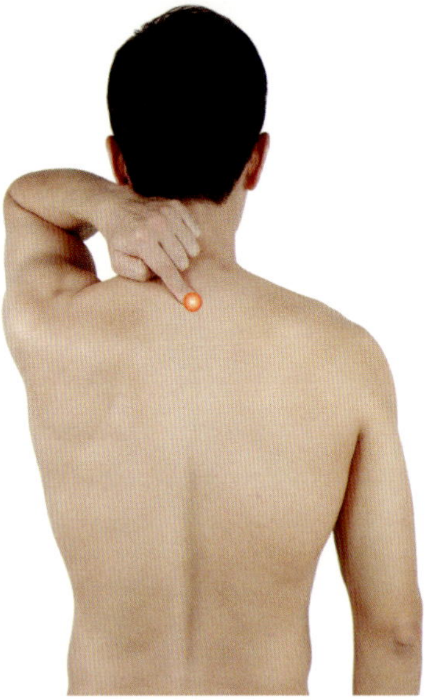

穴位定位

在背部，当后正中线上，第一胸椎棘突下凹陷中。

功效主治

补益肺气，镇静止痛。主治头痛、胸痛、脊背酸痛、发热、咳嗽、气喘、疟疾。

配伍治病

陶道配大椎、间使、后溪，可防治疟疾。

穴位疗法

按摩方法	用手掌大鱼际按擦陶道穴3～5分钟，长期按摩，可治疗头痛、胸痛等病症。
艾灸方法	用艾条温和灸陶道穴5～10分钟，1天1次，可治疗头痛、发热。

大椎

截疟清热特效穴

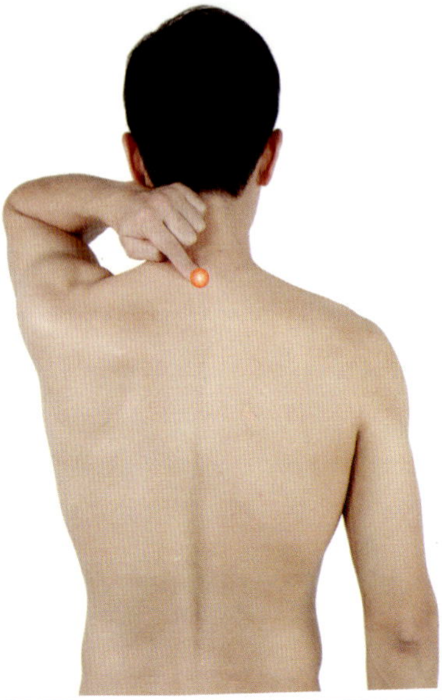

穴位定位

在后正中线上，第七颈椎棘突下凹陷中。

功效主治

清热解表，截瘧止痫。主治风疹、热病、呃逆、项强、骨蒸潮热、五劳虚损。

配伍治病

大椎配定喘、孔最，防治哮喘。

穴位疗法

按摩方法	用指腹揉按大椎穴100～200次，每天坚持，可防治风疹、热病。
拔罐方法	用火罐吸拔大椎穴，留罐15分钟，隔天1次，可治疗项强、骨蒸潮热。

哑门

平肝熄风能治哑

穴位定位

在项部，当后发际正中直上0.5寸，第一颈椎下。

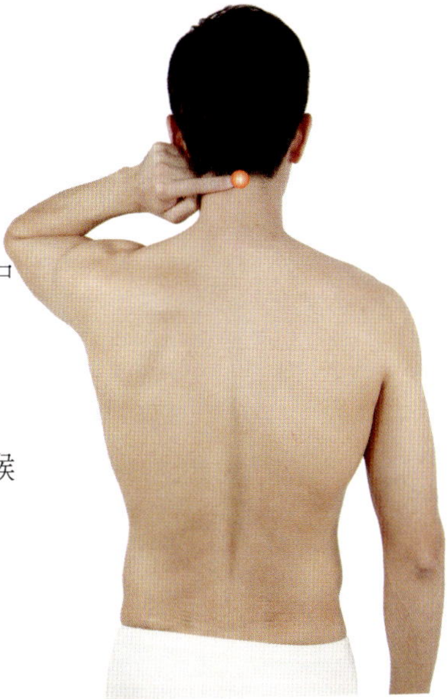

功效主治

开窍醒神，平肝熄风。主治脑卒中尸厥、癫痫、头痛、头晕、癔症。

配伍治病

哑门配人中、廉泉，防治暴喑、咽喉炎、颈项强痛。

穴位疗法

按摩方法	将食指、中指并拢，用两指指腹揉按哑门穴3分钟，每天按摩，可治疗癫痫。
艾灸方法	用艾条温和灸哑门穴10～15分钟，1天1次，可治疗头痛。

风府

散风熄风通关窍

穴位定位

在项部，当后发际正中直上1寸，枕外隆凸直下，两侧斜方肌之间凹陷中。

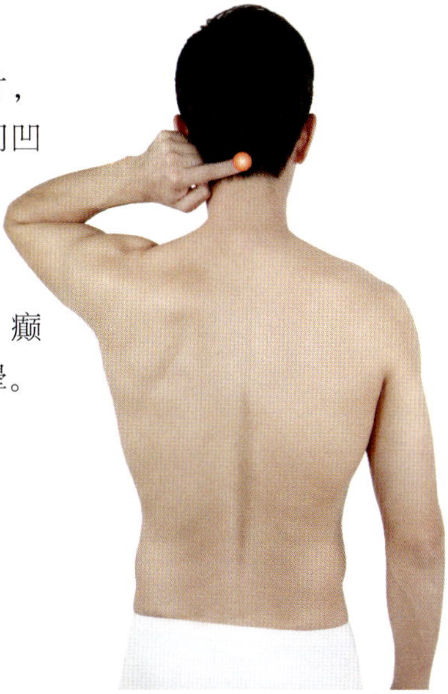

功效主治

散风熄风，通关开窍。主治失喑、癫狂、脑卒中、头痛、颈项强、眩晕。

配伍治病

风府配二间、迎香，防治鼻出血。

穴位疗法

按摩方法	将食指、中指并拢，用两指指腹揉按风府穴3分钟，每天坚持，可治疗癫狂。
刮痧方法	用刮拭板角部刮拭风府穴30次，1天1次，可治疗颈项强、眩晕。

脑户

疏肝泄胆头不晕

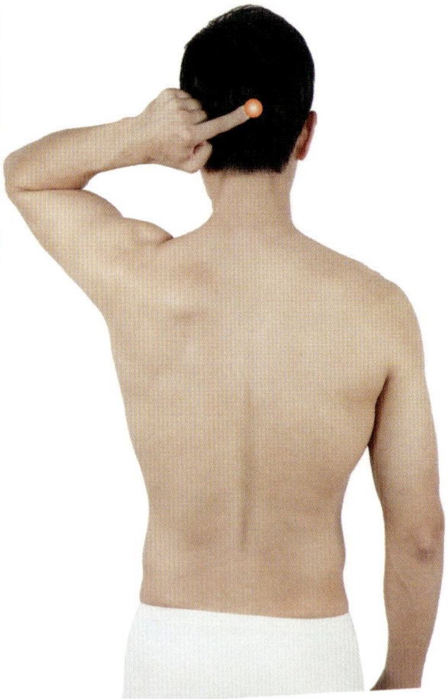

穴位定位

在头部，后发际正中直上2.5寸，风府上1.5寸，枕外隆凸的上缘凹陷处。

功效主治

醒神开窍，行气散结。主治头痛、目赤肿痛、目黄、声音嘶哑、眩晕、癫痫。

配伍治病

脑户配人中、太冲，主治癫痫。

穴位疗法

按摩方法	将食指、中指并拢揉按脑户穴3分钟，每天坚持，可防治头部疾病。
艾灸方法	用艾条温和灸脑户穴5～10分钟，1天1次，可治疗头痛、目赤肿痛。

强间

醒神宁心平肝风

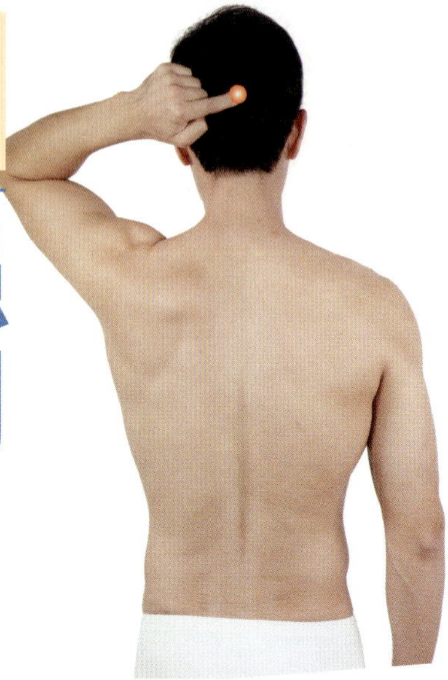

穴位定位

在头部，当后发际正中直上4寸（脑户上1.5寸）。

功效主治

醒神宁心，平肝熄风。主治头痛、头晕、目眩、心烦、失眠、脑膜炎、癔病。

配伍治病

强间配后溪、至阴，主治后头痛、目眩、头晕。

穴位疗法

按摩方法	将食指、中指并拢，用两指指腹揉按强间穴3分钟，每天坚持，可治疗头痛、目眩。
艾灸方法	用艾条温和灸强间穴10～15分钟，1天1次，可治疗头晕。

后顶

滋阴降火睡得香

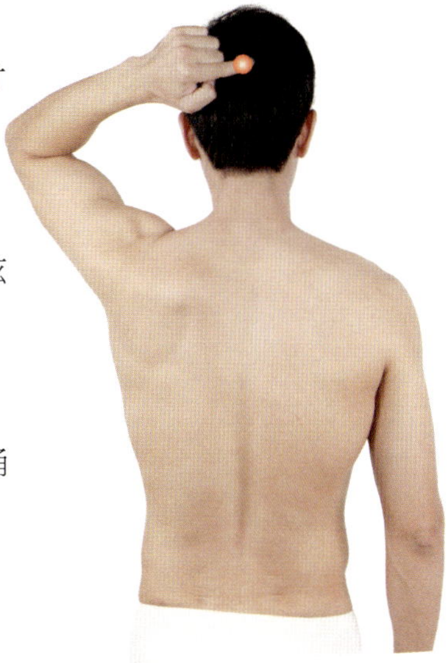

穴位定位

在头部，当后发际正中直上5.5寸（脑户上3寸）。

功效主治

醒神安神，疏经通络。主治头痛、眩晕、癫狂、痫证、神经性头痛、失眠。

配伍治病

后顶配外丘，主治颈项痛。后顶配涌泉，有滋阴降火的作用，主治眩晕。

穴位疗法

按摩方法	用手指指尖按揉后顶穴3分钟，长期按摩，可治疗偏头痛。
艾灸方法	用艾条温和灸后顶穴5～10分钟，1天1次，可治疗头痛。

百会

提神醒脑防脱发

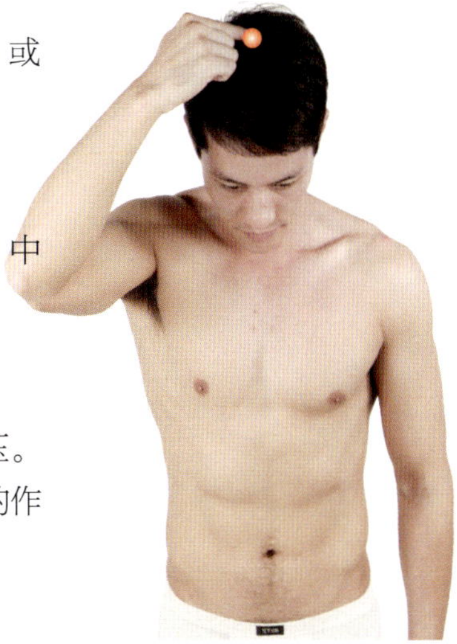

穴位定位

在头部，当前发际正中直上5寸，或两耳尖连线的中点处。

功效主治

熄风醒脑，升阳固脱。主治脱发、中风失语、头痛、鼻塞、眩晕。

配伍治病

百会配人中、足三里，防治低血压。百会配脑空、天柱，有疏散风邪的作用，主治头风、眼花。

穴位疗法

按摩方法	用拇指指腹揉按百会穴60～100次，长期按摩，可防治脱发、脑卒中失语。
艾灸方法	用艾条回旋灸百会穴10～15分钟，1天1次，可治疗头痛、鼻塞。

前顶

清热泻火宁心神

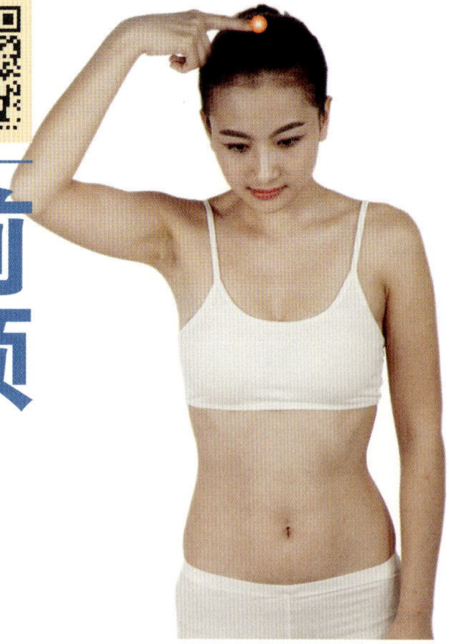

穴位定位

在头部，当前发际正中直上3.5寸（百会前1.5寸）。

功效主治

熄风镇静，宁神醒脑。主治头痛、头晕、目眩、鼻炎、癫痫、高血压。

配伍治病

前顶配百会，主治目赤肿痛、头痛、眩晕。

穴位疗法

按摩方法	将食指、中指并拢揉按前顶穴3分钟，每天坚持，可治疗高血压、偏瘫。
艾灸方法	用艾条回旋灸前顶穴10～15分钟，1天1次，可治疗头痛、目眩。

囟会

润肺清热利鼻窍

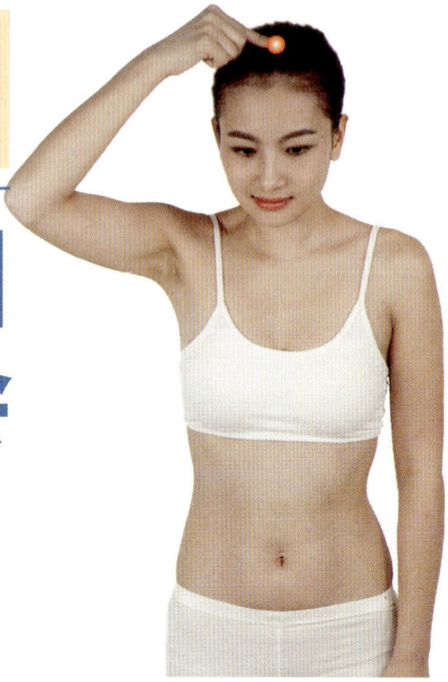

穴位定位

在头部，当前发际正中直上2寸（百会前3寸）。

功效主治

安神醒脑，清热消肿。主治头痛、目赤肿痛、目眩、鼻炎、心悸、高血压。

配伍治病

囟会配百会，主治嗜睡。

穴位疗法

按摩方法	将食指、中指并拢揉按囟会穴3分钟，每天坚持，可治疗高血压。
艾灸方法	用艾条回旋灸囟会穴10～15分钟，1天1次，可治疗头痛、目赤肿痛、鼻炎。

上星

熄风清热安心神

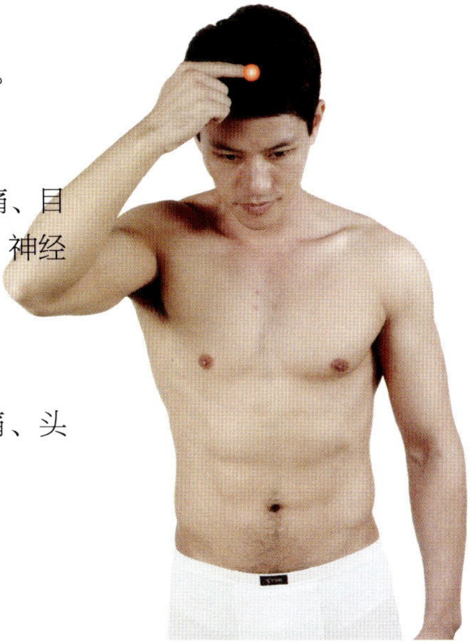

穴位定位

在头部，当前发际正中直上1寸。

功效主治

熄风清热，宁神通鼻。主治头痛、目赤肿痛、眩晕、鼻出血、疟疾、神经衰弱。

配伍治病

上星配合谷、太冲，主治头痛、头晕、目痛。

穴位疗法

按摩方法	将食指、中指并拢，用两指指腹揉按上星穴3分钟，每天坚持，可治疗头痛、目赤肿痛。
艾灸方法	用艾条温和灸上星穴5～10分钟，1天1次，可治疗目赤肿痛。

神庭

失眠心悸止头痛

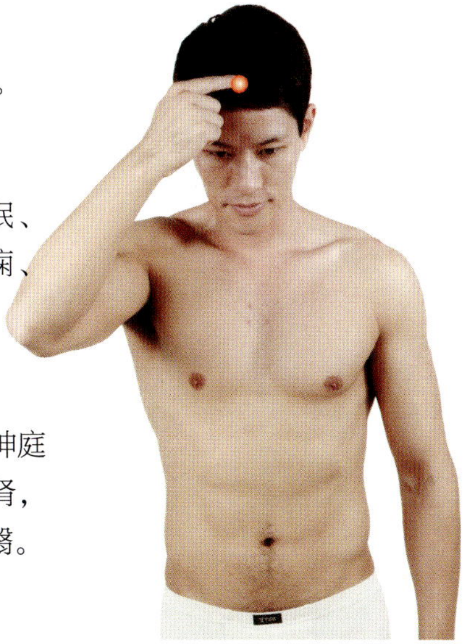

穴位定位

在头部，当前发际正中直上0.5寸。

功效主治

宁神醒脑，降逆平喘。主治失眠、头痛、心悸、记忆力减退、癫痫、咳喘。

配伍治病

神庭配人中，可防治寒热头痛。神庭配上星、肝俞、百会，有补益肝肾，滋阴明目的作用，主治雀目、目翳。

穴位疗法

按摩方法	用手指指尖先顺时针按揉，再逆时针按揉神庭穴100次，长期按摩，可防治记忆力减退。
艾灸方法	用艾条温和灸神庭穴5～10分钟，1天1次，可治疗失眠。

素髎

通利鼻窍消肿热

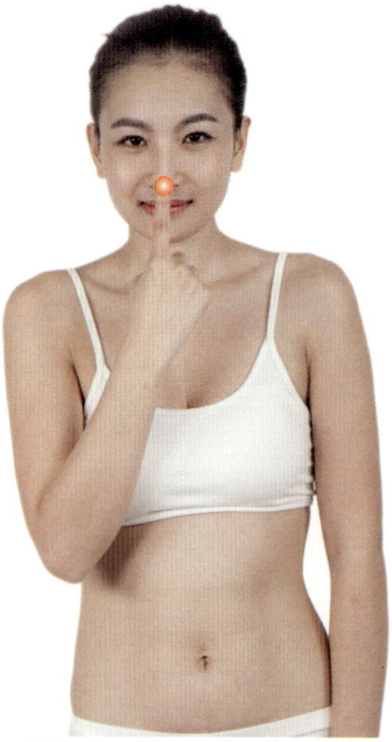

穴位定位

在面部，当鼻尖的正中央。

功效主治

清热消肿，通利鼻窍。主治鼻塞、鼻出血、喘息、惊厥、新生儿窒息等病症。

配伍治病

素髎配迎香、合谷，主治鼻渊。素髎配内关、足三里，有醒神清脑、强心升压的作用，主治休克。

穴位疗法

按摩方法	用食指指腹揉按素髎穴60~100次，每天坚持，可防治鼻部疾患。
艾灸方法	温和灸素髎穴5~10分钟，可治疗鼻塞、鼻出血、惊厥、昏迷。

水沟

中风昏迷急救穴

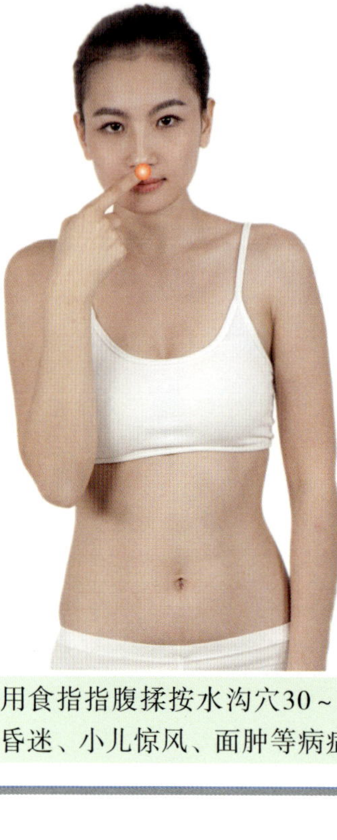

穴位定位

在面部，当人中沟的上1/3与中1/3交点处。

功效主治

回阳救逆，疏通气血。主治癫痫、脑卒中昏迷、腰背强痛、小儿惊风、面肿。

配伍治病

水沟配上星、风府，主治流鼻涕。水沟配合谷、内庭、中极、气海，有解暑清热、醒神开窍的作用，主治中暑不醒人事。

穴位疗法

按摩方法	用食指指腹揉按水沟穴30~50次，每天按摩，可治疗癫痫、脑卒中昏迷、小儿惊风、面肿等病症；急救时用拇指指甲掐按水沟穴。

兑端

口气清新更健康

穴位定位

在面部，当上唇的尖端，人中沟下端的皮肤与唇的移行部。

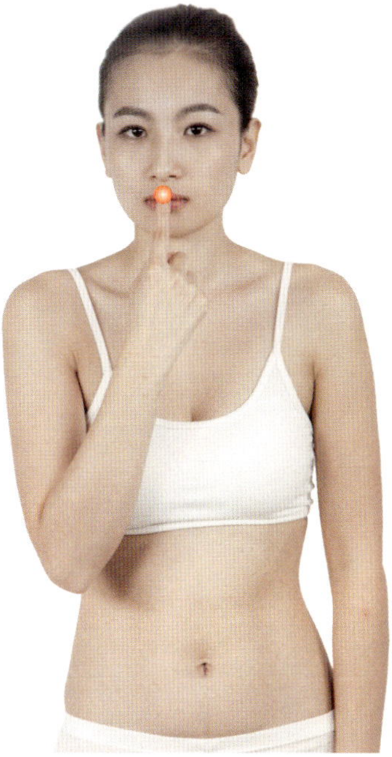

功效主治

宁神醒脑，生津止渴。主治昏迷、癫狂、黄疸、癔病、消渴、口疮、口臭、口噤、齿痛、舌干、鼻塞等病症。

配伍治病

兑端配本神，主治癫痫呕沫。

穴位疗法

按摩方法	用食指指腹揉按兑端穴1～2分钟，每天坚持按摩，可治疗消渴、口疮、口臭、口噤、齿痛、舌干、鼻塞。

龈交

清热消肿除口臭

穴位定位

在上唇内，唇系带与上齿龈的相接处。

功效主治

消炎止痛。主治齿龈肿痛、口臭、牙痛、面赤颊肿、面部疮癣、两腮生疮、鼻塞等病症。

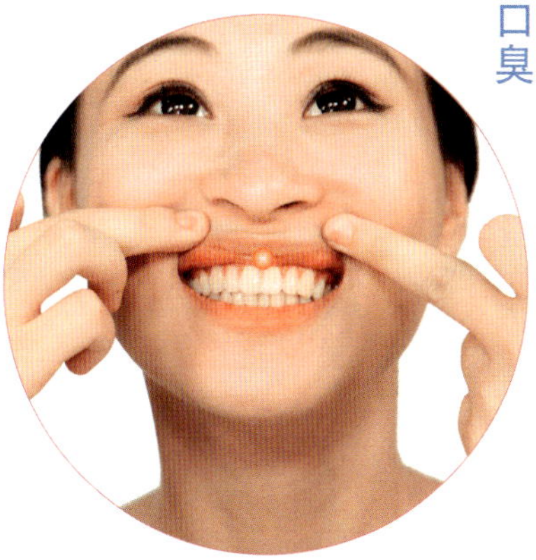

配伍治病

龈交配承浆，主治口臭。龈交配上关、大迎、翳风，有行气通经的作用，主治口噤不开。

穴位疗法

按摩方法	将食指缠绕上干净的纱布，轻轻揉按龈交穴1～2分钟，每天坚持，可治疗齿龈肿痛、口臭、牙痛、面赤颊肿。

经外奇穴

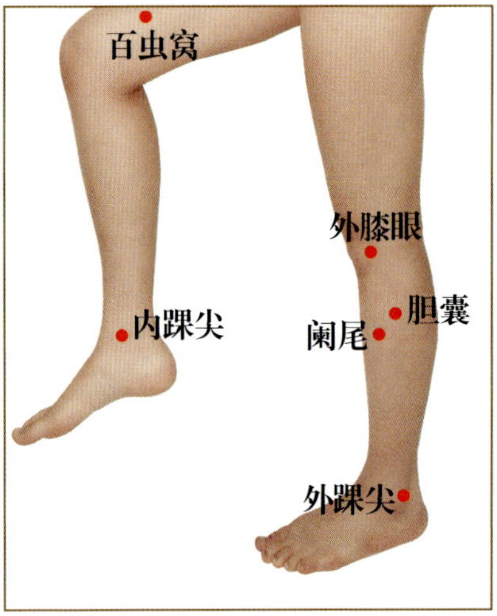
百虫窝
外膝眼
内踝尖
胆囊
阑尾
外踝尖

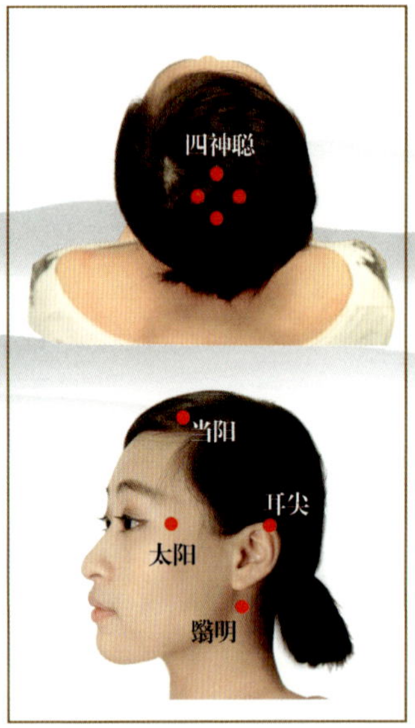
四神聪
当阳
耳尖
太阳
翳明

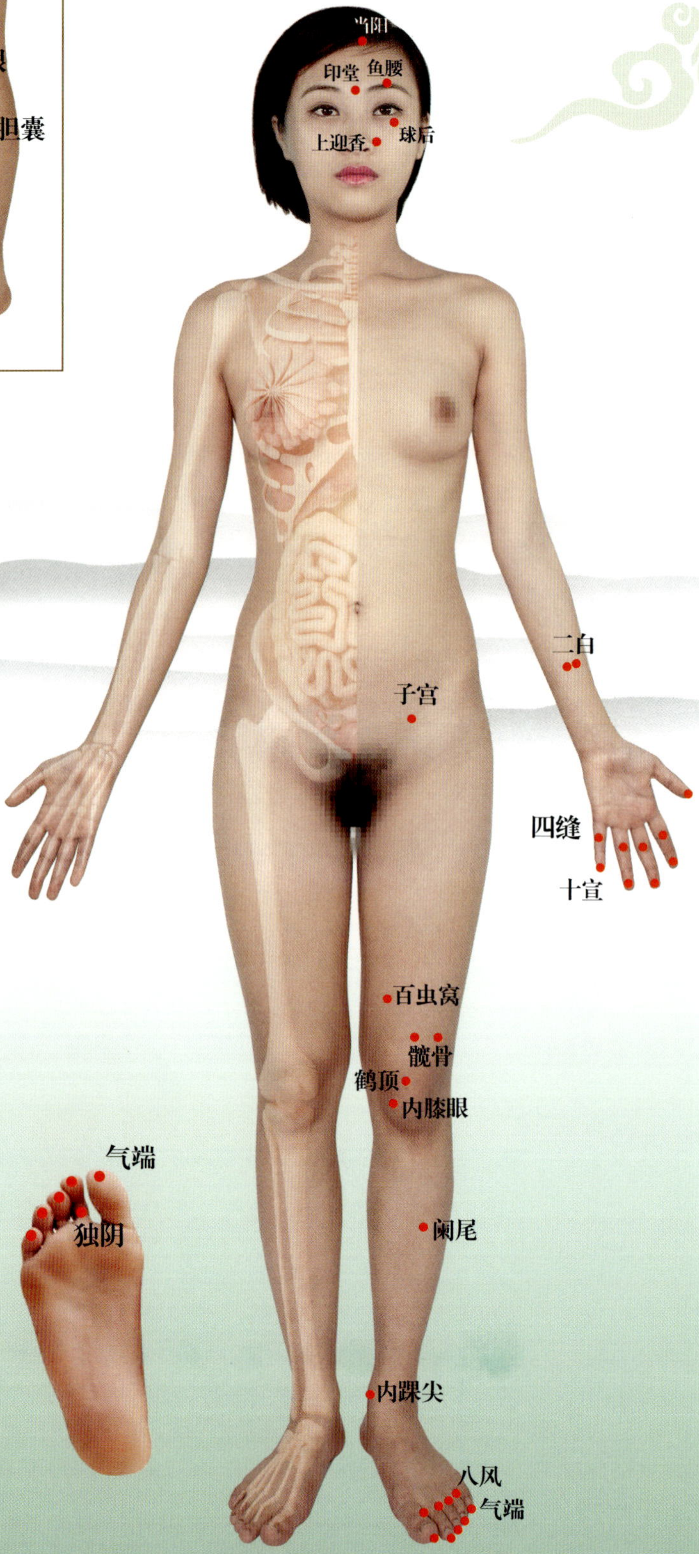
当阳
印堂
鱼腰
球后
上迎香
二白
子宫
四缝
十宣
百虫窝
髋骨
鹤顶
内膝眼
阑尾
内踝尖
八风
气端
独阴

Part 16
经外奇穴——功效奇特养生穴

经外奇穴指不归属于十四经，但具有一定名称、固定位置和一定主治作用的俞穴。经外奇穴一般都是在阿是穴的基础上发展来的，其中部分穴位如膏肓俞、厥阴俞等，后来还补充到十四经穴中，可见经外奇穴本身又是经穴发展的来源。此外，有的经外奇穴并不专指某一个部位，而是指一组俞穴，如十宣、八邪、八风等。经外奇穴在临床应用上针对性较强，如四缝治疳积、太阳治目赤等。

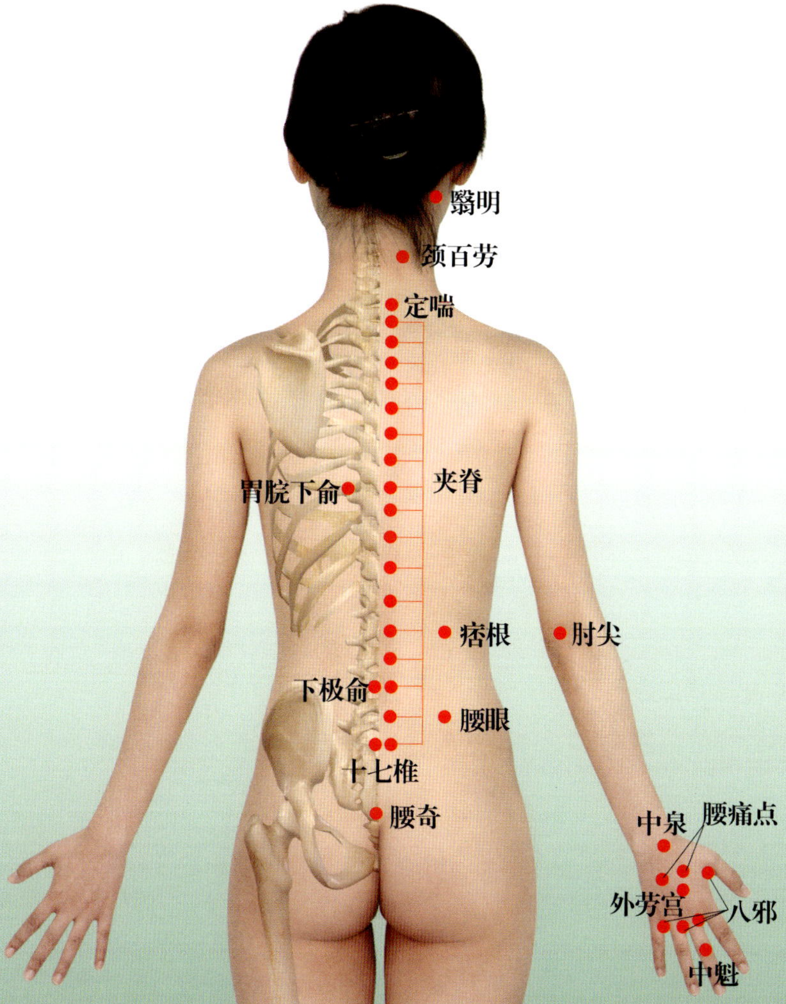

太阳

清热护眼消疲劳

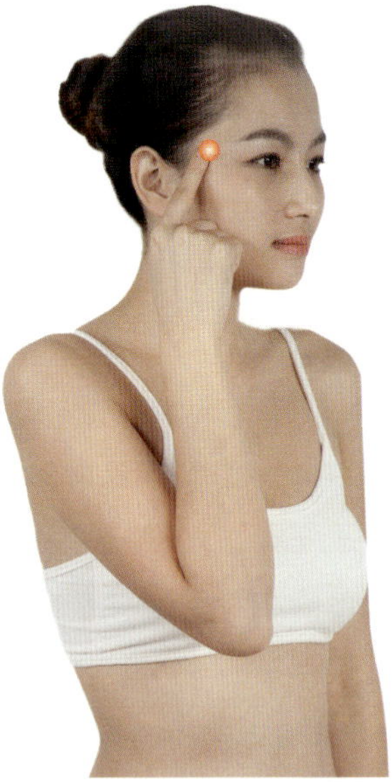

穴位定位

在颞部，当眉梢与目外眦之间，向后约一横指的凹陷处。

功效主治

清肝明目，通络止痛。主治偏头痛、头痛、头晕、目眩、眼睛疲劳、牙痛、三叉神经痛、视神经萎缩。

配伍治病

太阳配当阳、耳尖，主治急性结膜炎。太阳配通里、风池，主治头晕。

穴位疗法

按摩方法	拇指指腹顺时针揉按太阳穴30～50次，长期按摩，有改善视力、预防头痛等作用。
艾灸方法	温和灸太阳穴10分钟，1天1次，可治疗偏头痛、眼睛疲劳、牙痛等。

印堂

头痛头晕太阳配

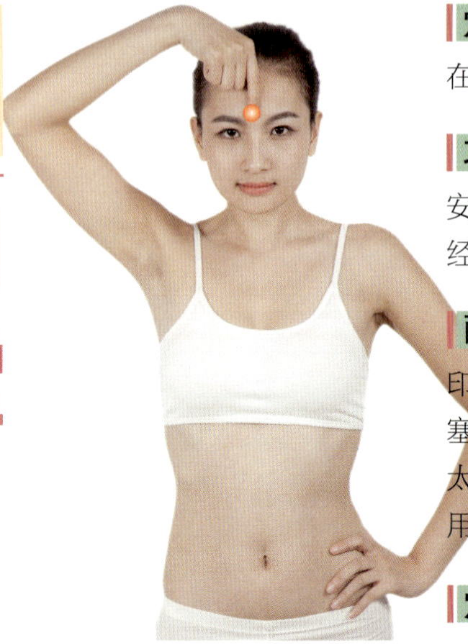

穴位定位

在额部，当两眉头之中间。

功效主治

安神定惊。主治头痛、头晕、三叉神经痛、失眠。

配伍治病

印堂配迎香、合谷，主治鼻渊、鼻塞、流鼻涕。印堂配太阳、阿是穴、太冲，有平肝潜阳、行气止痛的作用，主治头痛、眩晕。

穴位疗法

按摩方法	将食指、中指并拢，用两指指腹揉按印堂穴2～3分钟，可治疗头痛。
刮痧方法	用刮痧板角部刮拭印堂穴2分钟，隔天1次，可治疗鼻部疾病、眼部疾病。

四神聪

提神醒脑治失眠

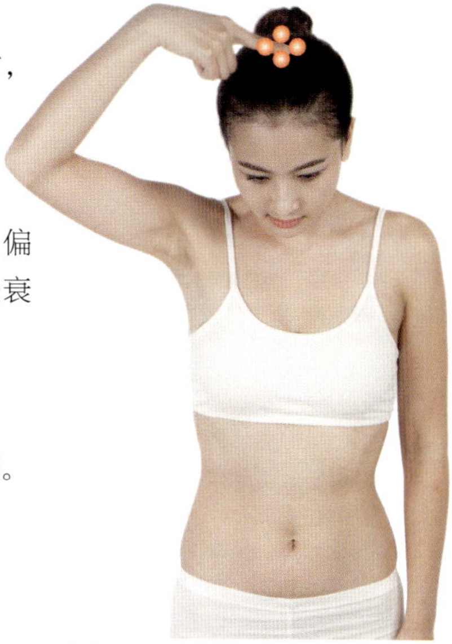

穴位定位

在头顶部，当百会前后左右各1寸，共4个穴。

功效主治

镇静安神，清头明目。主治头痛、偏头痛、眩晕、失眠、健忘、神经衰弱、高血压。

配伍治病

四神聪配神门、三阴交，主治失眠。

穴位疗法

按摩方法	用中指指尖点按四神聪穴100~200次，每天按摩，可治疗头痛、眩晕。
艾灸方法	用艾条回旋灸四神聪穴10~15分钟，1天1次，可治疗神经性头痛、高血压。

鱼腰

近视沙眼鱼腰治

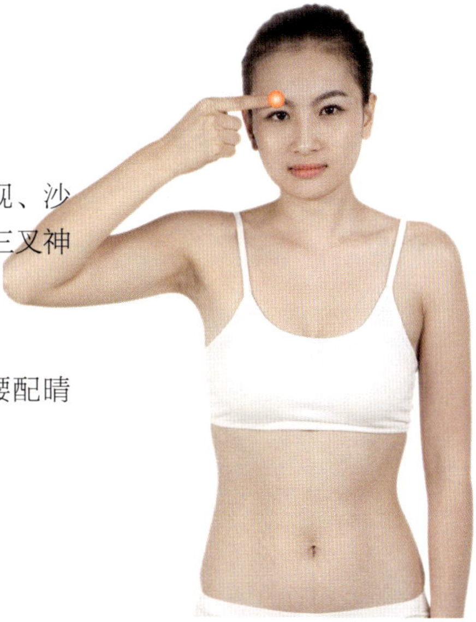

穴位定位

在额部，瞳孔直上，眉毛中。

功效主治

疏风通络，清热明目。主治近视、沙眼、视神经炎、面神经麻痹、三叉神经痛。

配伍治病

鱼腰配合谷，主治近视。鱼腰配睛明、印堂，可防治眼部疾患。

穴位疗法

按摩方法	用拇指指腹揉按鱼腰穴2~3分钟，1天1次，可治疗眼部疾患。
刮痧方法	用角刮法刮拭鱼腰穴2~3分钟，隔天1次，可治疗面神经麻痹、目赤肿痛。

球后

眼部疾病球后求

穴位定位

在面部，当眶下缘外1/4与内3/4交界处。

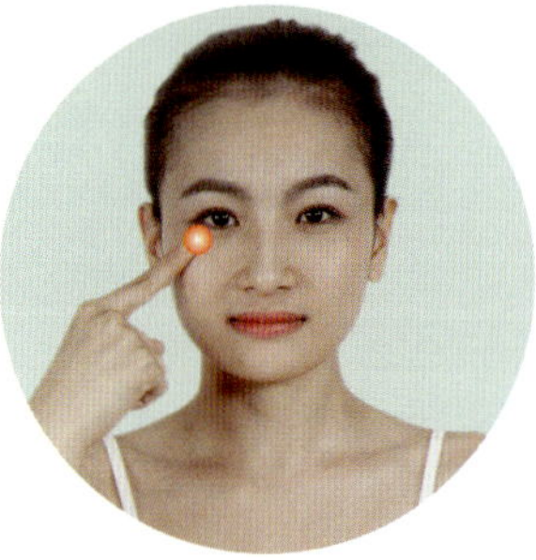

功效主治

清热明目。主治眼部疾病。

穴位疗法

按摩方法	用中指指尖揉按球后穴3～5分钟，每天坚持按摩，可防治眼部疾病。
刮痧方法	刮拭球后穴2～3分钟，隔天1次，可治疗视神经萎缩。

当阳

醒脑通窍舒经络

穴位定位

在头前部，当瞳孔直上，前发际上1寸。

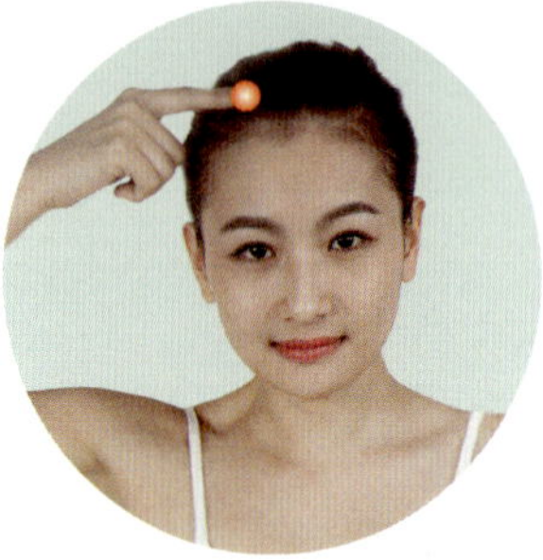

功效主治

疏风通络，醒脑明目。主治头痛、眩晕、神经性头痛、目赤肿痛、鼻炎等。

穴位疗法

按摩方法	用拇指指腹揉按当阳穴2～3分钟，有清头明目的功效。
艾灸方法	用艾条温和灸当阳穴5～10分钟，1天1次，可治疗偏头痛、神经性头痛、目赤肿痛。

上迎香

鼻部疾病配上星

穴位定位

在面部，当鼻翼软骨与鼻甲的交界处，近鼻唇沟上端。

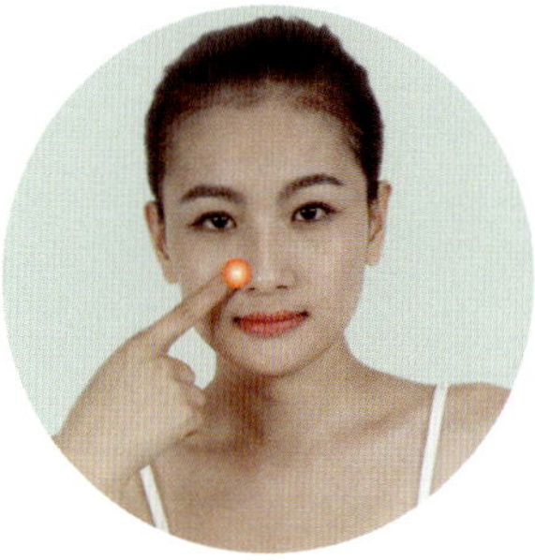

功效主治

宣通鼻窍。主治鼻部疾病。

穴位疗法

按摩方法	用中指指尖揉按上迎香穴2～3分钟，每天坚持按摩，可防治鼻部疾病。
刮痧方法	刮拭上迎香穴1～2分钟，1天1次，可治疗鼻炎、鼻塞。

耳尖

清热祛风疗目赤

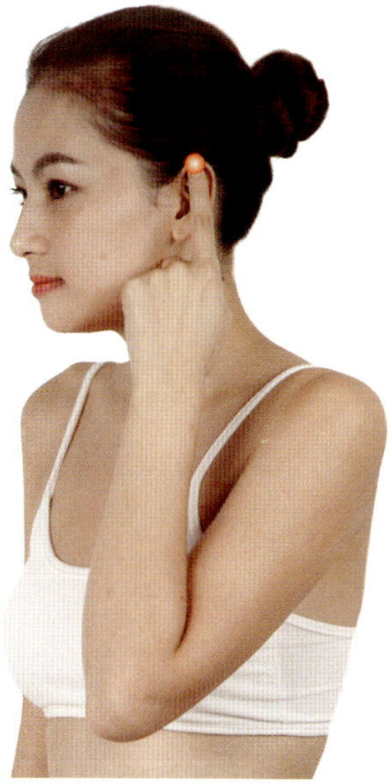

穴位定位

在耳郭的上方，当折耳向前，耳郭上方的尖端处。

功效主治

清热祛风，解痉止痛。主治目赤肿痛、偏头痛、急性结膜炎。

配伍治病

耳尖配攒竹、风池、光明、合谷、委中、关冲、印堂，主治急性结膜炎、目赤肿痛、麦粒肿。

穴位疗法

按摩方法	将食指、中指并拢揉按耳尖穴3～5分钟，1天1次，可治疗目赤肿痛。
艾灸方法	用艾条温和灸耳尖穴10分钟，1天1次，可治疗偏头痛、角膜炎等病症。

颈百劳

养肺止咳长按摩

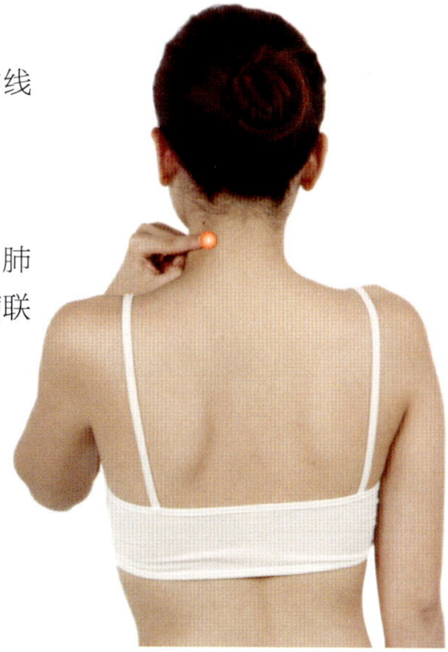

穴位定位

在项部，当大椎直上2寸，后正中线旁开1寸。

功效主治

养肺止咳，舒经活络。主治哮喘、肺结核、颈项强痛、角弓反张、瘰疬联珠疮。

配伍治病

颈百劳配阴郄，主治盗汗。

穴位疗法

按摩方法	用食指、中指并拢揉按颈百劳穴3～5分钟，1天1次，可治疗哮喘、肺结核。
艾灸方法	用艾条温和灸颈百劳穴10分钟，1天1次，可治疗瘰疬联珠疮。

夹脊

舒经活络调脏腑

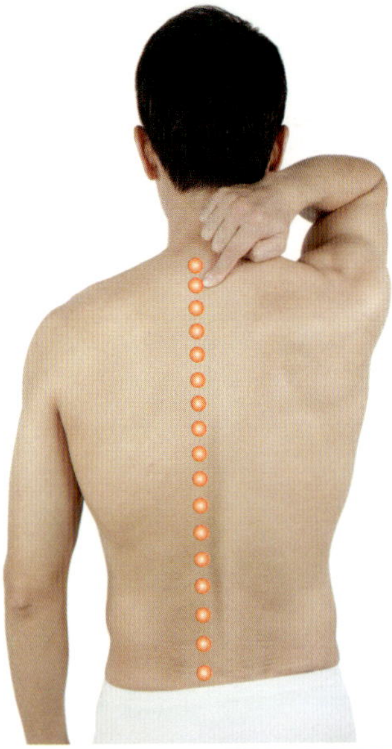

穴位定位

在背腰部，当第一胸椎至第五腰椎棘突下两侧，后正中线旁开0.5寸，一侧17个穴。

功效主治

调节脏腑，舒经活络。主治坐骨神经痛、腰痛、心肺疾病、肠胃疾病。

配伍治病

夹脊配肺俞、心俞，主治胸、肺部疾患。

穴位疗法

按摩方法	用双手拇指沿脊柱两侧由上至下反复推揉夹脊穴5分钟，每天坚持，可防治腰背疾病。
刮痧方法	从上往下刮拭夹脊穴30次，以出痧为度，隔天1次，主治坐骨神经痛。

腰眼

延年益寿强腰身

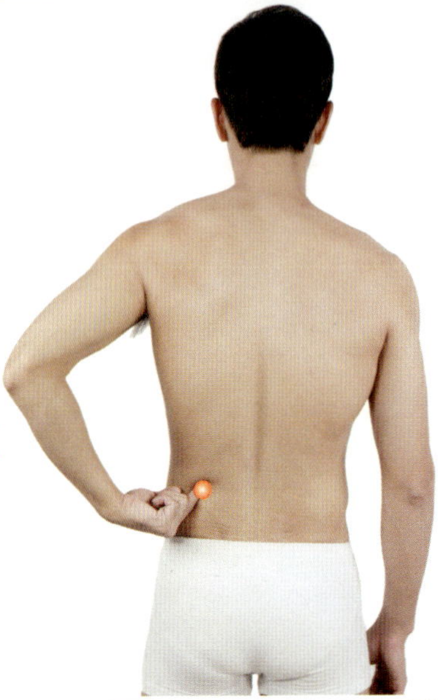

穴位定位

在腰部，当第四腰椎棘突下，旁开约3.5寸凹陷中。

功效主治

强腰健肾，畅通气血。主治腰肌劳损、腰腿疼痛、腹痛、消渴、子宫内膜炎。

配伍治病

腰眼配命门、阳陵泉、后溪，主治腰脊痛。

穴位疗法

按摩方法	用手掌大鱼际着力，揉按腰眼穴2～3分钟，每天坚持按摩，可治疗腰腿痛。
拔罐方法	用火罐吸拔腰眼穴，留罐10分钟，1天1次，主治腰痛、腰肌劳损。

定喘

肺部疾病定喘除

穴位定位

在背部，第七颈椎棘突下，旁开0.5寸。

功效主治

止咳平喘。主治喘哮久咳、肺结核、百日咳、肩背痛、落枕、颈项部扭挫伤。

配伍治病

定喘配肺俞、中府，主治咳喘。定喘配涌泉、天突，主治慢性支气管炎。

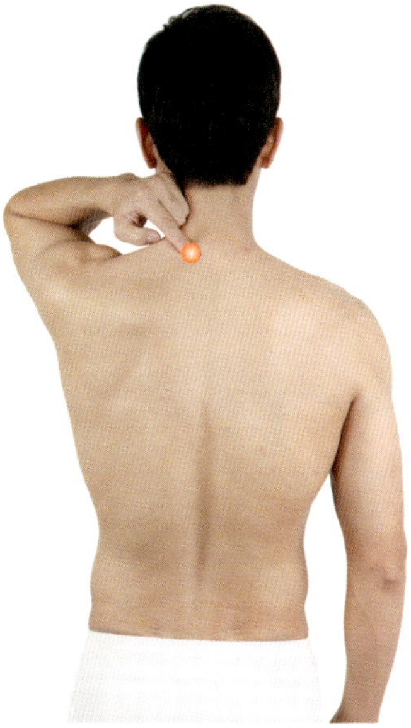

穴位疗法

按摩方法	用拇指指腹推按定喘穴1～3分钟，长期按摩，可治疗喘哮久咳、肺结核等病症。
艾灸方法	用艾条温和灸定喘穴5～10分钟，1天1次，可治疗咳嗽、肩背痛。

外劳宫

祛风止痛活经血

穴位定位

在手背侧，第二、第三掌骨之间，掌指关节后0.5寸（指寸）。

功效主治

祛风通络，舒经活血。主治落枕、消化不良、腹痛、泄泻、手背红肿发痛。

配伍治病

外劳宫配后溪，主治落枕。

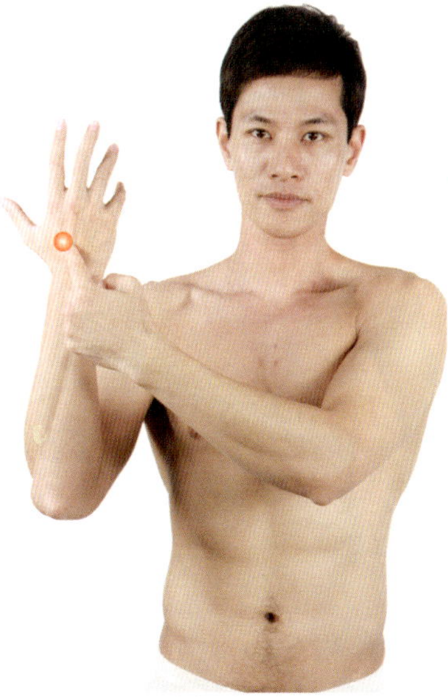

穴位疗法

按摩方法	用拇指指尖顺时针揉按外劳宫穴3～5分钟，每天按摩，可治疗手背红肿疼痛。
艾灸方法	用艾条温和灸外劳宫穴3～5分钟，1天1次，可治疗消化不良。

内膝眼

疏利关节通血脉

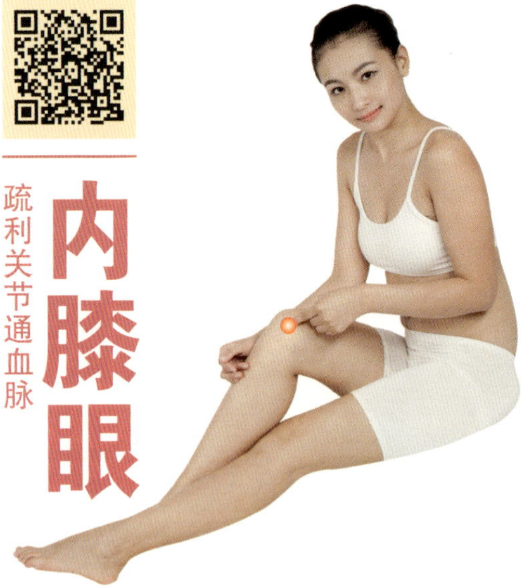

穴位定位

在膝部，髌骨下方与髌韧带内侧凹陷中。

功效主治

活血通络，疏利关节。主治膝痛、腓肠肌痉挛、髌骨软化症、下肢麻木。

配伍治病

内膝眼配足三里、阳陵泉，主治膝关节酸痛。

穴位疗法

按摩方法	用拇指指腹揉按内膝眼穴3～5分钟，长期按摩，可治疗膝痛、腓肠肌痉挛、髌骨软化症等病症。
艾灸方法	温和灸内膝眼穴5～10分钟，1天1次，可治疗膝关节酸痛。

百虫窝

祛风活血止虫痒

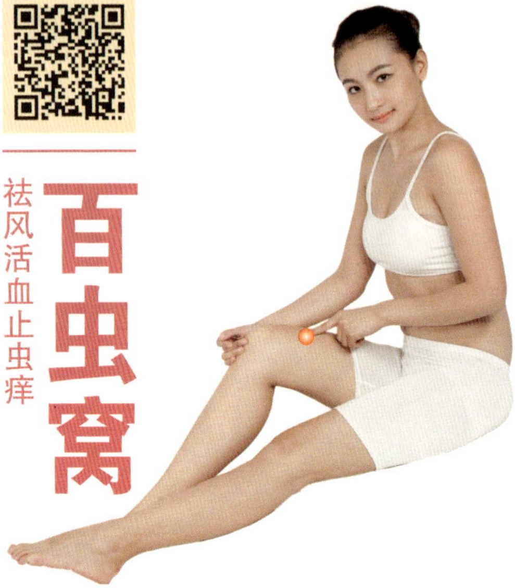

穴位定位

屈膝，在大腿内侧，髌底内侧端3寸，即血海上1寸。

功效主治

祛风活血，驱虫止痒。主治膝关节病、下肢痿痹、皮肤疾病、蛔虫病。

配伍治病

百虫窝配大横、阳陵泉，主治胆道蛔虫病。

穴位疗法

按摩方法	用拇指揉按百虫窝穴200～300次，长期按摩，可治疗膝关节病。
艾灸方法	用艾条温和灸百虫窝穴5～10分钟，1天1次，可治疗皮肤疾病、蛔虫病。

胃脘下俞

健脾和胃配脾俞

穴位定位

在背部，当第八胸椎棘突下，旁开1.5寸。

功效主治

健脾和胃。主治消渴病、胃痛、胸胁痛、胸膜炎、胰腺炎、糖尿病。

配伍治病

胃脘下俞配复溜、关元，主治盗汗、多尿。

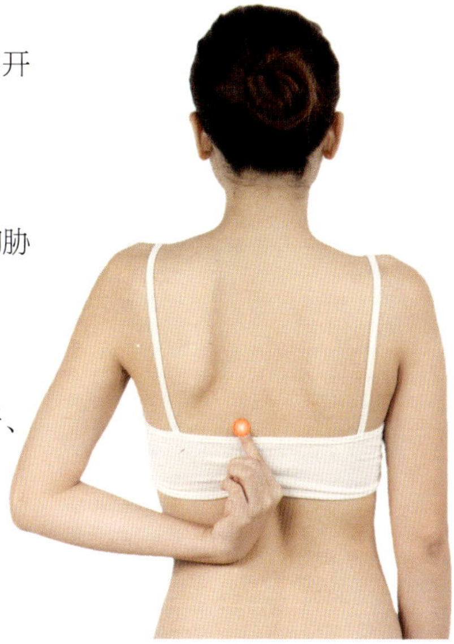

穴位疗法

按摩方法	用拇指揉按胃脘下俞穴2～3分钟，长期坚持，可治疗消渴病、胃痛。
刮痧方法	用面刮法刮拭胃脘下俞穴5分钟，1天1次，可治疗胰腺炎、糖尿病等。

痞根

理气活血消胃痛

穴位定位

在腰部，当第一腰椎棘突下，旁开3.5寸。

功效主治

健脾和胃，行气止痛。主治胃痛、胃炎、肝炎、肠炎、便秘、腰肌劳损。

配伍治病

痞根配关元、大敦，主治便秘。

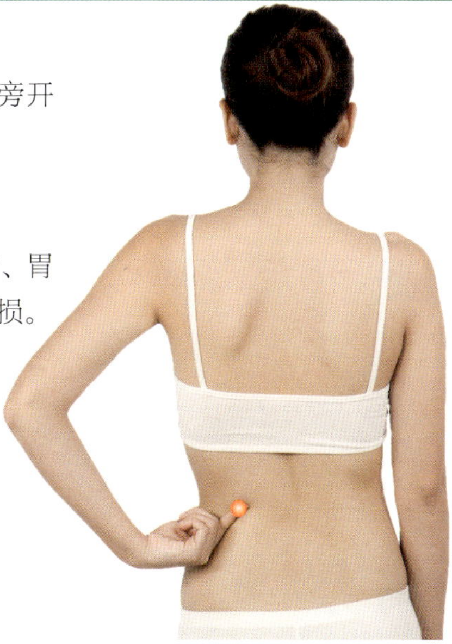

穴位疗法

按摩方法	用拇指指腹揉按痞根穴2～3分钟，长期坚持按摩，可治疗腰肌劳损。
拔罐方法	用火罐吸拔痞根穴，留罐10分钟，1天1次，可治疗腰肌劳损、肝炎。

四缝

活血行气促消化

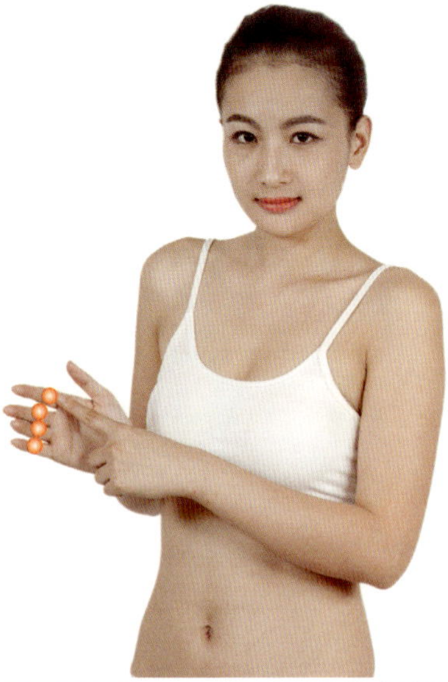

穴位定位

在第二至第五手指掌面，中间指关节的中央，左、右共8个穴。

功效主治

健脾行气，活血化瘀。主治小儿疳积、胃痛、哮喘、腹泻、失眠、神经衰弱。

配伍治病

四缝配内关、合谷，主治百日咳。

穴位疗法

按摩方法	用拇指指尖掐揉四缝穴2～3分钟，长期掐揉，可治疗疳积、胃痛、哮喘。
艾灸方法	用艾条温和灸四缝穴10～15分钟，1天1次，可治疗失眠、神经衰弱。

十宣

清热开窍能醒神

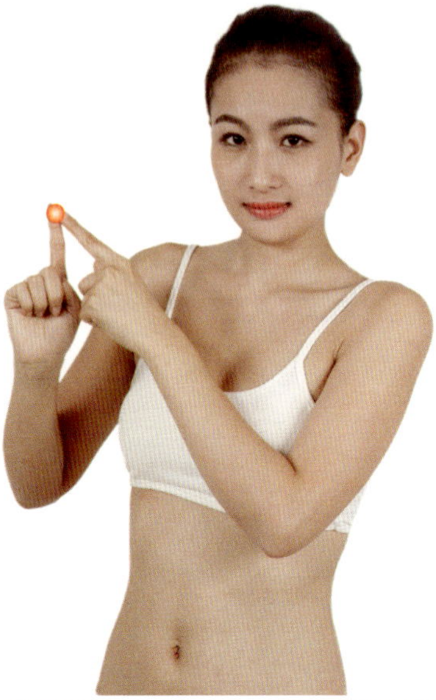

穴位定位

在手十指尖端，距指甲游离缘0.1寸（指寸），左、右共10个穴。

功效主治

清热，开窍，醒神。主治失眠、高血压、手指麻木、癔病、惊厥、急性咽喉炎。

配伍治病

十宣配大椎、耳尖，防治中暑。

穴位疗法

按摩方法	用拇指指尖对指尖，掐揉十宣穴100次，长期掐揉，可治疗失眠、高血压。
艾灸方法	用艾条温和灸十宣穴10～15分钟，1天1次，可治疗急性咽喉炎。

下极俞

强腰健肾配肾俞

穴位定位

在腰部，后正中线上，第三腰椎棘突下凹陷中。

功效主治

强腰健肾。主治腹痛、坐骨神经痛、腰腿痛、小便不利、膀胱炎、遗尿、遗精。

配伍治病

下极俞配大肠俞、委中，主治腰痛。

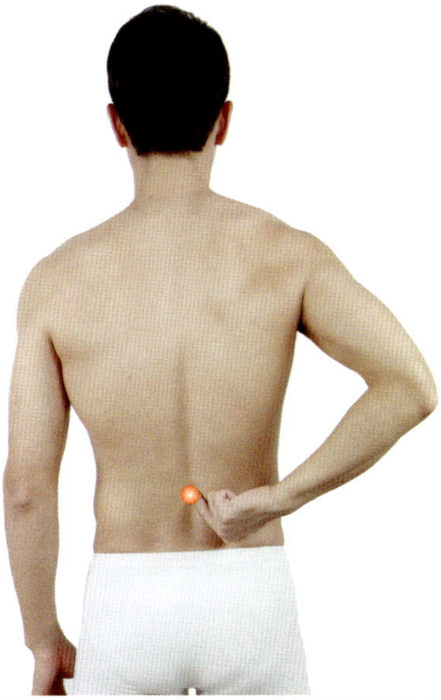

穴位疗法

按摩方法	用手掌大鱼际揉按下极俞穴3分钟，每天坚持，可治疗坐骨神经痛。
艾灸方法	用艾条隔姜灸下极俞穴10～15分钟，1天1次，可治疗膀胱炎、遗尿、遗精。

十七椎

强腰利尿又补肾

穴位定位

在腰部，后正中线上，第五腰椎棘突下凹陷中。

功效主治

强腰利尿，强肾补肾。主治下肢瘫痪、坐骨神经痛、腰骶痛、腰腿疼痛、月经不调、脱肛、崩漏、痛经。

配伍治病

十七椎配中极、三阴交、太溪，主治痛经。十七椎配夹脊，主治下肢瘫痪。

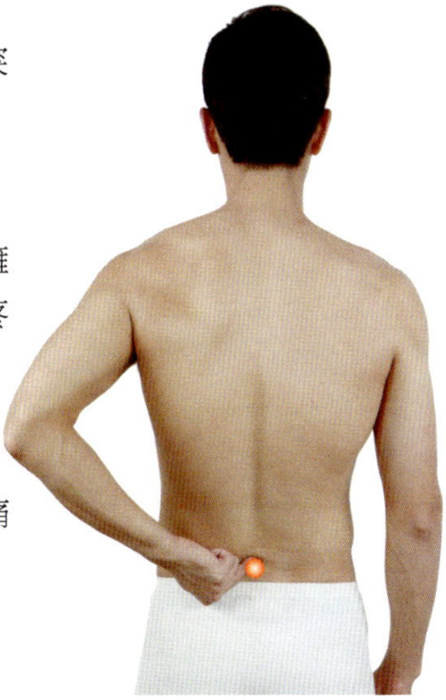

穴位疗法

按摩方法	用拇指指腹揉按十七椎穴2～3分钟，长期坚持按摩，可治疗下肢瘫痪、坐骨神经痛、腰腿疼痛。
刮痧方法	刮拭十七椎穴30次，以出痧为度，1天1次，可治疗腰脊强痛、脱肛。

八邪

清热解毒手不麻

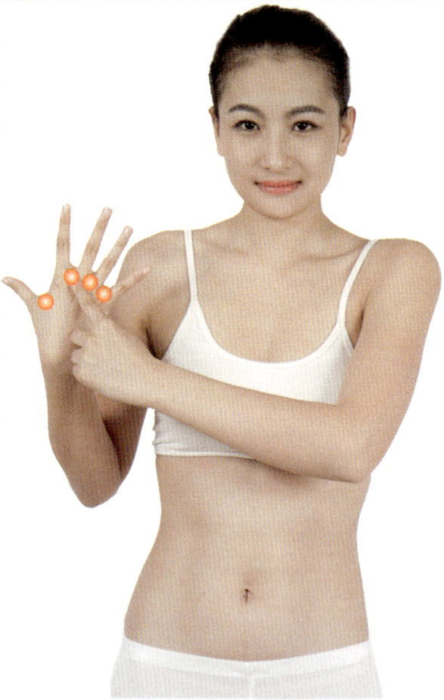

穴位定位

在手背侧，第一至第五指间，指蹼缘后方赤白肉际处，左、右共8个穴。

功效主治

祛风通络，清热解毒。主治头痛、咽痛、手指麻木和手指关节疾病。

配伍治病

八邪配三间、后溪，主治手指麻痛。

穴位疗法

按摩方法	用拇指指尖微用力压揉八邪穴50次，每天坚持按摩，可治疗手指关节疾病。
艾灸方法	用艾条温和灸八邪穴10～15分钟，1天1次，可治疗头痛、手脚冰冷。

二白

调和气血二白行

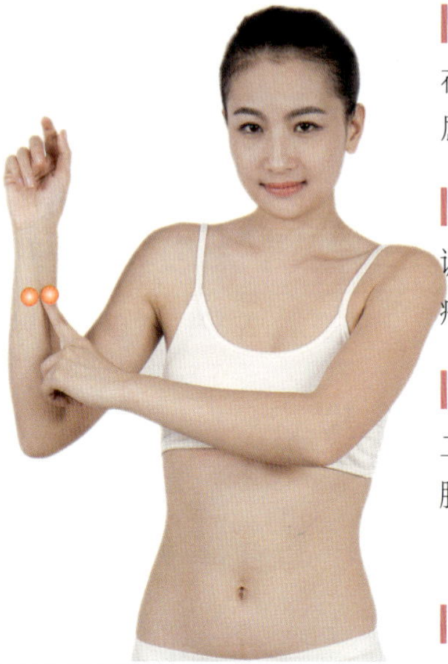

穴位定位

在前臂掌侧，腕横纹上4寸，桡侧腕屈肌腱的两侧，一侧有2个穴。

功效主治

调和气血。主治前臂痛、胸胁痛、痔疮、脱肛、肛裂出血。

配伍治病

二白配百会、志室、长强，防治脱肛、痔疮。

穴位疗法

按摩方法	用拇指指腹揉按二白穴2～3分钟，1天1次，可治疗前臂痛、胸胁痛。
刮痧方法	用面刮法刮拭二白穴，以出痧为度，隔天1次，可治疗痔疮、脱肛。

肘尖

化痰消肿通经络

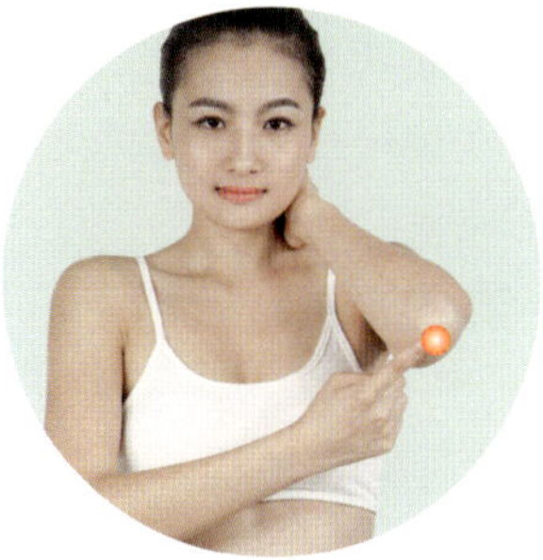

穴位定位

在肘后部，屈肘，当尺骨鹰嘴的尖端。

功效主治

化痰消肿，通络止痛。主治瘰疬、痈疽、疔疮、肠痈等病症。

穴位疗法

按摩方法	将食指、中指并拢，用两指指腹揉按肘尖穴3～5分钟，1天1次，可治疗痈疽、疔疮。
艾灸方法	温和灸肘尖穴15分钟，1天1次，可治疗瘰疬、肠痈。

阑尾

阑尾专治阑尾炎

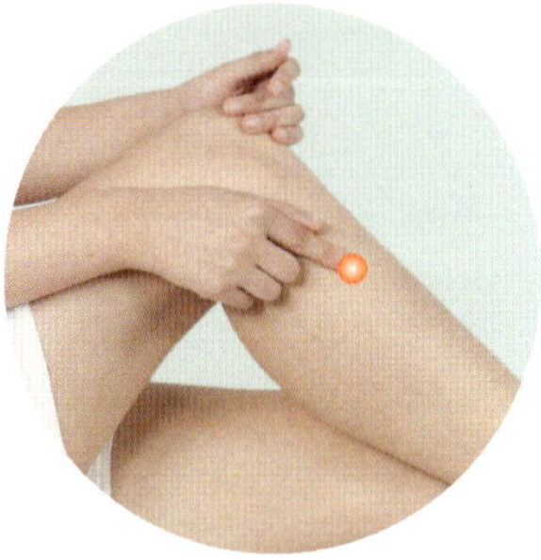

穴位定位

在小腿前侧上部，当外膝眼下5寸，胫骨前缘旁开一横指。

功效主治

调理肠腑。主治阑尾炎、肠炎、消化不良、腹痛、吐泻。

穴位疗法

按摩方法	揉按阑尾穴3～5分钟，长期按摩，可防治消化不良。
艾灸方法	用艾条温和灸阑尾穴5～10分钟，1天1次，可治疗消化不良、腹痛、吐泻。

鹤顶

通利关节祛风湿

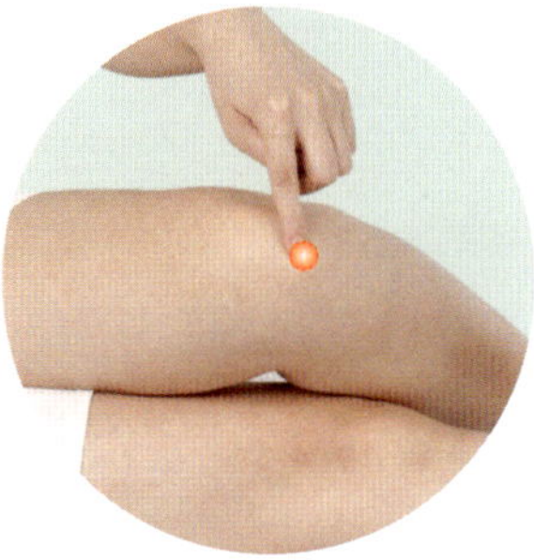

穴位定位

在膝上部，髌底的中点上方凹陷处。

功效主治

祛风除湿，通络止痛。主治膝关节酸痛、腿脚无力、下肢瘫痪、脚气。

穴位疗法

按摩方法	揉按鹤顶穴3～5分钟，长期按摩，可治疗膝痛、脚气。
艾灸方法	用艾条温和灸鹤顶穴5～10分钟，1天1次，可治疗膝关节酸痛、腿脚无力。

胆囊

利胆通腑消肿痛

穴位定位

在小腿外侧上部，当腓骨小头前下方凹陷处直下2寸。

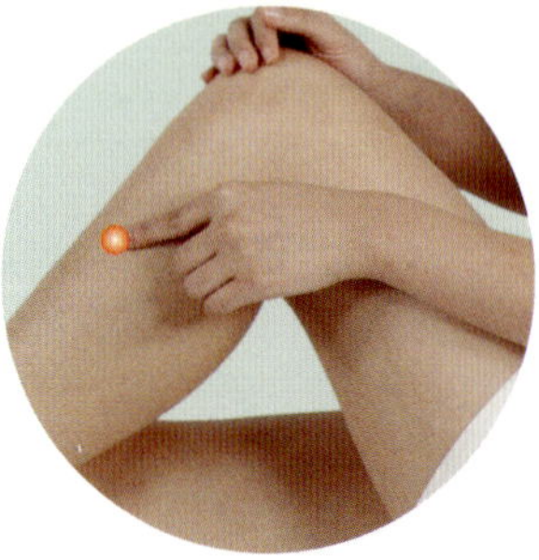

功效主治

利胆通腑。主治胆囊炎、胆结石、胆绞痛、腿痛、慢性胃炎。

穴位疗法

按摩方法	食指、中指并拢，用指腹揉按胆囊穴3～5分钟，长期按摩，可防治胆囊炎、胆结石、胆绞痛等胆道疾病。
艾灸方法	温和灸胆囊穴10～15分钟，1天1次，可治疗慢性胃炎。

八风

祛风通络调月经

穴位定位

在足背侧第一至第五趾间，趾蹼缘后方赤白肉际处，左、右共8个穴。

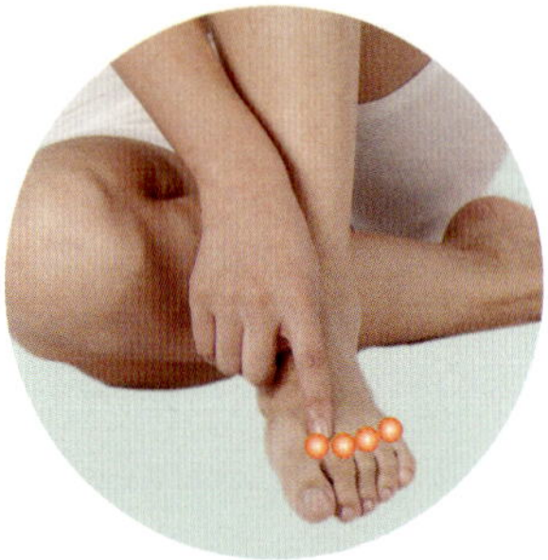

功效主治

祛风通络，清热解毒。主治头痛、牙痛、胃痛、足跗肿痛、月经不调。

穴位疗法

按摩方法	掐揉八风穴50次，长期按摩，可治疗牙痛、足跗肿痛。
艾灸方法	用艾条温和灸八风穴10～15分钟，1天1次，可治疗月经不调、头痛。

独阴

理气活血止绞痛

穴位定位

在足第二趾的跖侧远侧趾间关节的中点。

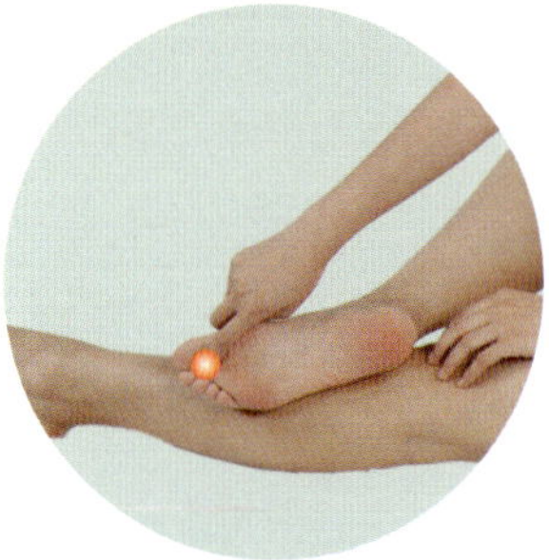

功效主治

降逆和胃，理气止痛。主治心绞痛、胃痛、胸痛、疝气、月经不调等。

穴位疗法

按摩方法	掐按独阴穴1～2分钟，每天坚持，可治疗疝气、胃痛。
艾灸方法	用艾条温和灸独阴穴10～15分钟，1天1次，可治疗心绞痛、胃痛、胸痛。